河出文庫

脳にはバグがひそんでる

進化した脳の残念な盲点

D・ブオノマーノ
柴田裕之 訳

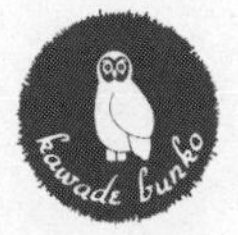

河出書房新社

目次

第6章

無意識に不合理な判断をする

恐怖回路の仕組み
恐れるようにできている?
よそ者恐怖症
他人の恐怖をわがことのように経験する
扁桃体政治

認知のバイアス
フレーミングとアンカリング
損失回避の心理
脳は確率が苦手
バイアスの神経科学
いくつかの手がかり

第7章 広告にすっかりだまされる

第8章 超自然的なものを信じる

脳にはバグがひそんでる——進化した脳の残念な盲点

はじめに　脳は今日もバグってる

私の発明はすべてそうだった。第一歩は直感だ——まず、ぱっとひらめき、それから数々の難問が浮かび上がってくる。何かがうまくいかなくなり、次に、また別の問題が起こる。「バグ」だ。その手の小さな欠陥や難点は、そう呼ばれている。

——トマス・エディソン

人間の脳は私たちの知っている宇宙の中で最も複雑な装置だが、それはまた、不完全な装置でもある。そして、私たちが個人として、また社会として何者であるかはけっきょく、脳の驚くべき能力ばかりか、その欠点や限界によっても決まる。考えてほしい。人間の記憶はどれほど当てにならず、バイアスだらけか。そのせいで名前や数字を忘れるだけならまだしも、悪くすると、目撃者のいいかげんな証言によって無実の人が一生を監獄で送る羽目にもなる。私たちはどれほど広告に踊らされることか。史上屈指の成功を収めたマーケティング・キャンペーンが二〇世紀には推定で一億もの人の死につながった事実を考えてほしい。タバコの広告の悲劇的な成功を見れば、私たちの欲望や習慣がマーケティングによってどれほど左右されうるかが明らかになる。[1] 人間の行動や判断は、恣意的な要因や無関係の要因にあれこれ影響を受ける。たとえば、どういう言葉で質問されるかによって、答えにバイアスが出うるし、投票所がどこにあるかによって、投票の仕方が変わることもある。[2] 私たちは、長期的な幸福を犠牲にし、即座に得られる満足感の魅力に屈することが多いし、超自然的なものを信じる抑えがたい傾向のせいで、しばしば道を踏み外す。恐れでさえ、現に恐れるべきものとはほとんど関係ない。

その結果、私たちが合理的な判断だとばかり思っているものは、実際にはまったく合理的でないことが多い。端的に言えば、人間の脳にはもともと向いている課題とそうでない課題があるのだ。あいにく、それを見分けるのも脳は苦手なので、自分の人生が脳のバグにどれほど支配されているかについて、私たちはたいてい、おめでたいほど無知でいる。

脳は理解を絶するほど複雑なバイオコンピューターで、私たちがこれまでにとった行動や、下した判断、考えたこと、抱いた気持ちはすべてこのコンピューターの産物だ。もっとも、そう言われて心穏やかでいられる人は少ないだろう。実際、心は脳から現れ出るという事実は、すべての脳に受け入れられるには至っていない。だが、私たちの人間性が物理的な脳だけに由来することを認めるのに抵抗を覚えるのは無理もない。コンピューターがもともとウェブサイトを見て回るために設計されたのではないのと同じで、脳は自分自身を理解するために設計されたのではないのだ。

脳は感覚器官を通して外界からデータを獲得し、それを分析・貯蔵・処理し、私たちの生存と繁殖の機会を最適化する出力（つまり動作や行動）を生み出すように設計されている。だが、ほかのどんな計算装置とも同じで、脳にもバグがつきものだ。

ここでは科学的厳密さよりも便宜を優先するために、コンピューター用語から「バグ」という言葉を借りて、人間の脳のあらゆる限界、欠点、弱点、バイアスを指すことにする。[3] コンピューター・バグがあると、画面のグラフィックスの目障りな不具合からコンピューターのフリーズや深刻な故障まで、さまざまな問題が起こる。ときには致命的な結果にもつながる。たとえば、ソフトウェア・プログラムの書き方がお粗末なために、癌（がん）の治療の最中に致死量の放射線を浴びてしまった患者もいる。脳のバグの影響もさまざまで、単純な錯覚から、歯がゆい物忘れ、不合理な判断まで、笑って済ませられるものもあれば、致命的なものもある。

お気に入りのソフトウェア・プログラムにバグがあるときや、重要な機能が欠落しているときには、次のバージョンで改善されることがいつも期待できるが、動物や人間については、それはぜいたくというものだ。脳の場合には、応急処置のパッチや、随時のアップデート、アップグレードなどというものはない。もしそれが可能だったら、あなたの脳アップグレード・リストの筆頭は何になるだろう？　教室で学生にこの質問をすると、判で押したように同じ答えが返ってくる。絶え間なく浴びせかけられる名前や数字や事柄を覚えられる優れた記憶力を持つことだ（他人の心が読めるようになりたいと無邪気に答える学生もかなりいるが）。知っている人の名前が頭に浮かばなくて苦労した経験は誰にもあるだろうし、「えーと、ほら……あの人、何ていう名前だっけ？」という言葉は、どの言語でも使われる頻度が際立っているのではないか？　だが、名前や数字を覚えるのが苦手だとこぼすのは、スマートフォンが水の中ではうまく機能しないと泣き言を言うようなものだ。じつのところ、脳は名前や数字のリストのような、無関係の情報の羅列を記憶するようにはできていないのだ。

これまでに一度しか会ったことのない人、たとえば飛行機で隣に座った人について思い返してほしい。その人の名前と職業を聞いていたら、両方を同じように覚えていられるか、それともその一方をよく覚えているか、どちらだろう？　こう言い換えてもいい。あなたは何でも平等に忘れるのか、それとも、どういうわけか職業より名前を忘れやすいのか？　被験者に苗字と職業を併記した顔写真を見せる実験は繰り返し行なわれており、この疑問には答えが出ている。実験期間中にもう一度同じ写真を見せると、被験者は人の名前より職業のほうをよく覚えていることが多かった。これは、何らかの理由で職業のほうが覚えるのが簡単だからだと言うこともできるだろう。職業のほうが一般的に使われている言葉だからかもしれない。それが記憶を助ける要因になることは知られている。だがこの要因を巧みに排除するために、一部の単語は名前としても職業としても使われた。たとえば、ベイカーやファーマーは名前としても職業としても使うことができる。それでも、被験者は誰かがミスター・ベイカーであるよりもパン屋(ベイカー)さんであることのほうが、ずっと覚えている可能性が高かった。[4]

人間の記憶の気まぐれぶりを示す別の例として、次の単語のリストを読んでください。

キャンディ、歯、酸っぱい、砂糖、良い、味、素敵な、ソーダ、チョコレート、ハート、ケーキ、蜂蜜、食べる、パイ

今度は、もう一度目を通し、少し時間をかけて、これらの単語を覚えてみましょう。

さて、次の単語のうち、どれが先ほどのリストにあったでしょうか？

豆腐、甘い、シロップ、プテロダクティルス

この四単語がどれ一つとしてリストに入っていなかったのに抜け目なく気づいたとしても、「甘い」と「シロップ」のほうが、「豆腐」と翼竜の「プテロダクティルス」よりも判断に時間がかかったことに、ほぼ間違いない。[5]理由は明らかだ。「甘い」と「シロ

ップ」はリストの中の単語の大半と関係がある。互いに密接に結びついている概念を混同するという私たちの性向は、甘いものに限られているわけではなく、名前にも当てはまる。私たちは日頃から人の名前を呼び間違える。だが、間違いはランダムに起こりはしない。たとえば、私たちが今の恋人をかつての恋人の名前で呼んでしまうことがあるのはよく知られているし、わが子の名前をうっかり取り違えたことのある親は私の母だけではないだろう（私は男で、妹しかいないというのに）。私たちは、発音が似た名前も混同する。二〇〇八年の大統領選挙のときには、候補者一人を含め、複数の人がオサマ・ビン・ラディンと言うつもりで、バラク・オバマと言ってしまった。[6] それではなぜ、飛行機で出会った人の名前がベイカーであることのほうが、その人がパン屋さんであることよりも思い出しづらいのだろう？ 私たちはなぜ、互いに密接に結びついている単語や名前を混同しやすいのか？ やがてわかるが、この二つの疑問に対する答えは、人間の脳の連合基本構造（アーキテクチャー）から直接導かれる。

脳とコンピューター

日時計と腕時計には存在目的のほかには何一つ共通点がないのと同じで、デジタルコンピューターと脳には、ともに情報処理装置であるという事実以外にほとんど共通点がない。デジタルコンピューターとバイオコンピューターが同じ問題に取り組んでいるとき、たとえばコンピューターと人間がチェスをしているとき（たいてい人間がおおいにうろたえる羽目になる）でさえ、行なわれている計算に共通するところはほとんどない。コンピューターは驚異的な計算力に物を言わせて、可能な何百万という手をしらみ潰しに分析するのに対して、脳はパターンを認識する能力を頼みに、ほんの数十の可能性を周到に分析する。

デジタルコンピューターと脳では、得意とする種類の計算がまったく違う。計算に関する脳の長所のうちでも際立っているのは（そして、現在のコンピューター・テクノロジーの持つ周知の弱点は）、パターン認識だ。この点で人間が優れていることは、デジタルコンピューターとのやりとりを見れば明らかになる。この一〇年間、インターネットに接続していたら、画面の枠の中に示された歪んだ文字あるいは単語を入力するように、コンピューターから丁重に依頼されたことがおそらくあるだろう。この指示の目的は、多くの点でこの上なく深遠だ。それは、あなたが人間であるのを確かめるためなのだ。もっと厳密に言うと、あなたが自動化された「ウェブ・ロボット」（迷惑メールを送ったり、他人のアカウントに入り込んだり、コンサートのチケットを買い占めたり、そのほか数々の邪（よこしま）な企てを実行したりするという不正な目的で人間が起動したプログラム）でないことを確かめるためだ。この単純な入力テストは「Completely Automated Public Turing test to tell Computers and Humans Apart（コンピューターと人間を見分ける完全に自動化された公開チューリング・テスト）」を略して「ＣＡＰＴＣＨＡ（キャプチャ）」と呼ばれる。[7]チューリング・テストというのは、暗号研究の大家でコンピューター・サイエンスの父、アラン・チューリングが考案したゲームを指す。デジタルコンピューターがまる一部屋を占めるほどの大きさで、今日のカプチーノ・マシンほどの計算力もなかった一九四〇年代に、チューリングはいずれコンピューターが物を考えられるようになるかどうかについて思いを巡らせていたばかりか、もし考えられるようになったら、どうやってそれを確かめればいいか知恵を絞ってもいた。そして、あるテストを提案した。それは単純なゲームで、人間の質問者が、人間かコンピューターかわからない相手と会話をするというものだった。コンピューターがうまく人間のふりをし通せれば、考える能力を獲得したことになるとチューリングは主張した。

コンピューターはいまだに考えることができないし、パターンを認識する人間の能力にさえかなわない。だからこそ、ＣＡＰＴＣＨＡがウェブ・ロボットを篩い落とす手段として相変わらず有効なのだ。電話の声が祖母のものであるのがわかるときや、一〇年ぶりに会った親戚の顔を見て誰だかわかるとき、あるいは、コンピューター画面の歪んだ文字をたんに読み取って入力するときでさえ、あなたの脳はこの地上で最も進んだパターン認識技術を活用している。とはいえ、コンピューターも急速に追い着いてきているので、人間はそう長くは優位を保てないかもしれない。次世代のＣＡＰＴＣＨＡはおそらく、私たちのパターン認識技能の別の側面、たとえば写真から意味や三次元の眺めを引き出す能力を利用するだろう。[8]

私たちの感覚器官に飛び込んでくる膨大な情報の渦をさばいて理解するという脳の能力には感心させられる。三歳の子供でも、「鼻」という単語は誰が口にしても、アメリカの大人がときどきふざけて盗み取るふりをする顔の部分を指すことを理解できる。話し言葉を理解する子供の能力は、現在の音声認識ソフトウェアの能力を超える。音声認識のプログラムは電話の自動サービスに使われているとはいえ、人が口にする単語と発音の組み合わせはほぼ無限だから、依然として苦労している。そうしたプログラムは、「I helped recognize speech.（私は発話を認識するのに手を貸した）」と「I helped wreck a nice beach.（私は素晴らしい浜辺を台無しにするのに手を貸した）」のように、似た発音の文を聞かされると、たいてい間違える。これとは対照的に、人間のパターン認識能力に欠点があるとすれば、それは、私たちがあまりにパターン認識が得意であることかもしれない。雨漏りで染みになった教会の壁が聖母マリアの神秘的な幻影に見えたり、ロールシャッハ検査でインクの染みに勝手に意味を与えたりするなど、わずかなきっかけさえあれば私たちはパターンなどない場所にパターンを見てしまう。

ここで、ＣＡＰＴＣＨＡと逆の目的を持つテストを開発しなければならなくなったところを想像してほしい。人間は失格するが、ウェブ・ロボットやアンドロイド、機械生命体など、あなたのお好みの非炭素系素材の計算装置は合格するテストだ。もちろん、そんなテストは嫌になるほど簡単に考案できる。二つの任意の数を掛け、その自然対数を求めるように指示し、数ミリ秒のうちに答えが返ってこなかったら、人間は正体を暴かれる。人間を篩い落とす単純なテストは、いくらでも考案できる。そうしたテストは、人間はパターン認識に秀でている一方で数学は苦手であるという単純な知見に基づけばたいていうまくいく。アラン・チューリングは、早くも一九四〇年代にこれに気づいていた。コンピューターは考えることができるようになるかどうかに思いを巡らせていた彼は、いったい人間がデジタルコンピューターのように数を扱えるようになることがあるかどうかという逆の疑問を検討して時間を無駄にするようなことはしなかった。いつの日か、コンピューターは人間の脳と肩を並べて考えたり感じたりできるようになるかもしれないが、脳はデジタルコンピューターの計算能力には絶対追い着けないという違いがもともとあることを知っていたのだ。「たとえ人間が機械のふりをしようとしたところで、ろくに成功しないのは目に見えている。人間は計算があまりに遅く不正確なので、たちまち化けの皮が剝がれるはずだ」[9]

試しに暗算で足し算をやりましょう。

一〇〇〇足す四〇はいくつですか？

次に、それに一〇〇〇を足し、

さらに三〇を加え、

一〇〇〇をプラスし、

二〇足し、

一〇〇〇を加え、

最後にさらに一〇を加えてください。

正解は四一〇〇だが、大半の人は五〇〇〇と答える。人間は暗算できちんと位取りをし続けるのがあまり得意ではなく、この問題では、たいていの人が一繰り上げるときに桁を間違える。

私たちのほとんどは、8×7の答えを出すよりも速く人込みの中で知っている人の顔を見つけられる。じつは、ありていに言えば、私たちは数の計算が恐ろしく下手くそなのだ。この地球に暮らす人間の事実上全員の脳が言語を習得できるのに、57×73の答えを暗算で求めるのに苦労するというのは奇妙な話だ。どんな客観的尺度で測っても、掛け算のほうが途方もなく易しいのだから。もちろん、練習を積めば暗算能力は向上させられるし、実際に向上もするが、どれほど才能のある人がどれほど練習を重ねても、自然対数の計算には手を焼き、それに比べれば、どんな子供もCAPTCHAで歪んだ文字をよほど速く簡単に認識できる。

人間はおおざっぱな動物であるのに対して、数の計算は本質的にデジタルで、1であろうと1729であろうと、一つひとつの整数が一つひとつ別個の数量に呼応している。飛びとびに続いていくという整数の性質は、たとえば、オレンジから赤へという、はっきりしない移り変わりとは好対照を成す。フランスの神経科学者スタニスラス・ドゥアンヌは、著書『数覚とは何か?』で次の点を強調している。人間と動物は数量的な感覚を生まれつき備えている(目の前にものがいくつあるか判断するように訓練できる動物もいる)が、非デジタル型であることは疑いようもない。[10]私たちは、たとえば42と43を数字という記号を使って表せるが、「猫らしさ」と「犬らしさ」との違いの感覚ほどのものを、「42らしさ」と「43らしさ」について本当に持っているとは言えない。[11]私たちには、一から三までの量に関する感覚なら生まれつきあるかもしれないが、それを超えると怪しくなる。あなたは一目見ただけで、テレビアニメのホーマー・シンプソンの髪の毛が二本か三本かはわかるが、指が四本あるのか五本あるのかは、数えてみないとおそらくわからないだろう。[12]年齢やお金、野球のさまざまな数値データを把握しておくことをはじめとして、現代世界でどれほど数が重要かを考えると意外に思えるかもしれないが、狩猟採集民の言語のなかには、2より大きい数を表す単語がないものもある。このような、「1、2、たくさん」型の言語では、2より大きい数量は単純に「たくさん」のカテゴリーに収まる。進化の観点に立つと、数をたえず把握して手際良く処理できるよりもパターンを認識できるように淘汰圧がかかったことは確実だろう。地面にヘビがいるのに一目で気づくことのほうが、何匹いるかを特定することよりも重要だ。この場合、当然、「1、2、たくさん」システムがあれば事足りる。毒を持っているかもしれないヘビなら、一匹でももうたくさんなのだから。

脳が数値の処理に向いていないことは誰もが知っている。だが、一瞬で顔を認識し、高く舞い上がったボールを走りながら捕るのに必要な計算ができる装置が、なぜ割り算は苦手なのだろう？　腕時計の部品を見れば精度がほぼわかるのと同じで、どんな計算装置も基本要素を見れば、その装置がどんな種類の計算に向いているか、おおよその見当がつく。あなたの脳は、約九〇〇億のニューロンが一〇〇兆のシナプスでつながっているウェブで、素子と接続の数では、約二〇〇億のウェブページが一兆のリンクでつながっているワールドワイドウェブを凌ぐ。[13]情報処理素子としては、ニューロンは外向的で、接続を構築したり、何千というほかのニューロンと同時にコミュニケーションをしたりするのがうまい。だから、パターン認識のように、部分の関係から全体を理解する必要がある計算課題にはうってつけだ。後でわかるとおり、脳の計算力の大半は、外界で何らかの形で関連しているこまごまとした情報の断片の、心的表象を結びつける能力に由来する。これはけっして偶然ではない。これとは対照的に、数値計算は、コンピューター・チップ上の何百万というトランジスターに任せるのが理想的だ。トランジスターのそれぞれは、事実上絶対に誤りがなく、独立したスイッチのような特性を持っているからだ。ニューロンはノイズの多い素子なので、スイッチとしてはお粗末で、計算装置を設計している人は、誰もニューロンのような部品で作ろうとしないだろうが、顔認識システムを設計している人なら、そうするかもしれない。

物事を結びつけて連想をする脳本来の抑えがたい能力は、「マガーク効果」という私のお気に入りの錯覚にはっきり表れる。[14] 典型的な実例を紹介しよう。人が声を出しているビデオクリップが画面に映し出される。顔を見ると、唇が動いているのが見え（ただし、唇は触れ合わない）、その人が「ダダ、ダダ」と繰り返すのが聞こえる。ところが、目を閉じると音は「ババ、ババ」に変わる。驚くべきことに、何が聞こえるかは、目を開けているか閉じているか次第なのだ。この錯覚は、「ガガ」と言っている映像に「ババ」という音声をかぶせることで生まれる。では、こうするとなぜ、目を開けているときには「ダダ」と聞こえるのか？ 脳は違う事象の間のつながりに気づくのが信じられないほど得意だ。質の悪い吹き替えのカンフー映画を数えきれないほど観た経験でもないかぎり、「バ」という音節を誰かが発音するのを耳にしたときにはほぼ必ず、その人の唇がいったん合わさってからまた離れるところを目にしている。あなたの脳はその情報を拾い上げて貯蔵し、それを使って、自分が耳にしているのがどんな音かを判断する。マガーク効果は、聴覚の情報と視覚の情報が矛盾するために起こる。聴覚系には「バ」という音が聞こえているのに、視覚系には唇が合わさるところが見えないので、脳は相手が「バ」と言ったと信じることを頑として拒む。そして、「バ」と「ガ」の間のもの、多くの場合は「ダ」で我慢する（「ダ」と言っているときの唇の位置は、「バ」と言っているときの閉じた状態と、「ガ」と言っているときの大きく開いた状態の間になる）。自覚があろうがなかろうが、私たちはみな読唇者なのだ。賑やかな部屋で相手が言っていることを理解しようとしているときには、この機能は役に立つが、吹き替えの映画を観ているときにはバグになりかねない。

私たちの精神の働きのどれほど多くがニューロンの能力に依存しているかは誇張するのが難しいほどだ。ニューロンは、遠近さまざまなパートナーと情報を共有し、私たちの経験する音声や光景、概念、感覚どうしを結びつける。脳はそうするようにプログラムされている。子供たちは聴覚と視覚のつながりを通して、「おへそ」というのが自分のお腹の真ん中にあるなんとも面白い窪みを指すことを学ぶ。線が文字を形作り、文字が並んで単語となり、単語がものを表していることを学ぶ能力はすべて、つながりを捉えたり生み出したりするニューロンとシナプスの能力に由来する。[15]だが、脳の「連合アーキテクチャー」は、私たちが関連した概念を混同する理由や、「ベイカー」という名前のほうが「パン屋さん」という職業よりも思い出しづらい理由の説明にもなる。

記憶の欠点は、脳の情報貯蔵法に関連した唯一のバグでは断じてない。後で見るように、私たちの意見や判断は任意の影響や気まぐれな影響の犠牲となる。[16]たとえばワインの味の判断は、値段がいくらと言われるかによって呆れるほど変わる。脳の連合アーキテクチャーは、広告の影響を受けやすいという私たちの性質とも密接に結びついている。広告の成否はおもに、私たちの脳の中で、特定の製品と、快適さや美しさ、成功といった望ましい特性との間に結びつきを生み出せるかどうかにかかっている。

進化は不器用そのもの

ニューロンとシナプスは進化の設計による見事な産物だ。だが、神経系は複雑かつ精巧であり、現在、地球に暮らす生き物の多様性と美しさは畏敬の念を起こさせるとはいえ、「設計者」としての進化の過程は、唖然とするほど優美さを欠くことがある。生き物は、進化が何十億年もかけて試行錯誤を繰り返し、苦労を重ねながら形作ってきたのであり、一つひとつの成功の裏には、袋小路にはまり込んで絶滅した失敗作が山とある。そして、生き永らえたものたちでさえ、不完全なところだらけで、水生哺乳類は水面下では息ができないし、人間の赤ん坊の頭は大きすぎてそのままでは産道を通れないし、私たちの目の網膜には盲点がある。進化の過程は最適の解決策を見つけることはせず、ある個体がほかの個体より少しでも子孫を残しやすくなれば、それでよしとする。

生まれたてのガンに誰が母親か確実にわからせるという問題を考えてほしい。誰が母親かというのは重要な情報だ。その後の数週間、餌と温もりと飛び方のレッスンを提供してくれる相手なら誰であれ、そのそばにいるにかぎるからだ。自然がこの問題のために工夫した解決策は、卵から孵ったばかりのヒナが、目にした動くものを自分の頭に「刷り込む」ことだった。だが、刷り込みが裏目に出る場合もある。ガンのヒナは、犬やおもちゃのガチョウ、あるいは、刷り込みの研究で有名な神経動物行動学者コンラート・ローレンツを最初に目にしたら、それを追い回すことになりかねないのだから。母鳥がどんな外見をしているかをガンのヒナが生まれつき知っているようにするほうが、解決策としては高度だろう。刷り込みは進化の間(ま)に合わせ仕事で、目的は果たせるし、比較的簡単に実行できるものの、全体的なデザインにとっては泣き所になりかねない。進化が編み出した解決策は知的な設計者が甘んじるようなものでないことが多い。

新しい飛行機の開発という課題に取りかかる航空技師は、推力と揚力と抗力にかかわる理論解析を行なうところから始める。次に、模型を作って実験をする。そして、これがいちばん大切なのだが、飛行機を製作する過程で、まだ地上に安全に静止している間に、構成部分を組み立て、調整し、テストをする。進化にはそんなぜいたくは許されない。種(しゅ)が進化するときにはいつも、「飛行中」にするしかない。順次なされる修正は完全に機能を果たし、競争力を持つものでなくてはならない。神経科学者のデイヴィッド・リンデンは人間の脳のことを、進化がクルージ（その場しのぎの解決策）を段階的に積み重ねたものと評した。[17] 脳が進化する間、新しい機能構造が古い構造の上に加わり、それが重複や資源の浪費、不要な複雑さを招き、ときには、同一の問題に対して競合する解決策が導き出される結果につながった。さらに、新しい計算上の必要性が出てきたときにも、既存のハードウェアでそれを実行しなければならなかった。途中でアナログからデジタルへの転換はないのだ。

進化がその場しのぎの解決策で設計を進めた結果、脳にバグを抱えることになった動物は、もちろん人間だけではない。あなたも蛾がランプやロウソクの炎の中へ飛び込んで死ぬところを見たことがあるかもしれない。蛾は、とうてい近寄れない所にある月の光を道案内にするのだが、その内蔵ナビゲーション・システムは、すぐ身近にあるランプの光のせいで致命的に狂ってしまう。[18]スカンクは自動車がぐんぐん迫ってくると、一歩も引かずに一八〇度向きを変えてしっぽを上げ、猛烈な匂いのする液体を浴びせる。こうしたバグは、数ある人間の脳のバグと同じで、一部の動物が現在、進化のおかげで対応できるようになったものとは違う世界で生きている結果だ。

動物界に見られる脳のバグには、もっと謎めいたものもある。マウスが運動用の回し車の中で一生懸命に走っているところを、あなたも何かの折に見たことがあるかもしれない。ペットとして飼ったことのある人は誰でも、マウスが一度に何時間も同じ所を走り続けるのを知っているし、回し車の中を走るのになぜあれほどの時間とエネルギーを注ぎ込むのか、不思議に思ったことがあるだろう。私たち人間なら、かわいそうに、退屈しているんだ、ほかにすることもないから、とでも考えそうだ。だが、回し車で走ることへのマウスの傾倒ぶりは、退屈の吐け口というよりは強迫観念じみている。何十年も前に実証されたとおり、一日に一時間、餌を食べる時間を与え、その間はいくらでも食べられるようにすると、ラットは（実験用ラットとしては）比較的健康な生涯を送れる。ところが、ケージの中に回し車を置くと、数日のうちに死ぬことが多い。日ごとに走る時間が増え、低体温と飢えで死ぬ。ケージに回し車のあるラットのほうがずっと活動的だが、回し車がなくて走れないラットと比べると、じつは一時間の給餌時間に食べる餌の量が少ないのだ。[19]このランニングがエアロビクス運動への健全な関心を反映していないことは間違いない。ラットとマウスという種はとても栄えている。人間とゴキブリを除けば、地球のこれほどさまざまな場所で生き延び、盛んに繁殖してこられた動物はほとんどいない。これほど抜群に適応性が高くて逆境に強い動物なのに、回し車の魅力に屈して死に至るほど愚かなのはどうしたことか？　回し車は齧歯類の進化史には前例がなかったために、最終テストできちんとバグの検査を受けなかった神経回路に回し車がつけ込んでいることは明らかだ。

蛾やスカンクの脳のバグは、いずれ正されるかもしれない。炎に飛び込む蛾や、車に轢かれるスカンクは、そうしないものほど子孫を残せないだろうから。だが、設計者としての進化の過程は、知ってのとおりとんでもない時間がかかるので、ハンディを背負っている。有毒の黄色いウミウシを食べるのを避ける生き物を創り出すために進化が最初にとった戦略は、食べた生き物が具合が悪くなったり死んだりするのを許し、残せる子孫の数を減らすというものだった。この過程は実行するのに何万世代もかかりうるし、ウミウシが色を変えようものなら、一からやり直しになる。この緩慢さを解決するために進化が編み出した賢い手法が、学習だった。多くの動物は、一かじりしただけで有毒な餌を避けることを学ぶ。なおさら良いのは、母親が何を食べるかを観察して、どの食べ物が安全かを学ぶというやり方だ。学習のおかげで動物は、一世代で環境に適応できる——が、それにも限度がある。相変わらずロウソクの炎に飛び込み続ける蛾や、迫ってくる自動車に向けて強烈な匂いのする液体を放たずにはいられないスカンクを見ればわかるとおり、多くの行動は簡単には変えられない。脳の回路に組み込まれているからだ。たとえば、後で見るように、人間は捕食者やヘビ、狭い空間、見知らぬ人など、かつて生命や健康の重大な脅威となりかねなかったものに対して、生まれつき恐れを抱く傾向がある。だがそれらは、自動車事故や心筋梗塞を恐れなければいけない現代世界では、いちばん後回しにするべきものだ。進化のペースがあまりに遅いため、人間を含めて多くの動物は現在、信じがたいほど旧式の神経系のオペレーティング・システムを使っているのに等しい。

神経系のオペレーティング・システムと言うときに私が何を意味するか理解してもらうには、デジタルコンピューターのたとえがまたしても役立つ。ただし、誤解を招く危険はあるが。デジタルコンピューターは、ハードウェアとソフトウェアによって課題をこなす。ハードウェアとはICチップやドライブのような物理的構成部分を指し、ソフトウェアとはハードウェアに貯蔵されているプログラムや命令のことをいう。コンピューターのオペレーティング・システムは、ソフトウェアのうちで最も重要なものと思えばいい。コンピューターのいわば最低限の「身体機能」を提供し、そのほか事実上無数のプログラムを実行する能力を与える。神経系の場合、ハードウェアとソフトウェアの区別はあったとしても曖昧そのものだ。ニューロンとシナプスは脳の有形の構成部分だから、ハードウェアと考えたくなる。だが、どのニューロンにもシナプスにも、「生まれ」ばかりでなく「育ち」によっても決まる「個性」がある。ニューロンとシナプスは、私たちが学習するにつれて変化し、変化した特性が私たちの人となりを決め、行動を支配する。つまり、脳の実行するプログラムを支配するのだ。だから、ニューロンとシナプスは脳のソフトウエアでもある。

デジタルコンピューターと脳の類似性は、もっとうまく捉えることができる。コンピューターのハードウェアとオペレーティング・システムの両方を、脳の構築の仕方を指示する命令を含む、遺伝的に暗号化されたプログラムと比べるといい。ハードウェアとオペレーティング・システムはコンピューターの中でもかなり恒久的な部分で、定期的に、あるいは簡単に変更するようには設計されていない。同様に、神経系の発生過程と作用を導くゲノムは、ほぼ変更不可能だ。この神経系のオペレーティング・システムが、前頭皮質のおおよその大きさから、何百億ものニューロンと何十兆ものシナプスの「個性」を経験が形作る方法を支配する規則まで、すべてを定める。DNAにコード化された遺伝的な命令は、私たちがセックスを楽しんだり、黒板を引っ掻く音を嫌ったりするような、人間の心が持つ無形の特徴も決めている。神経系のオペレーティング・システムのおかげで、私たちはみな、同じ基本的な衝動と情動を一揃い持っている。進化は、そうした衝動や情動を調整する認知的レシピを提供しなければならなかった。恐れと好奇心のバランスをとり、合理的な決定と不合理な判断の折り合いをつけ、利己主義と利他主義を天秤にかけ、愛情と嫉妬と友愛と信頼を調和させる微妙で恣意的な発見的方法を定めるレシピだ。恐れと好奇心の間の最適なバランスとはいったいどんなものだろう? 進化の間ずっと、好奇心が冒険心をかき立てて、新天地への適応能力を高めてきたが、その一方で、調べずにおくのが最善の物事で満ちあふれた過酷な世界から、恐れが動物たちを守っている。進化は、相反する衝動や行動のバランスをとり、予測のできない流動的な世界で無数の未来の筋書きと対処するという手強い課題に直面した。その結果行き着いたのが、バランスは固定せず、「育ち」が「生まれ」を調節するのを許す規則一式を与えるという方法だった。絶滅した近縁のネアンデルタール人ではなく私たちホモ・サピエンスが現在地球を支配しているのだから、首尾よく生存・繁殖するのに向いたオペレーティング・システムを進化が私たちに与えてくれた可能性が高そうだ。

だが、今日私たちが暮らしている世界は、初期のホモ・サピエンスが見慣れた世界とはまったくの別物だ。人間という種は時間を旅するうちに、数も言葉もない世界から数と言葉に大々的に基づく世界に至った。食べ物を手に入れるのが最大の関心事である世界から、食べ過ぎが致命的な健康問題の原因となりかねない世界へ、超自然信仰が未知のものを「説明する」唯一の方法だった時代から、世界が科学を通してほぼ説明できる時代へと移り変わった。それなのに私たちは、本質的に昔と同じ神経系のオペレーティング・システムを相変わらず使っている。現在、人間はもともと棲息するようにプログラムされていない時代と場所に暮らしているのに、脳の構築の仕方について私たちのD

NAに書き込まれた命令一式は、一〇万年前と変わらない。そこで疑問が湧いてくる。進化によって定められた神経系のオペレーティング・システムは、私たちがやっとのことで自ら築き上げた世界にどれほど適しているのか？　この、デジタルで、捕食者のいない、糖分豊富で、特殊効果に満ち、抗生物質だらけで、メディアが氾濫した、人口密度の高い世界に？

以下の各章で見るように、人間の脳のバグは、無害なものから、私たちの命に劇的な影響を持つものまで、多岐にわたる。脳の連合アーキテクチャーのせいで私たちは記憶違いをしがちだし、政治家や企業に行動や信念を楽々と操られる。数的な技能が貧弱で、時間の感覚が歪んでいるので、個人の金銭上の判断を誤ったり、つまらない保健政策や環境政策をとったりしがちだ。自分と違う人たちを恐れる生まれつきの性向のおかげで判断力が鈍り、誰に投票するかばかりか、戦争を始めるかどうかにさえ影響を受ける。超自然信仰に耽る、見たところ生まれつきの傾向は、もっと合理的な傾向を持つ脳の部分よりもしばしば優位に立ち、ときには悲劇的な結果を招く。

こうしたバグは一目瞭然の場合もあるが、脳はたいてい自分の欠点を誇示したりしない。子供がさらされる情報を注意深く篩（ふるい）にかける親と同じで、脳は意識ある心に供給する情報の大半を編集したり検閲したりする。誤りがあっても脳が勝手に訂正して読み取るので私たちが誤植を見過ごしやすいのと同じように、私たちは通常、自分の判断や行動が気まぐれな要因や不合理な要因に支配されていても、脳の特性のおかげでそれにはおめでたいほど無知でいる。脳の欠点を暴くことで、私たちは自分の生まれ持った長所を役立てられるし、短所に気づいてどうすればそれを改善できるかに集中することもできる。認知的な限界や心的な「盲点」を調べることも、己を知るための探究の一部にすぎない。スペインの卓越した神経科学者サンティアゴ・ラモン・イ・カハールの言葉を借りれば、「脳が謎であるかぎり、脳の構造の反映である宇宙も謎であり続ける」のだから。

第1章 ニューロンがもつれる

先日、カナダに行ってきた。マイルス・デイヴィスのコンサートの前座を務めるために。いや……キロメートル・デイヴィスの前座を。これは、コメディアンのザック・ガリフィアナキスのジョークを私が言い換えたものだ。キロメートルとマイル、カナダとキロメートルをそれぞれ結びつけられれば、おちがわかるだろう。アメリカと違ってカナダではメートル法が使われていることを無意識に、あるいは意識しながら思い出し、だから、マイルスという名前にひっかけて、「マイル」を「キロメートル」に置き換えたのだと合点がいく。ユーモアのコツというのはなかなか言葉にするのが難しいが、筋は通るものの意外なつながりや結びつきを利用するというのもその一つだ[1]。

お笑いの世界の常套手段には、出てきたばかりのテーマに戻るというものもある。テレビの深夜番組の司会者やコメディアンはよく、ある人や話題についてジョークを言い、数分後に今度は別の意外なコンテクストでその人や話題に戻ってユーモラスな効果を挙げる。だが、同じ台詞でも、直前に伏線を張っておかなければ少しも面白くない。

それはいいとして、ユーモアから脳の働き方について何がわかるのか？　そこからは、人間の記憶と認知が持つ根本的な特徴が二つ明らかになる。その両方とも、次のような実験をすれば、ユーモア抜きでも示すことができる。

1と2に声に出して答え、続いて、3への回答として頭に浮かんだ最初の言葉を、さっと口にしてください。

1　ケニアは何大陸にありますか?

2　チェスで使われる正反対の色は、何と何?

3　何でもいいですから、動物の名前を一つ挙げてください。

ほぼ二割の人が3に「シマウマ」と答え、約半数がアフリカの動物を挙げる。[2]だが、動物の名前を一つ挙げるように突然言われたときには、「シマウマ」と答える人は一パーセントに満たない。つまり、アフリカと白と黒という色に注意を向けさせれば、相手の答えを操れるということだ。お笑いの世界の常道と同じで、この例も記憶と人間の心について、二つの重要な見識を提供してくれる。この二つは、本書のテーマとして繰り返し出てくる。一つは、知識は互いに結びついた形で貯蔵されていること。関連した概念(シマウマとアフリカ、キロメートルとマイル)は互いに結びついている。もう一つは、ある概念について考えると、それがどういうわけか、関連したほかの概念にも「拡がり」、そうした概念が思い出しやすくなること。この二つの事実を合わせると、アフリカについて考え、続いて、何でもいいから動物について考えるように言われたときに、「シマウマ」が頭に浮かぶ可能性が高まる理由が説明できる。この無意識で自動的な現象は、「プライミング」として知られている。そして、ある心理学者が言ったとおり、「目を覚ましてから再び眠りに就くまで、私たちの行動はすべてプライミングの影響を受ける。寝てからでさえ、夢が影響を受けかねない[3]」

記憶にはものを結びつける性質があるせいで、私たちは関連した概念を混同し、気まぐれで不合理な影響を受けた判断を下してばかりいるという話に進む前に、記憶の成り立ちに目を向けてみよう。

記憶はどのように貯蔵されているか

二〇世紀のなかばまで、記憶は分割不能の単一の現象として研究されることが多かった。だが今では、記憶には二つの大まかな種類があることが知られている。住所や電話番号、インドの首都といった知識は、「陳述記憶」（あるいは「宣言的記憶」や「顕在記憶」）として知られるものの例だ。陳述記憶というのは、その名のとおり、意識的に思い出して言葉で陳述できる。インドの首都を知らない人がいたら、ニューデリーだと教えてあげられる。これとは対照的に、自転車の乗り方や、顔の認識の仕方、火のついた松明を使ったジャグリングのやり方を口で教えようとするのは、猫に微分積分を説明しようとするようなものだ。自転車に乗ったり、顔を認識したり、ジャグリングをしたりするのは、「非陳述記憶」(あるいは「非宣言的記憶」や「潜在記憶」)を使う例だ。

私たちの脳内にこの二つの独立した記憶があることは、自分の経験を振り返ればわかる。たとえば、私は自分の電話番号を暗記しているので、番号の数字を続けざまに言うことで、誰か別の人に簡単に伝えられる。銀行口座の暗証番号も数字の連続だが、普通、人に教えたりしないし、たいていキーパッドに触れて入力するので、たまに書き出す必要に迫られると、「忘れて」しまいがちだ。それでも、キーパッドで入力できるのだから、知っていることに変わりはなく、現に、指を動かして入力する真似をすれば、どんな数だったかわかる。電話番号は陳述記憶に顕在的に記憶されている。一方、「忘れられた」暗証番号は、運動のパターンとして非陳述記憶に潜在的に記憶されているのだ。

あなたは、コンピューターのキーボードでEの字の左隣には何の字のキーがあるかと訊かれたら、答えに窮するかもしれない。タイプの仕方を知っているのなら、脳はどのキーとどのキーが隣り合っているかよく承知しているはずなのに、なかなか答えを教えてくれない。だが、「wobble」とタイプする真似をして指を動かせば、おそらく答えがわかるだろう。キーボードの配置は、非陳述記憶に貯蔵されている。ただし、あなたがキーの配置を顕在的に暗記したのなら話は別で、その場合には、配置は陳述記憶にも貯蔵されている。陳述、非陳述という二つの型の記憶はともに、さらに細かく分類できるが、ここではおもに、「意味記憶」と呼ばれる、陳述記憶の一種類に焦点を絞ることにする。これは、シマウマはアフリカに棲んでいるとか、バッカスは酒の神であるとか、招かれた先で「ロッキー・マウンテン・オイスター」を出されたら、それは牛の睾丸なのだとかいった、意味や事実についての知識の大半を貯蔵するための記憶だ。

この種類の情報は、いったいどのように脳に貯蔵されるのだろう？　これ以上に深遠な疑問はそうそうない。アルツハイマー病を患った人の精神そのものが無情にも少しずつ消えてなくなっていくのを目にしたことのある人は誰でも、私たちの人格と記憶の本質が分かちがたく結びついているのがよくわかっている。この結びつきがあるから、脳に記憶がどう貯蔵されているかという謎の解明は、神経科学にとって究極の目標の一つとなっている。

記憶には貯蔵の仕組みが必要とされる。ここであらためて、比較のために旧式のコンピューターのパンチカードに穴を空けたり、DVDに微細な窪みをつけたり、フラッシュ・ドライブのトランジスターに帯電させたり放電させたりするように、物理的な媒体に何かしら変更を加えなくてはいけない。そして、コード、つまり媒体の物理的変化を意味のあるものに翻訳し、後で検索して使う方法を特定する約束事が必要とされる。付箋に書きとめた電話番号は一種の記憶であり、インクを紙に染み込ませるのが貯蔵の仕組み、数字に呼応するパターンがコードだ。算用数字（コード）に馴染みのない人には、貯蔵されている記憶は子供の落書きと同じで意味がない。DVDの場合には、情報は反射面につけられた「窪み」の有無に呼応する0と1から成る長い列として貯蔵されている。だが、この窪みの有無からは、コードについて何もわからない。窪みの列がコード化しているのは家族の写真か、音楽か、それとも、スイスの銀行口座のパスワードか？　DVDに記録されたファイルのフォーマットが画像用のJPEGなのか、音声用のMP3なのか、文書用のテキストなのか知る必要がある。0と1の列は何らかの規則に従って変更されており、元に戻すアルゴリズムを知らないかぎり、物理的な記憶には価値がない。暗号化されたファイルの背後には、じつはそういう理屈があるのだ。

貯蔵の仕組みとコードの両方を理解するのがどれほど重要かは、別の有名な情報貯蔵システムを見ればはっきりする。遺伝子だ。一九五三年にワトソンとクリックがDNAの構造を突き止め、四種類のヌクレオチド（A、C、G、Tの四文字で略記する）の配列で表された情報が、分子レベルでどのように貯蔵されているかを解明した。だが、彼らは遺伝コードを解読したわけではない。DNAの構造を理解しても、これらの文字配列が何を意味するかはわからなかった。謎が解けたのは、ヌクレオチドの配列をタンパク質に翻訳する遺伝コードが解読された一九六〇年代だった。

人間の記憶を理解するには、記憶が貯蔵されるときに脳の記憶媒体に起こる変化を特定し、情報を記録するのに使われるコードを解読しなければならない。私たちはそのどちらも完全には理解していないとはいえ、概略を示すぐらいの知識なら持ち合わせている。

脳内ネットワークはウェブ上のリンクに似ている

人間の脳は、まわりの世界の事実について知識を互いに結びつけて貯蔵する。つまり、一つの事柄がほかのさまざまな事柄と関連づけて貯蔵され、その事柄の意味は、それが結びついているほかの事柄から引き出される。[4]ある意味で、この関係構造はワールドワイドウェブに反映されている。多くの複雑なシステムと同じで、ワールドワイドウェブも多数の連結点（ノード）（ウェブページあるいはウェブサイト）のネットワークと考えることができ、そこでは各ノードがほかの複数のノードと何らかの形で相互作用（リンク）している。[5]どのノードどうしがリンクしているかは、けっしてランダムに決まるわけではない。サッカーについてのウェブサイトはたいてい、世界中のチーム、最近の得点、ほかのスポーツなどの関連サイトとリンクしていて、折り紙や水栽培についてのページとリンクしていることはまずないだろう。ウェブサイトどうしのリンクのパターンは、情報の宝庫だ。たとえば、二つのウェブサイトをランダムに選んだとき、それぞれがリンクしているサイトに多くの重複が見られれば、まったく重複しないサイトどうしよりも、同じ話題についてのものである可能性がはるかに高い。というわけで、やろうと思えばウェブサイトは共通するリンクの数にしたがって整理できる。これと同じ原理がソーシャル・ネットワークにもはっきり見て取れる。たとえばフェイスブックでは、同じ町や学校の出身者（ノード）は、ほかの地域や学校の出身者よりも友達である（リンクしている）可能性が高い。言い換えれば、ある人のフェイスブックのページをまったく読まなくても、友達リストを見れば、その人について多くのことがわかる。ワールドワイドウェブだろうとフェイスブックだろうと、その中のどのノードを選んでも、そこへのリンクやそこからのリンクのリストには、そのノードについての膨大な情報が含まれているのだ。

私たちは自由連想によって、自分の記憶ウェブの構造をある程度まで調べることができる。「シマウマ」という単語で自由連想すると、私の脳は「動物」「白と黒」「縞」「アフリカ」「ライオンの餌」といった語句を出してくる。ウェブページのリンクをクリックするのと同じで、自由連想をすることで私はつまるところ、自分の脳が「シマウマ」とほかの概念との間に確立したリンクを読み出しているのだ。心理学者は普通どんな概念どうしが結びついているかを示そうとしてきた。そういう試みの一つでは、何千という被験者に何千という単語を与えて、巨大な自由連想データベースを創り出した。[6] その成果は、一万以上のノードから成る複雑なウェブと考えることができる。**図1・1**には、この意味ネットワークのほんの一部を示した。単語の組ごとに結びつきの強さを〇パーセント（リンクなし）から一〇〇パーセントまでの数値で捉え、それを線の太さで表した。「脳」という単語を与えられたとき、四パーセントの人が「心」という単語を挙げた。二八パーセントもの人が挙げた「頭」との組み合わせに比べると、弱い結びつきだ。

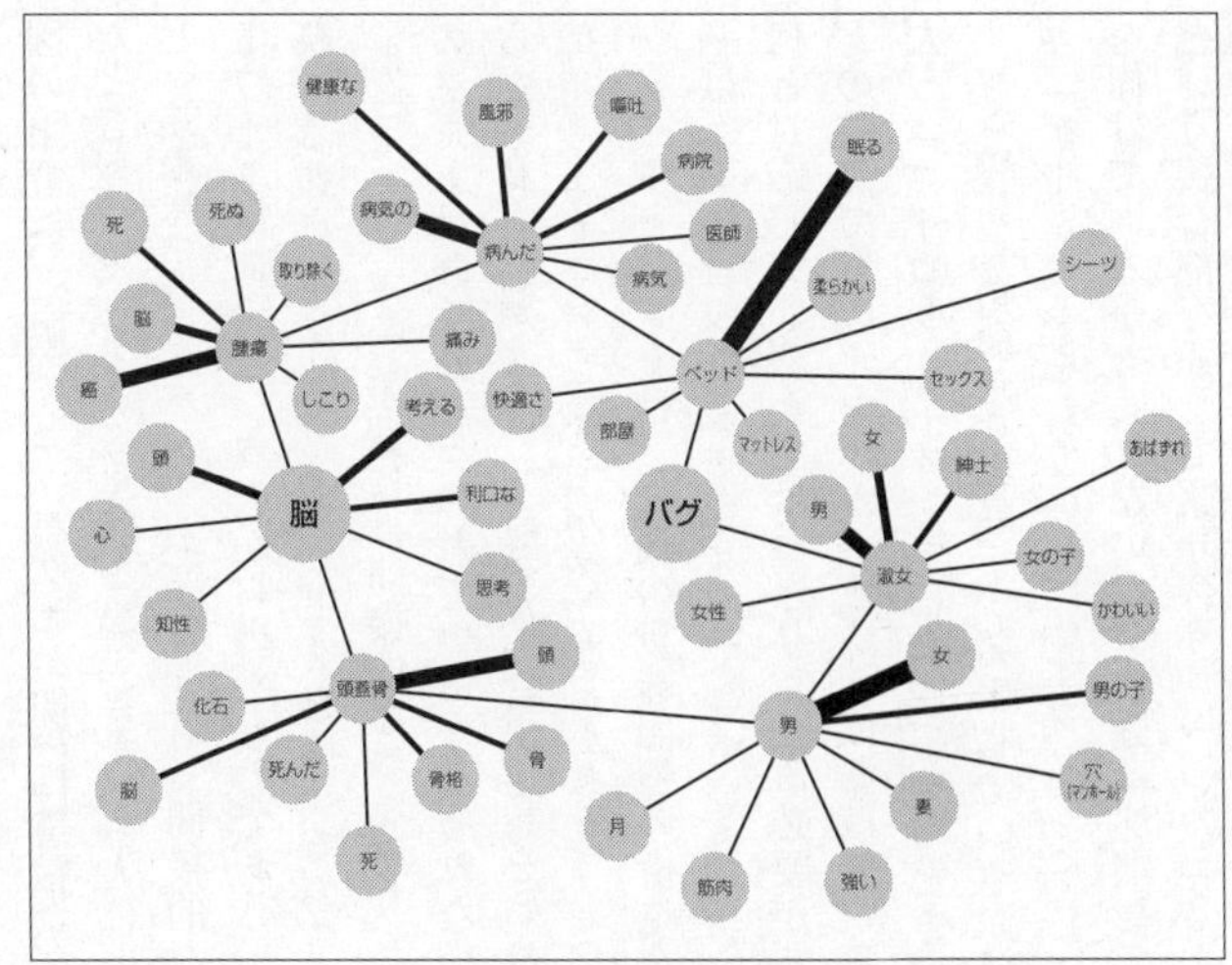

（訳注　英語では、「ベッド」と「バグ」が結びついた「bedbug」は「トコジラミ」、「淑女（レディ）」と「バグ」が結びついた「ladybug」は「テントウムシ」を意味する）

図1.1 意味ネットワーク

各単語（刺激）から線が放射状に伸び、その単語と結びつけられることがとくに多い単語（ターゲット）につながっている。刺激とターゲットを結ぶ線の太さは、与えられた刺激に反応してそのターゲットを思い浮かべた人の数に比例している。この図は、「脳」という刺激から始まり、「バグ」というターゲットへ行き着く2つの道筋を示している（南フロリダ大学自由連想基準データベース[Nelson et al., 1998]に基づく）。

図の中では、「脳」と「バグ」の間には直接のリンクはない（「脳」という単語を与えられたとき、「バグ」という単語を思い浮かべる人はいなかった）。もっとも、「脳」から（「虫」という意味での）「バグ」へと行き着く間接的な道筋が二つ見られる。ここに示したネットワークは何千という人から得たものであり、じつはどの人も自分ならではの経験を反映する独自の意味ネットワークを持っている。だから、地球上のほぼ全員の脳の中で「脳」と「バグ」の間には間接的なつながりしかないものの、私の脳の中ではこの二つのノードは強くリンクされているかもしれない。今や私は二つを結びつけ考えているからだ（私が「脳」という言葉から自由連想を始めたときに頭に浮かんでくる単語には、「複雑な」「ニューロン」「心」「バグ」などがある）。

ノードとリンクは、人間の意味記憶の構造を説明するには便利な抽象概念だ。だが、脳はニューロンとシナプスでできているので（**図1・2**）、ノードとリンクが現実には何と対応しているかをはっきりさせる必要がある。ニューロンは脳の計算ユニットで、どの時点でも「オン」か「オフ」になっていると考えることができる、特殊化した細胞だ。ニューロンが「オン」になっているときには「活動電位」（一ミリ秒ほど続く、ニューロンの電位の急速な上昇）が発生していて、ほかのニューロン（あるいは筋肉）とコミュニケーションをしている。「オフ」のときには、ほかのニューロンのメッセージに耳を傾けているかもしれないが、自分は沈黙している。ニューロンどうしは「シナプス」という接合部を通して語り合う。一つのニューロンがシナプスを通して複数のニューロ

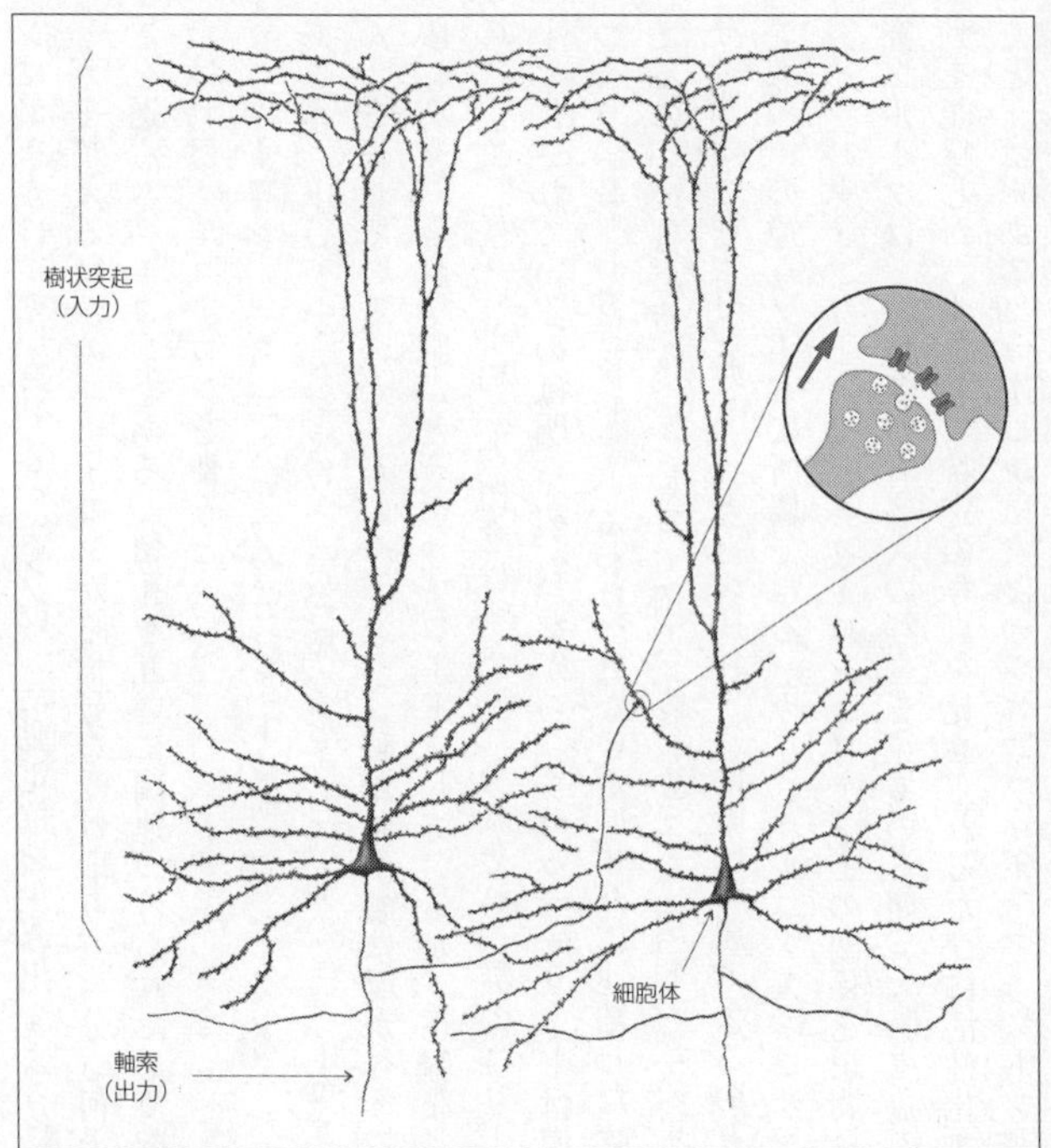

図1.2 ニューロン

ニューロンは樹状突起を通して入力情報を受け取り、軸索を通して出力情報を送り出す。2つのニューロンの接合部（丸で囲んだ拡大図）がシナプスだ。シナプス前ニューロン（左――「送り手」）が活動電位を生じると、シナプス小胞が神経伝達物質をシナプス後ニューロン（右――「受け手」）に放出する。多くの場合、樹状突起には突出部（棘突起（きょくとっき））があり、そこにシナプスが形成されるのに対して、軸索は滑らかだ。人間では、錐体ニューロンの細胞体は約0.02ミリメートルだが、細胞体から樹状突起の先端までの長さは1ミリメートルを超えることがある。

ンに働きかけ、「口を利く」ように、活動電位を生み出すようにと促すことができる。一万を超えるほかのニューロンから信号を受け取り、自分も何千というニューロンに信号を送るニューロンもある。情報を互いに関連づけられた形で貯蔵する計算装置を作りたければ、ニューロンを使うといい。

ニューロンの場合、「シマウマ」ノードは何に当たるだろう? あなたの脳の中では、あるニューロンが「シマウマ」の概念を表し、別のニューロンがあなたの「おばあさん」を表しているのか? いや、違う。私たちが頭に浮かべうるものや概念は事実上無限にあり、それを脳がどうやってコード化しているか、正確なところはわからないものの、「シマウマ」といった概念はすべて、それぞれ一群のニューロンの活動によってコード化されているのは明らかだ。だから「シマウマ」ノードは漠然としたニューロン群、つまり(必ずしも近接しているわけではないが)相互に連結したニューロンの集まりと考えるのが最善だろう。そして、個人がさまざまな別個の社会集団(サイクリスト、テキサス州人、癌に打ち勝った人などの団体)に同時に所属できるのと同じで、どのニューロンも多くの違うノードに所属できる。カリフォルニア大学ロサンジェルス校の神経外科医イツハク・フリードは、ニューロンとノードとの関係を垣間見させてくれた。彼の研究グループは、被験者が有名人の写真を見ている間、大脳皮質の個々のニューロンの活動を記録した。すると、特定の写真を見せられるたびに活性化するニューロンがあった。たとえば、あるニューロンは女優のジェニファー・アニストンが写っているものであればどの写真にも反応して発火し、同じ領域の別のニューロンは、ビル・クリントン元大統領の写真にはすべて反応した。[7] 言い換えると、実験者は被験者がどの写真を見ているのか知らなくても、どのニューロンが活性化しているかわかれば、その有名人が誰か見当がついたのだ。最初のニューロンは「ジェニファー・アニストン」ノードのメンバー、もう一方が「ビル・クリントン」ノードのメンバーと言えなくもない。ただしここが肝心なのだが、「ジェニファー・アニストン」ノードや「ビル・クリントン」ノードの一部を成すのがわかったニューロンでさえ、まったく関係ない写真にも反応して発火することがありうる。

もしノードがニューロン群に相当するなら、シナプスがリンクに相当することは想像できるだろう。私たちの「脳」ノードと「心」ノードが強く結びついているのなら、この二つのノードに属すニューロンの間に強いシナプスのつながりがあることが見込まれる。ノードとニューロン、リンクとシナプスの対応からは、心理学的なレベルでの意味ネットワークと脳の生物学的な基本要素との間の対応関係を理解する枠組みが得られるが、これが極端なまでに単純化した筋書きであることは、どうしても強調しておかなければならない。[8]

つながりの作られ方

ワールドワイドウェブとソーシャル・ネットワークの構造の中には情報が含まれている。私たちはある時点で、自分のページを関連するページにリンクさせせたり、気の合う人たちと「友達」になったりしたからだ。だが、「シマウマ」ノードと「アフリカ」ノードをつないだのは誰か？　この疑問に答えれば、記憶を脳の中に物理的に貯蔵する方法の核心に行き着く。

記憶の貯蔵という難問はすでに解決済みという印象を与えてしまっては誤りになるが、長期記憶がシナプスの可塑性に依存していると言っても、今ではもう大丈夫だろう。[2]シナプス可塑性とは、新しいシナプスを形成したり、すでに存在しているシナプスを強めたり（あるいは弱めたり）できる性質のことだ。脳が情報を貯蔵するときにシナプス可塑性がとくに重要であることは、今日広く受け入れられている。だが最初からそうだったわけではない。脳がどうやって情報を貯蔵するのかという疑問に対する答えを探す試みには、紆余曲折があった。一九七〇年代になってもまだ、長期記憶はDNAとRNAを形成するヌクレオチドの配列として貯蔵されると信じている科学者がいた。つまり、私たちの記憶は生命そのものの形成を指示する命令と同じ媒体に貯蔵されていると、彼らは信じていたのだ。動物が何かを学んだら、その情報は何らかの形でRNA鎖（DN

Aに書き込まれたものを翻訳してタンパク質を合成することを一機能とする分子）に翻訳されるという。記憶がいったんRNAに貯蔵されたら、どうやって検索されるかは、あまり顧みられなかった。それにもかかわらず、もし長期記憶がRNAとして貯蔵されているのなら、ある動物からそのRNAを単離して別の動物に注入すれば、受容者（レシピエント）はRNAの提供者（ドナー）が学習した内容をまんまと知ることになるはずだという理屈が通ってしまった。「記憶ドナー」の脳をすりつぶしてレシピエントに注入することで、ラットからラットへと記憶が首尾よく伝達できたという論文を一つならず、定評ある科学専門誌までもが掲載したのだから恐れ入る[10]。この仮説は、脳がどのように情報を貯蔵するかを理解するための探究にとって、不幸な回り道だったと言っておけば十分だろう。

当然ながら、シナプス可塑性を利用して脳は情報を書きとめるという現在の考え方は、意味記憶の連合アーキテクチャーとぴったり合致する。新しい結びつき（ノード間の新しいリンク）を学習するのは、とても弱いシナプスの強化か新しいシナプスの形成に相当すると言える。この過程を理解するには、シナプスの働きをもっと掘り下げる必要がある。シナプスは二つのニューロンの間のインターフェイスだ。信号を送り出すスピーカーと、信号を拾い上げるマイクロフォンから成る電話の受話器に似て、シナプスも信号を送り出すニューロンからのものと、信号を受け取るニューロンからのものの、二つの部分から成る。シナプスでの情報の流れは一方向で、シナプスの「メッセンジャー」側は「シナプス前ニューロン」に属し、「レシーバー」側は「シナプス後ニューロン」

に属する。シナプス前ニューロンは「オン」になると「神経伝達物質」と呼ばれる化学物質を放出し、それをシナプス後ニューロンが、マイクロフォンの役割を演じる「受容体」と呼ばれるタンパク質を使って感知する（**図1・2**を再度参照のこと）。この仕組みによって、シナプス前ニューロンはシナプス後ニューロンに、「僕はオンになったよ。君もオンになったらどうだい」とか、「僕はオンになったから、君は黙っていろ」というようなことをささやける。最初のメッセージは「興奮性シナプス」が、二番目のメッセージは「抑制性シナプス」が仲介する。

この過程を単一のシナプス後ニューロンの立場から理解するために、テレビのクイズ番組でAの答えを選ぶかBの答えを選ぶか決めようとしている回答者を想像しよう。会場の観客も参加を許されており、「A」と叫ぶ人もいれば、「B」と叫ぶ人も、黙っている人もいる。シナプス後ニューロンと同じで、回答者はどうすべきかを決めるために、観客（シナプス前ニューロンの群れ）の世論調査をしているようなものだ。だが、この過程は完全に民主的なわけではない。観客のなかには声が大きい人がいるかもしれないし、回答者は数人の観客がとても信頼できることを知っているかもしれない。こうした観客は、強いシナプスや影響力のあるシナプスに相当する。ニューロンの振る舞いは、シナプスを通して何千というシナプス前ニューロンがやるように促していることの総計で決まる。シナプスには興奮性のものや抑制性のもの、強いもの、ほとんど聞き取れない声でしかつぶやかないけれど、それがたくさん合わさって轟くような大声になるものなどがある。シナプス前ニューロンとシナプス後ニューロンとの区別はシナプスでは不可欠だとはいえ、会話をしている人間と同じで、ニューロン自体はどれも話し手（シナプス前）と聴き手（シナプス後）の両方の役を演じる。ゲームの回答者のたとえはニューロンどうしのコミュニケーションの様子を表しているが、錯綜したネットワークに埋め込まれた本物のニューロンが現実にはどれほど複雑かは、とうてい捉えきれていない。そこに加わる多くの複雑さの一つ、ことによると最も重要なものとして挙げられるのは、個々のシナプスの強さが固定されておらず、経験とともに増したり弱まったりする点だ。テレビ番組のたとえで言えば、回答者が質問にたくさん答えるうちに学習し、特定の観客にしだいに注意を向け、特定の観客は無視するようになるようなものだ。

一九世紀末には「シナプス」という用語はまだなかったが、記憶はニューロン間のつながりの強まりに相当するかもしれないと、サンティアゴ・ラモン・イ・カハールは述べている[11]。とはいえ、シナプスが本当に可塑性を持つことがしっかり立証されるまでには一〇〇年近くかかった。一九七〇年代前半、神経科学者のティム・ブリスとテリエ・レモは、海馬（かいば）（新しい記憶の形成を助けることが知られている領域）でシナプス前ニューロンとシナプス後ニューロンが強く活性化された後、シナプスは強度が増した状態を長期的に保つことを観察した[12]。「長期増強」と呼ばれるこの現象は、「シナプス記憶」の一例で、強く活性化されたことをシナプスが「覚えた」のだ。この発見や、何十年も続く研究のおかげで、シナプスの強さの変化は脳内の何らかのレベルで、ＤＶＤの反射面に窪みをつけるのに相当することがはっきりした。

科学ではある発見がますます不可解な疑問につながることがよくあるが、この重要な発見もそうだった。もしシナプスに可塑性があるならば、二つのニューロンは自分たちの間のシナプスを強めるべきか弱めるべきか、どうやって「判断する」のか？　二〇世紀に科学の分野でなされた屈指の根本的発見のおかげで、この疑問に対する部分的な答えが得られた。その答えは、私たちがあらゆる疑問を投げかけたり解いたりするのに使う器官の仕組みについて、鋭い見識を提供してくれる。ニューロンXとニューロンYの間のシナプスの強さは、この二つのニューロンがほぼ同時に活性化すると強まることを、今や私たちは知っている。この単純な概念は、一九四九年に初めてそれを提唱したとされるカナダの心理学者の名前にちなんで「ヘッブの法則」と呼ばれる。[13]この法則は、「いっしょに発火するニューロンはつながる」というわかりやすい言葉で表されるようになった。「プレ1」と「プレ2」という二つのニューロンがあって、両方とも、「ポスト」というシナプス後ニューロンとシナプスでつながっているところを想像してほしい。ヘッブの法則に従えば、ニューロン「プレ1」と「ポスト」が同時に活性化する一方で、「プレ2」と「ポスト」は同時に活性化しないなら、「プレ1」→「ポスト」のシナプスは強くなり、「プレ2」→「ポスト」のシナプスは弱くなる。

科学の大発見は複数の人によって別個になされることがよくある。同じ問題に取り組んでいる科学者が、同じような答えにほぼ同時に至るのだ。微分積分法はアイザック・

ニュートンとゴットフリート・ライプニッツがそれぞれ独自の研究で発見したとされているし、ダーウィンが代表作『種の起原』の刊行に駆り立てられたのは、アルフレッド・ウォーレスが同じような考えを提唱していたからだ。シナプスがヘッブの法則に従うという発見も例外ではない。一九八六年、シナプスはシナプス前とシナプス後のパートナーが同時に活性化すると強くなることを示す論文を、四つもの研究所が独自に発表した。[14]これらの研究によって「連合シナプス可塑性」と呼ばれるものの存在が立証され、その後二〇年余りの間に、ほかの何千という研究や数多くの飛躍的発展のきっかけとなった。

では、シナプス前ニューロンとシナプス後ニューロンの両方が同時に活性化していることをシナプスはどうやって「知り」、それを受けて強くなるのか？　こうしたニューロンの結びつきを確立するのは脳機能の要(かなめ)なので、そのために進化は「連合タンパク質」を創り出した。これはシナプスに見られる分子で、シナプス前ニューロンとシナプス後ニューロンがいっしょに活性化しているかどうかを感知できる。このタンパク質は、興奮性神経伝達物質グルタミン酸塩の受容体で、「NMDA受容体」と呼ばれ、シナプス前ニューロンとシナプス後ニューロンの両方がほぼ同時に活性化したときにだけ開く門の役割を果たし、それによってヘッブの法則の適用を可能にしている。NMDA受容体の機能は、検索エンジンで使われるブール演算子の「AND（論理積）」のようなものだと言える。つまり、二つの条件が満たされた（シナプス前ニューロンとシナプス後ニューロンの両方が活性化した）ときだけ結果を出す（開く）。いったんNMDA受容体が開くと、一連の複雑な生化学的事象が始まり、それがシナプスの長期増強につながる。[15]NMDA受容体はこのような独特の特性を持っているので、ニューロンの間の「連合」を感知し、ヘッブの法則に従って連合シナプス可塑性を発揮させる上で要の役割を果たす。[16]ソーシャル・ネットワークのたとえに戻ると、ヘッブの法則をフェイスブックに当てはめたなら、スケジュールが同じ人たちのネットワークが生み出されるだろう。最終的には、各自のアカウントに同時にログインした人々は自動的に友達になり、最終的には、スケジュールが同じ人たちのネットワークが生み出されるだろう。

これで意味記憶のネットワークがどう現れてくるかを理解する手がかりが得られた。あなたは子供のころ、柔毛で覆われ、お高くとまった、しっぽの長い四本足の生き物が「猫」と呼ばれていることを、どうやって学んだのだろう？　生後数年間に、猫を見たときにあなたの脳の中でいくつかのニューロンが活性化し、「猫」という単語を耳にして、別のニューロンがいくつか活性化した（赤ん坊は最初、耳にしている「猫」という単語と、目にしている猫とが呼応していることをまったく知らない）。あなたの脳は、耳に聞こえてくる「猫」という言葉と目に映る動物がある意味で同じだということに、いつしか何らかの形で気づいた。どうしてそうなったのか？　それは母親のおかげである可能性がいちばん高い。あなたが初めて猫を目にした日から、母親は猫を見かけるたびに、「ほら、ネコちゃんよ」と根気良く繰り返したので、あなたの「猫」の聴覚ニューロンと視覚ニューロンがいつもほぼ同時に活性化した。ここでヘッブの法則と連合シナプス可塑性の出番となる。これらのニューロンは、いっしょに発火したのでつながり、強いシナプスで結びついた。ついには、「猫」という単語で活性化されるニューロンが、猫の姿を目にしたときに刺激を受けるニューロンの一部を「オン」にできるようになり、例の気まぐれな生き物が影も形もなくても、あなたは母親が「猫」と言ったときに指しているものがわかるようになった。[17]

子供の発達にとってこの種の結びつきが重要であることを私が初めて理解できたのは、九歳下の妹に明らかに倫理に反する心理学的実験を図らずも行なった結果だ。妹が生まれたてのころから、たいてい私は「ボバ」という心ないあだ名で呼んでいた。ポルトガル語で「まぬけ」という意味だ。妹が三歳ぐらいだったある日、私が友達と家の前庭で遊んでいると、その友達が「やった（オバ）！」と叫んだ。妹はこの叫び声を「ボバ」と聞き違え、たちまち飛び出してきて、「なーに？」と訊いた。そのとき私の頭に二つの考えがぱっと浮かんだのを今でも覚えている。一つは、妹を本当の名前で呼ぶようにしなくてはいけないということ、そしてもう一つは、振り返ってみると、「ボバ」というのが軽蔑的な言葉で本当の名前（あるいはその一つ）ではないのを妹は知りようがなかっただろうことだ。誰かがあなたと接するたびに特定の言葉を発すると、あなたの脳はどうしてもその言葉と自分自身とを結びつけてしまう。脳はそうするようにプログラムされているからだ。

この連合アーキテクチャーがよくできている点の一つは、それが自己組織的であることだ。情報は、私たちの暮らす世界を反映する形で自然に分類され、まとめられ、貯蔵される。[18] あなたがインドに住んでいたら、おそらく「牛」ニューロンは「神聖な」ニューロンとつながっているだろうし、アルゼンチンで暮らしていたら、「牛」ニューロンは「肉」ニューロンと強く結びついているだろう。人間の記憶は自己組織的であるために、ビデオカメラで何の見境もなく経験を片端から捉えていくという方法よりも多くの点ではるかに優っている。脳の連合アーキテクチャーのおかげで、記憶と意味はしっかりと絡み合っており、そのリンクは記憶であると同時に意味でもあるのだ。

プライミング――無意識に予測する

記憶が脳の中でどう貯蔵されたり整理されたりしているかがある程度わかったので、プライミングという現象に戻ることにしよう。アフリカや白と黒という考えを呼び起こせば、シマウマを思い浮かべるように仕向けられるのは、さまざまな概念の結びついたネットワークとして知識が貯蔵されているからだけではなく、記憶の検索が伝染性のプロセスだからでもある。「アフリカ」ノードが活性化すると、私たちはまったく意識していないのに、それとリンクしているほかのノードも活性化し、シマウマを思い浮かべる可能性が高まる。心理学者は、ある単語（プライム）を与えたときに次の単語（ターゲット）について判断するのにかかる時間によって、プライムの影響力を測定することで、プライミングを研究することが多い。この種の実験では、被験者はコンピューターの画面の前に座り、単語や「bazre」のような単語まがいの文字列が画面に一瞬映し出されるのを眺める。被験者は、目にした文字列が本物の単語かどうかをできるだけ速く判断する。「バター」という単語が表示されたとき、反応に〇・五秒かかるとしよう。「パン」という単語を「バター」という単語の前に表示すると、必要な時間は〇・四五秒に縮まるかもしれない。おおざっぱに言うと、反応が速くなるのは、「パン」をコード化しているニューロン群の活動が、関連する概念にまで拡がり、「バター」という単語の認識が速まるからだ。ただし「パン」が「バター」をプライミングする能力は、万国共通ではないかもしれない。この二つの単語は、アメリカ人にとっては強い結びつきがある。アメリカ人はよくパンにバターを塗るし、英語では「パンとバター」というふうに並べれば、生計の手段を指す言い回しにもなるからだ。だが、パンにバターを塗るのがアメリカほど一般的ではない中国の人の場合、反応はほとんど、あるいはまったく速まらないこともありうる。

プライミングの重要性を考えると、ニューロンとシナプスの次元でプライミングが何に該当するのか本当のところがわかっていないのは残念だ。[19]だが、次のような説がある。意味的なプライミング課題に取り組んでいるとき、「パン」を表すニューロン群は、いったん活性化すると、「パン」という単語が見えなくなった後も発火を続ける。こだまがだんだん消えていくように、この活動も一秒ほどでしだいに消えてなくなるが、この間もニューロンはパートナーたちにささやき続ける。こうして、「バター」を表すニューロン群は「バター」という単語が示される前から刺激されているので、いつもより速く発火するわけだ。[20]

神経の仕組みが厳密にはどうなっているにしても、プライミングが脳のハードウェアに埋め込まれていることは明らかだ。私たちが好むと好まざるとにかかわらず、ある単語を耳にすると脳は次に来そうな単語を無意識のうちに予測しようとする。たとえば、「パン」は「バター」をプライミングするだけではなく、本人の神経回路の特性しだいでは、「水」や「パンの一塊（ローフ）」、「パン生地」などもプライミングする。おそらくプライミングは、単語が現れるコンテクストをすばやく考慮して言語につきものの不明瞭さを解消する私たちの能力に貢献しているのだろう。「Your dog ate my hot dog」という文を読んだとき、「hot dog」が「ホットドッグ」を意味していて、「熱い犬」ではないことが私たちにはわかる。その前に出てくる「ate（食べた）」という単語がコンテクストを提供しており、二つ目の「dog」の正しい解釈をプライミングして、文の適切な意味を読み取る助けをしている。

活性化したノードからそのパートナーへと活動が拡がる現象は、重大な意味を持つ。人間の思考や認知、行動のほぼすべての側面に影響を与えるからだ。初対面の人との会話を考えてほしい。話が進むにつれ、話題が変わり、会話の流れができ上がってくる。その流れを決めるのは何か？　人間の相互作用は多くの複雑な要因に左右されるが、そこにはそれなりのパターンがある。会話は地理的な話から始まることもあるだろう（どちらの出身ですか？）。答えがリオデジャネイロなら、話はサッカーやカーニヴァルに向かうかもしれない。答えがパリなら、話は食べ物や美術館へと向かう可能性がある。会話の移り変わりは前の話題にプライミングされていることが多い。だが重要なのは、こうした移り変わりが話し手たちの意味ネットワーク特有の構造次第である点だ。実際、相手をよく知っていれば、プライムとなるような言葉を口にしたり避けたりして、ある話や話題を引き出したり、耳にたこができるほど聞かされた話が始まるのを防いだりできる。

記憶のバグ

プライミングは脳のとても貴重な機能だが、脳が抱えるバグの多くの原因でもある。関連した単語を混同したせいで偽りの記憶が作り出されることはすでに見た。「糸」「ピン」「鋭い」「注射器」「縫物」「刺す」「注射」といった単語を見せられると、人は「針」という単語が交じっていたと言い張ることがよくある。物事の要点を覚えておくという記憶の機能は役に立つ。肝心なのは要点であることが多いからだ。あなたが探検に出かけることになり、森には大蛇やサソリ、人食い人種、アリゲーター、異様に大きいネズミがいて、触れるとかぶれる漆や危険な流砂もあると言われたとしよう。同行者に森を抜けていくべきか、川を渡るべきかと訊かれたら、川のほうがいい理由をいちいち伝えることはできないかもしれないが、全体の要点は楽々思い出せる。

だが、たんに要点を覚えているだけでは不十分な場合も多い。配偶者に、仕事帰りに買い物を頼まれたら、リストの要点を覚えているだけでは駄目だ。家庭の平和を守るには、リストに載っていたのはパンなのか、それともバターなのか、覚えておくのが一番だ。私はかつて、プライミングと、クロコダイルとアリゲーターのよくある結びつきとが原因なのが明らかな記憶違いをして、恥ずかしい思いをしたことがある。「クロックス」のサンダルを探していて、店員に「アリゲーター」は売っているかと訊いてしまったのだ。

意味ネットワークは個人的な経験によって形作られるので、誤りも種類によっては、犯しやすさが人それぞれだと思われる。心理学者のアラン・キャステルらが行なった研究では、被験者は動物の名前のリストを与えられ、クマ、イルカ、ハヤブサ、ジャガー、ヒツジといった言葉を暗記した。じつはどの動物も、アメリカン・フットボールのチームの名前になっていた。当然ながら、フットボールのファンのほうがリストをよく覚えられた（それぞれの動物の名前と結びつくリンクが充実していたからだろう）。だが彼らは、誤った記憶もしやすく、（やはりフットボールのチーム名になっているが、リストには載っていなかった）ワシやヒョウもあったと間違えて信じている人がいた。[21]

あなたも、自分の皮質でハイパーリンクした連合ネットワークが引き起こした、独自の記憶違いの例が頭に浮かぶだろう。こうした誤りは苛立たしいとはいえ、普通は生命にかかわるようなものではない。だが、命取りになる可能性もある。パキシル、プラビックス、タクソル、プロザック、プリロセック、ジルテック、ジプレキサはどれも、薬物安全使用協会がまとめた、頻繁に混同される薬の名前のリストに載っている。[22] 医師や薬剤師や患者による薬の取り違えは、医療過誤の原因であり、薬絡みのミスの最大で二五パーセントが薬の名前の混同に関係している。現に食品医薬品局は、承認過程の一環として、まさにこの種の過誤を減らす目的で医薬品の名称を審査している。こうした記憶違いのうちには、同じカテゴリーの薬を医療専門家が混同したときに起こるものもある。たとえば、パキシルとプロザックは同種の抗鬱薬で、作用の仕組みも似ているから、神経のネットワークの中で簡単にリンクする。ザナックスとザンタックやジルテックとジプレキサのように、薬の名前が似ているので起こる過誤もある。この場合、脳が似たようなノード群を使って発音あるいは綴りを表すために、薬どうしが結びつけられるのかもしれない。

　洞窟の天井から下向きに伸びている岩は、「スタラグマイト（石筍）」だったか、それとも「スタラクタイト（鍾乳石）」だったか？　道路の出っ張りは「コンケイヴ（凹面）」だったか「コンヴェックス（凸面）」だったか？　二人組のマジシャン、ペン&テラーで背が高いのはどちらだったか？　別個ではあるが関連した概念を表す単語を、私たちはなぜ取り違えるのか？　それは、めったに使われない二つの概念がほとんどのリンクを共有していたら（つまり、綴り、発音、コンテクスト、あるいは、意味を共有していたら）、区別がつかないほど絡み合ってしまう危険があるからだ。

ここまでくると、ベイカーとパン屋さんのパラドックス（たとえ同じ単語であっても、名前よりも職業を覚えやすいこと）の原因も理解しやすい。これまで人生を送ってくるうちに、職業としての「ベイカー」は、パン、変わった帽子、スライス、ケーキ、早起きなど、さまざまな連想を獲得してきた。対照的に、名前としての「ベイカー」は、ほぼ孤立している（もちろん、あなたの苗字がたまたまベイカーなら話は別だが）。つまり、「パン屋さん」のノードはつながりが豊富なのに対して、名前の「ベイカー」のノードは一匹狼で、だからこそ名前の「ベイカー」のほうが覚えづらいのだ[23]。私たちはパン屋さんに紹介されると、ミスター・ベイカーに紹介されたときよりも多くのリンクが活性化する。リンクの数が多ければ、記憶に残りやすい。シナプス可塑性の恩恵にあずかるシナプスの数が多いからだ。名前を覚えるためのありふれた記憶術では、名前を何かもっと記憶しやすいものと結びつける。たとえば、リチャードさんはリッチであること、ベイカーさんはパン屋さんと、それぞれ結びつける。この手が有効なのは、そのままでは使われなかったはずのノードのリンクやシナプスを「借り」、記憶の貯蔵にかかわるシナプスの数を増やせるからだ。この説明を立証するには将来の研究を待たなければならないが、名前を覚えるのが苦手という、人間の記憶のうちとりわけ悪名高い特徴の原因が、これで理解できてくる。脳の連合アーキテクチャーは知識を整理・貯蔵する有力な方法を提供してくれるが、誰もリンクする人のいないウェブページと同じで、リンクがあまりないノードは見つけづらいのだ。

潜在連合テスト

プライミングと記憶の連合アーキテクチャーは、関連した概念や単語の混同から起こるものに輪をかけて不気味で幅広い影響を持つことがある。私たちは普通、記憶のことをまわりの世界に関する情報の中立的源泉と見なしているが、じつは情報の貯蔵法は、まったく無意識のうちに私たちの行動や意見を左右しうる。

神経のネットワークに貯蔵された情報へのアクセスの仕方やその情報の使い方に、記憶の連合アーキテクチャーが影響を与える単純な例は、「潜在連合テスト」というものから得られる。次のリストに出てくる単語は、花か虫、あるいは「ポジティブ」な含みか「ネガティブ」な含みのある語（たとえば、「役に立つ」「むかつくような」）だ。テストを受ける人は、それぞれの単語をなるべくすばやく分類する。花かポジティブな単語だったら左側の四角に印をつけ、虫かネガティブな単語だったら右側の四角に印をつける。きっちり数字を出したければ、このテスト前半（次ページ上）の二二単語を終えるのにかかる時間を測ってもらってもかまわない。

テストの後半（次ページ下）も同じ形式だが、今度は、虫かポジティブな単語だった

	花あるいはポジティブ	虫あるいはネガティブ
自由	☐	☐
アヤメ	☐	☐
愛	☐	☐
虐待	☐	☐
アリ	☐	☐
醜い	☐	☐
チューリップ	☐	☐
クモ	☐	☐
健康	☐	☐
トコジラミ	☐	☐
スミレ	☐	☐
衝突	☐	☐

	虫あるいはポジティブ	花あるいはネガティブ
ノミ	☐	☐
幸運な	☐	☐
バラ	☐	☐
汚物	☐	☐
歓声	☐	☐
ハエ	☐	☐
ラン	☐	☐
殺人	☐	☐
デイジー	☐	☐
ミツバチ	☐	☐
平和	☐	☐
毒	☐	☐

ら左側の四角に印をつけ、花かネガティブな単語だったら右側の四角に印をつける（先ほど時間を測った人は、次の一二単語にかかる時間も測るといい）。

本物の潜在連合テストは、たった今やってもらったものよりももう少し込み入っているが、この単純化したテストでも、二番目のリストのほうが全体として若干時間がかかったのではないだろうか。[24]分類の仕方が不自然な場合（先ほどのテストの後半では、花は快く、虫は不快だという、一般的な見方に反している）、平均するとずっと長い時間がかかり、ミスも多くなることが数々の研究でわかっている。

潜在連合の影響を探究する初期の研究のなかには、文化的なステレオタイプの違いのせいで韓国系アメリカ人と日系アメリカ人の反応時間に差が出るかどうか調べたものがある。心理学者のアンソニー・グリーンウォルドらは、日本が二〇世紀前半に韓国を領有していたせいで、韓国系アメリカ人と日系アメリカ人は（同胞に対する自然な親近感に加えて）互いに相容れない態度（と、意味ネットワークの中に潜在的に違う連合）を持っていると推論した。被験者は、日本人の名前が示されたときにはコンピューターのキーボードのあるキーを押し、韓国人の名前が示されたときには別のキーを押すように指示された（どちらも、いわゆる「カテゴリー」単語だ）。名前の間には、「うれしい」「快い」「痛み」「惨（むご）い」といった、感じの良い、あるいは感じの悪いと分類できるような形容詞や普通名詞を挟んでおいた（「感じ方」単語）。コンピューターのキーボードのキー二つが、つねにカテゴリーと感じ方に割り振られていた。たとえば、日本人の名前と感じの良い単語が同じキーに割り振られ、韓国人の名前と感じの悪い単語がもう一方のキーに割り振られる（そして、別の実験のときには、逆の組み合わせを使う）。平均すると、日系アメリカ人の被験者は、日本人の名前と感じの悪い単語が同一のキーに（そして、韓国人の名前と感じの良い単語が同一のキーに）割り振られたとき、反応にかかる時間が伸びた[25]。同様に、韓国系アメリカ人の被験者は、韓国人の名前と感じの悪い単語が同じキーに割り振られたときに反応が遅れた。

ハエという単語を示され、ポジティブな単語と同じ反応を示さなければならないときには、ネガティブな単語と同じ反応を示さなければならないときよりも、ハエが虫かどうか決めるのに時間がかかるのはなぜなのか？　同様に、日本人の名前がネガティブな単語ではなくポジティブな単語に対するのと同じ反応を求められているときのほうが、日系アメリカ人がその名前を日本人のものと認識するのが速いのはなぜか？　もし、「コンケイヴ（凹面）」と「コンヴェックス（凸面）」には左側のボタンを押し、「スタラグマイト（石筍）」と「スタラクタイト（鍾乳石）」には右側のボタンを押して反応するという課題を与えられたら、脳は「コンケイヴ」と「コンヴェックス」、あるいは「スタラグマイト」と「スタラクタイト」をわざわざ区別しなくて済むので、その単語が非平面状のものか、あるいは鍾乳洞に見られるもののどちらに呼応するかに基づいて、正しい反応にすばやくアクセスできる。だが、もし「コンケイヴ」と「スタラグマイト」には左側のボタン、「コンヴェックス」と「スタラクタイト」には右側のボタンを押して反応するという課題を与えられたら、脳は密接に関連している概念どうしの違いを解析せざるをえなくなる。そして、二つの概念に共通部分が多ければ多いほど、それらの概念を表すノード群には重複が多い――いや、ノード群を形作っているニューロン群の間に重複が多いと言うほうが、もっと正確かもしれない。これは、ほかの領域にも当てはまる。黒、茶、青、シアンブルーの四色のビーズが交ざった山を与えられたとき、黒と茶の山と、青とシアンブルーの山に分けるほうが、黒とシアンブルーの山と、茶と青の山に分けるよりはるかに易しい。

潜在連合の効果は、生まれと育ちの両方が生み出す。生まれと言うのは、私たちが何を覚えようと、それは連想のウェブとして貯蔵されるからで、育ちと言うのは、私たちの覚える具体的な連想は、環境と文化と教育の産物だからだ。

潜在連合に対する文化の影響を調べるために、アンソニー・グリーンウォルドらは五〇万人以上に、ジェンダーと科学の潜在連合のテストをオンラインで受けてもらった。[26]そのテストで被験者は、科学の科目（物理学、化学など）と人文科目（歴史、ラテン語など）とを分類するとともに、その間に交ざっている男性を表す単語（「少年」「父親」など）と女性を表す単語（「少女」「母親」など）も性別に基づいて分類した。テストの半分では、科学の科目と男性を表す単語には一つのキーを、人文科目と女性を表す単語には別のキーを押して反応し、残る半分では、科学の科目と女性を表す単語には一つのキーを、人文科目と男性を表す単語には別のキーを押して反応するようになっていた。すると、標準化された数学のテストで平均すると男子のほうが女子よりも成績の良い国では、女性を表す単語と科学の科目が同じキーに割り振られているときのほうが、反応に時間がかかった。男性のほうが数学と物理が得意であるという典型的な連想を捉えたわけだ。フィリピンやヨルダンのように、標準化された科学のテストで女子が男子よりも高得点をとった数か国では、女性を表す単語が科学の科目と同じキーであるか、人文科目と同じキーであるかによって反応時間に出る差は小さかった（とはいえ、女性を表す単語と科学の科目を一まとめにしたときのほうが、相変わらず反応は少し遅かった）。この実験を行なった研究者たちは、潜在連合（つまり、私たちの神経回路に情報がどのように配置されているか）は、標準化されたテストに見られる性差の一因になっていると主張している。

これらの研究からは、脳に情報がどう貯蔵されるかによって、その情報に私たちがアクセスできる速さだけが影響を受けるのか、それとも、実社会での私たちの考え方や行動の仕方までもがじつは影響を受けるのかという疑問が浮かび上がる。それに答えるのは仮に不可能でないにせよ、厄介だ。心理学者のバートラム・ゴーロンスキーらは、アメリカ軍の基地があるヴィツェンツァに住むイタリア市民をテストして、この問題に取り組んだ。[27] 被験者は、イタリア政府がアメリカに基地の拡張を許すべきかどうかについて意見を求められ、潜在連合テストを受けた。そのテストでは、「ポジティブ」な単語（「喜び」「幸運な」など）、「ネガティブ」な単語（「苦痛」「危険」など）、アメリカ軍基地の写真のうち、どれかがコンピューターの画面に映し出された。単語が示されたときには、被験者はそれが「ポジティブ」か「ネガティブ」か判断し、アメリカ軍基地が示されたときには、指定されたキー（全体の半数の実験ではポジティブな単語のキーと同じで、残る半数の実験ではネガティブな単語のキーと同じだった）をただ押した。たとえば、「喜び」というポジティブな単語には左側のキー、「苦痛」というネガティブな単語には右側のキー、アメリカ軍基地の写真には左側（ポジティブ）のキーを押して反応するという具合だ。写真がポジティブなキーに割り振られた場合とネガティブなキーに割り振られた場合の反応時間の差が、潜在連合を示す値と解釈された。したがって、その差は、軍の基地が各自の神経ネットワークの中で「ポジティブ」な単語と「ネガティブ」な単語のどちらと強くリンクしているかを反映しているはずだった。被験者が基地の拡張に反対する強い潜在的なバイアスを持っていたら、写真に割り振られたキーがポジティブな単語に割り振られたキーと同じ場合、写真に対する反応時間が長くなることが見込まれる。ここからいよいよ面白くなってくる。被験者のうちには、最初に意見を聞かれたときに心を決めかねていたのに、一週間後の二度目のテストのときには考えが固まっていた人たちがいたのだ。彼らの場合、最初のテストの間に測定された潜在連合に基づくと、一週間後にどういう意見を述べるかが、かなりよく予想できた。結果を見ると、神経ネットワークの中での無意識で自動的な連想から、本人が意識的に気づく前にその人の意見を事実上知りうることがわかる。さらにこの結果は、連合ネットワークの構造は私たちの意見や決定を現に左右するかもしれないという概念を裏づけている。

行動をプライミングする

私がクロスワードパズルをしていて、「親切な」というヒントに当てはまる一三文字の単語はないだろうかと友人に尋ね、彼が「compassionate（思いやりのある）」と答えたとしよう。このたわいないやりとりが友人の行動を変え、その後の数分間、彼が普段より良い人間になるなどということがありうるだろうか？　現在イェール大学に所属する認知心理学者のジョン・バーグは、特定の概念で人々にプライミングを行なってから、彼らの行動をこっそり調べることで、この疑問を検討した。[28] ある実験では、被験者たちに言語技能のテストを受けると思い込ませた。課題は、五つの単語を与えられて、そのうち四単語を使って文を作るというものだった。たとえば、「they」「her」「send」「usually」「disturb」からは、「They usually disturb her（彼らはたいてい彼女の邪魔をする）」という文が作れる。この実験では被験者を二つのグループに分け、一方に与える問題は無礼な行動を反映する文に偏らせ、もう一方に与える問題は礼儀にかなった文に偏らせた（たとえば、「they」「her」「encourage」「see」「usually」から、「They usually encourage her（彼らはたいてい彼女を励ます）」という文を導く）。被験者はさまざまな文を作るのに没頭しているので、自分たちが無礼な意味合いを持つ単語や礼儀にかなった意味合いを持つ単語によって、意識の及ばないところでプライミングされていることに、おそらく気づいていなかっただろう。

被験者は単語課題を終えると、近くの部屋にいる実験者を見つけて、さらに指示を受けるように言われた。彼らには知らされていなかったが、この指示が研究全体の要だった。被験者がその部屋の入口に近づくと、実験者は別の人と会話をしている。バーグらが知りたかったのは、誰もが経験したことのある数値、すなわち、どれだけ待ってから話を遮るかだった。その答えは、多くの要因が複雑に絡み合って決まるだろう。たとえば、もともと辛抱強いかせっかちな気質か、その日の気分、その後、別の約束があるかどうか、トイレに行きたいかどうかなどだ。得られた結果はじつに興味深いものだった。無礼な概念と結びついた神経のノードを活性化するか、礼儀にかなった概念と結びついた神経のノードを活性化するかによって、被験者の行動が予想どおりの形で変わったのだ。被験者が待つ間、実験者はリハーサルしてあった会話を最長一〇分にわたって続ける。「礼儀にかなった」グループの被験者のうち、その一〇分が過ぎる前に会話を遮った人は二割ほどにすぎなかったのに対して、「無礼な」文でプライミングされた被験者の六割が一〇分以内に会話を遮った。人が考えることを言葉でプライミングできることはすでに見た(「アフリカ」は「シマウマ」をプライミングする)が、この実験は、言葉が人の気持ちや行動までプライミングできることを示している。ノードの活動が意味ネットワーク内のほかのノードに拡がるだけでなく、判断や行動を司る脳の部位にも拡がったとき、行動のプライミングが起こるようだ。

この世界の物理的特徴を説明するのと同じ形容詞が、人間の人格特性を説明するのにも使われることがある。「温かい」と「冷たい」という形容詞はそれぞれ、「愛想が良い」と「愛想が悪い」という意味で使われる。私たちは高い温度を温かさと結びつけ、さらに、温かさを愛想の良さと結びつけるので、ジョン・バーグらは、温度が高いと私たちが人を愛想が良いかどうか判断するのに影響が出るだろうかという疑問を抱いた。そこで被験者に、人についての説明を読ませてから、「温かい」ことに関係あるもの(「寛大な」「社交的な」「思いやりのある」など)も含めてさまざまな特性について、その人の人格を評価してもらった。被験者は二つのグループに分けたが、その違いは、実験室へ上がっていくエレベーターの中で、熱いコーヒーのカップを持たせるか、アイスコーヒーのカップを持たせるかだけだった。私たちが他人を判断する力が、二〇秒間手に持ったカップの温度によって影響を受けるほど気まぐれであってほしくはないと思うだろう。だが現に、ホットコーヒーを手に持っていた人は、冷たいカップを持っていた人よりも、人物評をされた人を愛想が良いと評価したのだった。[29]

もっとも私は、人間の行動や判断は、ホットコーヒーの入ったカップを持っているかアイスコーヒーの入ったカップを持っているかといった、どうでもいいような要因のなすがままで、手の施しようがないという印象は与えたくない。行動のプライミングの効果はかなり弱いことが多く、私たちの行動の主要な決定要素ではなさそうだ。とはいえ、少なくとも特定の状況では、その効果は再現可能で重大だ。この事実から私たちは、ある概念についての情報にアクセスするだけで行動に影響が出ると結論できる。そこから、ポジティブ思考が重要で、態度が成果を左右するという、セルフヘルプ本の拠り所が多少なりとも裏づけられる。

私たちの脳は、想像もつかないほど複雑な形で相互に連結したニューロンのもつれ合いから成る。ワールドワイドウェブのリンクと同じで、ニューロンどうしのつながりのパターンは、断じてランダムではない。人間の神経回路網のもつれをほぐせれば、それがこれまでの人生経験によって形作られてきたことが明らかになるだろう。これらの回路から成る構造が私たちの記憶を貯蔵しており、思考や判断に影響を与えている。したがって、私たちの経験を操作すれば、意見や行動に影響を与えられることになる。ドナルド・ヘッブが連合シナプス可塑性の概念を打ち出すずっと前から、人間の記憶の連合的な性質が弱点であって、そこにつけ込めることを暗黙のうちに理解している人たちがいた。際限ない繰り返しとメディアへの露出によって、政治家の名前を物議を醸すような発言やネガティブな意見と結びつけるという単純な行為は、今もなお頻繁に濫用される、じつに効果的な政治キャンペーン戦略であり続けている。[30]「バラク・オバマは共産主義者か?」といった中傷的な偽りの見出しはたしかに目を惹くが、あなたの「バラク・オバマ」ノードと結びついているリンクがすでにたくさんあるので、たった一つそんな見出しを見たからといって、あなたの神経のネットの構造にたいした影響は出ないだろうし、そのため、意見が左右されることもないはずだ。複数の強力な結びつきが確立されている記憶ほど、しっかりしている。だが、ここで考えてほしい。それがあなたにとってあまり馴染みのない政治家、たとえば、ほとんど勝ち目のない大統領候補についての、「ジョナサン・ヘイゼルトンは小児性愛者か？」というものだったらどうだろう。あなたの記憶の貯蔵庫には、ジョナサン・ヘイゼルトンについての結びつきは、これまでまったくなかったが、ここで初めてできたのは、「小児性愛者」という単語との結びつきだ。たとえその記事が、彼はけっして小児性愛者ではないと結論したとしても、ヘイゼルトンが大統領になる可能性はいよいよ小さくなった。連合による中傷（ときに、ジャーナリズムを装うこともある）は、世論を形作るためによく使われ、効果を挙げている。人間の脳の連合アーキテクチャーにつけ込めるからだ。このアーキテクチャーは、多様で動的な世界についての情報を貯蔵・整理する比類ない能力を持っているのだが、私たちがマーケティングやプロパガンダの影響を受けやすいのもまた、このアーキテクチャーのせいであり、この先の章で見ていくように、私たちが不合理な判断を下しがちなのも、そのせいなのだ。

第2章

記憶のアップデートについていけない

彼女は私の知っているうちで最も穏やかで、自然の流れの中に最も自由に身を任せている女性だった。あるいは、私はそんなふうに彼女のことを覚えていたいのかもしれない。記憶とは、私たちのほかの機能に劣らず、身勝手なものだから。

――ジョン・アップダイク、『終焉』より

一九八四年七月二九日、二二歳の大学生ジェニファー・トンプソンはノースカロライナ州バーリントンの自宅で暴行された。このつらい体験の間、彼女は自分をレイプしている男の顔を記憶にとどめようと意識的な努力をした。もし生き延びられたら、この暴漢を必ず逮捕させると誓った。その日のうちに、彼女はロナルド・コットンという名の男性を六枚の写真のなかから選び出した。無理からぬことだが、彼女は写真による面通しで被疑者確認の直後、担当刑事の反応を求めた。「これでよかったでしょうか？」と彼女が尋ねると、刑事は「上出来ですよ、トンプソンさん」と答えた。一一日後、面通しでずらっと並んだ男性たちのなかからロナルドを選んだ後で、自分の判断が正しかったのかどうか彼女が再び尋ねると、刑事は言った。「あの男ではないかと私たちも思っていました。写真で選んだのと同じ人です」。裁判では、ほとんどジェニファーの目撃証言だけに基づいて、ロナルドは終身刑の判決を受けた。

ロナルドは刑務所で別のアフリカ系アメリカ人（外見が彼に似ていたという説もある）に出会った。ボビー・プールという名のその男性は、ロナルドと同じ地区の出身で、やはりレイプで有罪判決を受けていた。ロナルドは、ボビーがジェニファーをレイプしたと自慢していたという話を耳にした。数年後、ロナルドの事件の再審が行なわれた。ボビーがジェニファーをレイプしたことを告白したという、別の囚人の証言があったにもかかわらず、ジェニファーの証言と、同じ晩にレイプされた別の被害者の証言に基づいて、ロナルドは再び終身刑を宣告された。だが、ロナルドが粘り強く無罪を主張し、弁護士も熱心に働きかけ、DNA鑑定技術が登場してきたこともあって、とうとう遺伝子検査が行なわれた。二人目の被害者から採取されたDNAがボビー・プールのものと一致すると、新たな証拠を突きつけられたボビーはジェニファーをレイプしたことも告白し、事件の加害者しか知りえない情報を提供した。病気の母親や、苦難の間中、無実を信じ続けてくれた数人の家族との一一年にわたる別離の後、ロナルドはようやく釈放された。ジェニファーは自分の過ちに頭を抱え、なぜこんな記憶違いをしたのか心底当惑した。最終的に、彼女はロナルド・コットンに許しを求めた。二人は少しずつ親交を深め、その後力を合わせて、目撃者の事情聴取の手順と裁判での目撃者証言の使用法の改善運動を行なっている。[1]

損なわれた記憶

すでに見たとおり、私たちは記憶の連合アーキテクチャーのせいで、リストに実際に載っている単語に密接に関連した単語がリストに載っていると錯覚するといった、特定のミスを犯しやすい。だが、ロナルド・コットンに一一年間の獄中生活を強いたもののような、ほかの種類の記憶のバグは、その原因もそれがもたらす結果も違う。原因が違うというのは、人間の記憶の連合的な性質だけから起こるわけではないからで、結果が違うというのは、人生を変えるような悲劇的な誤りにつながるからだ。

ハードドライブという形をとろうと、DVDという形をとろうと、デジタルメモリーは、情報の貯蔵と検索にそれぞれ別個の仕組みを使う。書き込みと読み出しの作業は、根本的に違う過程なのだ。ハードドライブには読み出し用の素子と書き込み用の素子が別個にある。前者は微小な強磁性体の極性を測定できるのに対して、後者は微小な磁性体の磁性を変えられる。同様に、DVDプレイヤーは、DVDに貯蔵された記憶の検索しかできない。読み出しの作業は、DVDの表面に向けたレーザー光線によって行なわれる。光線が反射して戻ってくれば「1」が貯蔵されており、戻ってこなければ「0」

が貯蔵されている。DVDから情報を引き出しても、DVDの中身が変わる恐れはまったくない。中身を変えるには、もっと強力なレーザーを発するDVD作成機が必要だ。一方、脳の中では、読み出しと書き込みの作業は互いに独立していない。記憶を検索する行為が記憶の中身を変えうる。容疑者の写真を見ていたとき、ジェニファー・トンプソンは、しっかり確立された記憶をたんに検索していたのではなく、新しい記憶と古い記憶を混ぜ合わせていた。具体的には、容疑者を選んだ直後に刑事から与えられた肯定的な反応が、彼女の記憶の「アップデーティング」におそらく貢献しただろう。レイプから何か月もして裁判が始まったころには、加害者の記憶は、事件の晩の、暗い断片的なイメージではなく、写真と面通しのときの明るくはっきりしたイメージになっていた。ジェニファー・トンプソンが記憶違いをしたのは、彼女の記憶がボビー・プールのイメージにロナルド・コットンのイメージを上書きしたからだ（プールの写真は最初の被疑者確認のときには提示されなかった）。

前に会った人の顔を認知できなかったり、逆に、会ったことのない人に以前どこかで会ったと思い込んだりした経験が、たいていの人にはある。だから、アメリカの司法制度が被害者と目撃者の記憶の正確さに昔からおおいに頼ってきたのは意外に思える。司法の過程を狂わせかねない記憶違いには、人違いだけではなく、事実関係の情報を間違えて思い出したり、ある出来事が起こった場所や、終わるまでの時間の判断を誤ったりするといったミスも含まれる。二〇〇一年に五人のわが子を浴槽で溺死させたテキサス州の女性アンドレア・イェイツを例にとろう。この事件で誤っているのが明らかになったのは精神科医の証言だった。頭の中で声がして、子供たちは地獄で永遠に苛まれ続けるだろう、だが、彼らを殺せばサタンは破滅すると言われたと、アンドレア・イェイツは法廷で述べた。サタンが出てくる幻覚は、聖書に篤い信仰を持っている一家には不自然ではなかった。彼らの信心は、亡くなった五人の子供が、メアリー（マリア）、ルーク（ルカ）、ポール（パウロ）、ジョン（ヨハネ）、ノアと名づけられていた事実からも窺える。裁判の間に、検察側の精神科医が、「ロー＆オーダー」というテレビ番組の一話が関連しているかもしれないと証言し、「産後鬱の女性が浴槽で子供たちを溺死させ、精神異常と診断されるという話があり、この犯罪が起こる少し前に放映された」と述べて、殺人が計画的なものだったことを示唆した。そのせいもあってか、精神異常を理由とする弁護側の主張を陪審は退け、終身刑の判決が下った。後に明らかになったのだが、精神科医が思い描いていた話が放映されたのは犯罪の後で、細部にも違いがあった。裁判は犯行から何年もしてから行なわれることがよくある。テレビ番組の話を思い出すのと、その記憶の日時を正しく思い出すのは、まったく違った過程だ。あなたはO・J・シンプソンの裁判関連の出来事を覚えているかもしれないが、[2] 裁判はアトランタ・オリンピックの前にあっただろうか？　それとも、その後だったか？　コンピューター・ファイルはどれも作成された日時とともに貯蔵されているが、私たちの記憶には、そのような情報はついていない。どんなに正直な目撃者でも偽りの記憶を生み出して、それが最終的に誰かの人生の行方を決めるカギになりうることは、簡単に見て取れる。アンドレア・イェイツの場合は、証言に間違いがあったという理由で再審が認められ、新しい陪審は、殺人を犯したときアンドレアは精神異常だったと判断した。[3]

現在はカリフォルニア大学アーヴァイン校に所属する心理学者のエリザベス・ロフタスは、ジェニファー・トンプソンの証言やアンドレア・イェイツの裁判で見られた種類の間違いを犯す脳の性向を暴くことにキャリアを捧げてきた。実社会でそのような偽りの記憶を研究するのは、もちろん不可能なことが多い。目撃者や被害者が実際に何を経験したかを立証するのは難しいからだ。事実、裁判所が目撃者の証言に頼ることがあれば、それは動かしがたい証拠がないからにほかならない。ロフタスらはこの限界を克服するために、実社会で行なわれる目撃者の証言の特定の側面をシミュレーションすることを目指す実験を開発した。その典型的な実験で、ロフタスらは学生二〇〇人に、交差点で一台の自動車が起こした交通事故の様子を順に映した三〇枚のスライドを見せた。[4]ただしスライドには、一枚だけ重大な違いがあった。被験者を半数に分け、一方のグループには、事故現場の交差点に停止標識があるスライドを見せ、もう一方のグループには前方に優先道路があることを示す「譲れ」という標識が映ったスライドを見せた。このプレゼンテーションの直後に、被験者は自動車の色など、いくつか質問を受けた。そのなかに、実験のカギを握る質問があった。じつは、偽りの記憶を植えつけるために使われた質問だったからだ。どちらのグループでも、被験者の半数は「赤い車が停止標識の所で停まっている間に、ほかの車が追い抜いて行きましたか？」と質問され、残る半数は「赤い車が譲れの標識の所で停まっている間に、ほかの車が追い抜いて行きましたか？」と訊かれた。つまり、被験者の半数は、標識について誤らせるような情報を含む質問を投げかけられたのだ。この偽情報はごくさりげないものだった。質問の内容には関係ない情報だったからだ。質問に答えてから二〇分後、被験者は認知テストを受けた。二枚一組でスライドを見せられ、前にどちらを見たか判断するというもので、肝心なのは停止標識と譲れの標識のどちらかを選ぶペアだった。カギを握る質問の情報がスライドと一致しているときには、被験者の七五パーセントが、前に見たスライドを正しく選ぶことができた。だが、質問の情報が間違っているときには、最初のプレゼンテーションのときに実際に目にしたスライドを正しく選んだのは四一パーセントだけだった。人を誤らせる質問のせいで、記憶の信頼性が劇的に損なわれたばかりか、被験者の成績はでたらめに答えた場合にさえ劣ることになった。事実に関して誤った質問をされたことで、事実の認識が歪められてしまったのだ。

別の研究では、被験者の学生は教師たちが生徒たちと接している映像を観た。彼らはあらかじめ、教育法についての映像だと言われていた。映像の終わりのほうで、男性の泥棒が女性教師の一人の財布からお金を抜き取っているところを被験者たちは目撃した。この実験では、被験者は実験群と対照群の二つのグループに分けられており、実験群の被験者は、女性教師の財布からお金が盗まれる少し前に、一人の男性教師が生徒の一群に本を読み聞かせているところを目にし、対照群の被験者は、お金を盗まれた女性教師が本を読み聞かせているところを目にした。映像を観た後、被験者は実験の本当の目的を告げられ、七枚の写真のなかから泥棒を選び出すように言われた。写真は無関係の人たちと、読み聞かせをしていた無実の男性教師のもので、泥棒の写真は含まれていなかった。被験者には三つの選択肢があった。泥棒と思う人を識別するか、泥棒の写真はないと明言するか、泥棒の写真が含まれているかどうかわからないと言うかだ。男性教師を目にしていない対照群では、六四パーセントが泥棒の写真はないと正しく明言した。[5]実験群では、三四パーセントが泥棒の写真はないと正しく明言したものの、六〇パーセントが無実の男性教師を泥棒として選び出した。もしこれが現実の刑事事件だったら、たまたま現場に居合わせた無実の人が六割のケースで犯人として告発されていただろう。

マジシャンもこの誤情報のバグを利用して、観客の頭の中で現実を作り直すことができる。マジシャンはあなたにトランプを一組渡してカットしてもらい、複数のステップを踏むトリックをやってのけ、あなたが前に選んだカードを魔法のように当ててみせる。このフィナーレの後、マジシャンは観客を感心させるために、一連の出来事を口で説明し直すかもしれないが、そのとき、あなたが最初トランプを「シャッフルした」とさりげなく言う。だが、トランプを使ったトリックでは、重ねたカードを二組に分けて上下を入れ替える「カット」と全体を交ぜ合わせる「シャッフル」では天地の差がある。この言い換えによって、マジシャンは誤情報をまんまと盛り込み、カットしたという決定的な出来事をあなたが思い出す可能性を低くし、それによってなおさら不思議に思わせるのだ。

干渉や誤情報によって記憶を上書きできることは、マジシャンや心理学者には昔から知られているのにもかかわらず、司法制度はなかなかそれを認めようとしない。だが、証人を訊問する手順を改善する努力はなされている。今では警察が目撃者の話を聞くときには、たとえば「事故現場にはSUV（スポーツ多目的車）はありましたか？」ではなく「事故現場の様子を説明してください」というように、自由回答式の質問をすることが奨励されている。SUVという言葉を出せば、犯罪現場の記憶を損なうからだ。また、容疑者はいっぺんにではなく一人ずつ目撃者に見せるほうがいい。いっぺんに見せると、目撃者は確信が持てないときでも誰かを選んでしまいがちだからだ。それでもなお、人間の記憶は、高速で去っていく自動車がハッチバックだったかクーペだったかとか、泥棒の目は茶色だったか緑だったかとか、警察が現場に到着するまで一分かかったか二分かかったかといった詳細をすばやく正確に貯蔵するように、進化によって設計されてはいないという事実は残る。

書き込み、そして書き直す

私たちの記憶はたえず編集されている。時を経るうちに、特徴が加えられたり、削除されたり、混ぜ合わせられたり、アップデートされたりしていく。一つには、先ほど書いたように、人間の記憶にとって情報を貯蔵する行為と検索する行為は別個ではなく、書き込みと読み出しの作業は互いに干渉し合うからだ。すでに見たとおり、記憶の貯蔵はシナプスの強化（あるいは弱化）に頼っている。馴染みのある二つの概念の間の概念的結びつきを学習するには、それらのノードが結びつけられなければならない。子供が脳の中に、ブドウを表すノードとレーズンを表すノードを持っているとしたら、レーズンがブドウであることを学習する過程は、既存のシナプスを強化したり、新しいシナプスを形成したりして、「ブドウ」ノードと「レーズン」ノードが直接あるいは間接的に結びつくことで成立する[6]。第1章で述べたように、二つの概念が時間的に接近して活性化されるので、ヘッブの法則に従って、その間のシナプスが強化される。それが貯蔵の過程だが、検索の過程もこれによく似ている。「レーズンとは何ですか？」と誰かに訊かれたら、答えは「レーズン」ノードが活性化して「ブドウ」ノードの活性化を引き起こすことで得られるのだが、貯蔵のときと同じシナプスが使われる。貯蔵と検索では、同じシナプスが使われるばかりでなく、同じニューロン群が再活性化される（**図2・1**を参照のこと）。

インクが乾く前の手書きのメッセージと同じで、記憶も最初のうちはしっかり定着しておらず、さまざまな要因の影響を受けかねない。たとえば、新しい情報を学習すると、最近獲得した情報の長期的な貯蔵に差し障る場合がある。自分の新しい携帯電話の番号

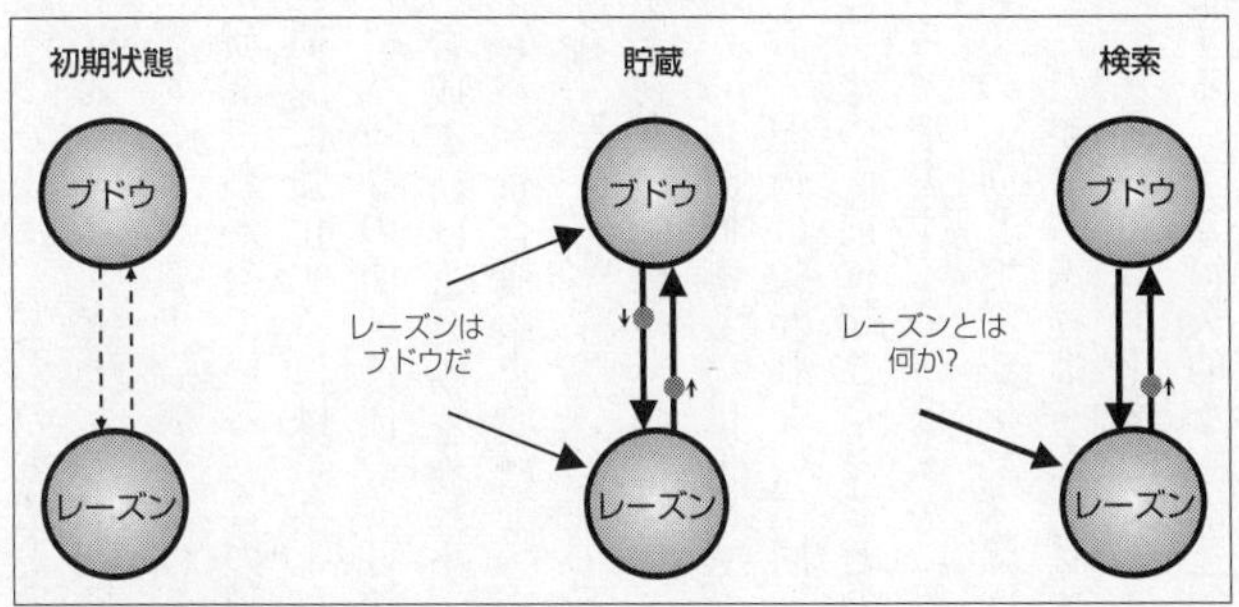

図2.1 貯蔵と検索

点線で結ばれた2つの丸は、「レーズン」ノードと「ブドウ」ノードを表しており、結びつきはない。レーズンはブドウであることを学ぶ過程で、2つのノードがともに活性化する。シナプス可塑性のおかげでこの同時活性化が両者の結びつきを強化すると考えられている（強い結びつきは、三角形が先についた濃い線で表してある）。検索の間、「レーズン」ノードだけが直接活性化したときには、「レーズン」ノードと「ブドウ」ノードの間の同じつながりが使われる。それによって、結びつきがさらに強まるのかもしれない。（小さな矢印は、活動の流れの向きを表している。）

を暗記した一〇分後に、友人の電話番号を覚えようとするところを想像してほしい。一部の薬物や電気ショック療法も新しい記憶の形成を損なう。迷路の抜け方を学んだ直後のラットに、タンパク質の合成を妨げる薬物を投与すると、ラットは抜け方を忘れてしまうことが研究でわかっている。この種の薬物が新しい記憶の形成を邪魔するのは、シナプスを長期的に強化するにはニューロンの内部で新しいタンパク質を合成する必要があるからだ。ヘッブの法則に従って可塑性のおかげでシナプスが強化された直後に、タンパク質の合成を妨げる薬物を投与すると、シナプス強度の増加（シナプス記憶）が逆転する。[7] タンパク質合成阻害薬によって、実際の記憶と「シナプス記憶（シナプス強度の変化）」が両方とも同じように抹消されるという観察結果は、後者が前者の根底にあることを示す初期の証拠の一つだった。

学習経験から何時間あるいは何日もたった後、タンパク質の合成を妨げる薬物を動物に投与しても、記憶は失われない。同様に、鬱の治療を受けている人に電気ショック療法を施すと、その直前に起こったことの記憶だけが失われる。記憶が消去されやすい初期の段階から、消去するのがはるかに難しい後の段階への推移は、「固定」と呼ばれる。[8] インクが乾くのと同じで、シナプス強度の変化は、一時的な媒体から恒久的な媒体への移行らしい。だがこの過程は、シナプスのレベルでは何に対応しているのだろう？　一つには、シナプスの中の生化学的反応に頼るシナプス記憶から、最初にタンパク質の合成を必要とする、より恒久的な「構造的」変化への移行であるようだ。[9] スピードデートをする人のように、脳の中のシナプスはもともと可能性を探るのが好きなものが多く、シナプス前ニューロンとシナプス後ニューロンが一時的な結びつきを繰り返すことが、動物実験からわかっている。長い間持続する学習には、脳の配線図の構造的変化が伴い、元さすらいのシナプスたちが恒久的に安定するようだ。[10]

記憶の固定という概念は、心理学と神経科学で大きな影響力を揮ってきた。とはいえ、「固定された」記憶は、かつて考えられていたほど不変ではないことを示す証拠もある。具体的には、固定された記憶が、薬物や外傷、ほかの記憶からの干渉によって、再び消去されかねない場合があるらしい。[11] この過程を「再固定」という。第5章で見るように、音が電気ショックと結びつけられている状況にラットを置けば、特定の音に恐れを示すことを簡単に学習させられる。学習の二四時間後に、タンパク質の合成を妨げる薬物を投与しても、ラットの記憶にはまったく、あるいはほとんど影響が観察されない。ラットは相変わらず音を恐れる行動を見せる。ところが面白いことに、後で、ショックを与えずに音だけを聞かせるという「確認」処置を経験しているときにその薬物を投与すると、ある程度の記憶喪失を引き起こせる。つまり、ラットは音を前ほど恐れないような行動を見せるのだ。言い換えれば、古い記憶を再活性化すると、その記憶はどういうわけか、また消去されかねなくなる。この、いわゆる「再固定」の根底にある仕組みは厳密には理解されていないものの、貯蔵と検索が別個のプロセスではないことを示すさらなる証拠を、これらの研究結果は与えてくれる。

記憶のアップデートは人間の記憶の本質的な機能で、再固定は古い記憶が改訂される仕組みを提供しているのかもしれない。[12] お気に入りのハリウッド女優のキャリアを長年にわたって追い続けると、その女優は刻々と変わっていくのがわかる。髪のスタイルと色が変わり、皺が何本か現れたかと思えば、その後、不思議にも消えたりする。同様に、私のいとこは、会うごとに顔が少し違って見える。わずかに丸みを帯び、髪の生え際が後退しているのだろうか。誰かに会うたびに、私たちの記憶はわずかにアップデートされる。これはもちろん無意識の過程で、そこでは検索（自分のいとこの再認）は、記憶の貯蔵とアップデートと分かちがたく結びついている（次にいとこに会ったとき、私の脳は今回目にした姿を目にすることを予期している）。記憶のアップデートと、貯蔵と検索の間の境界が曖昧であるというのは、刻々と変わる動的な世界では価値ある特徴だ。だが、この柔軟性はまた、記憶の深刻な誤りを助けかねない。そもそもテンプレートがしっかり確立されていないときはなおさらそうで、ジェニファー・トンプソンの場合や、人を誤らせる質問のせいでもともとの停止標識の記憶を譲れの標識に置き換えてしまった学生たちの場合に起こったように、「アップデーティング」が元の記憶を上書きすることもある。

記憶のでっち上げ

私たちが単語を取り違えたり、あまりよく知らない人たちの顔を混同したりする原因となる記憶のバグは、おそらくわかりやすい。そうした間違いを犯す自分に気づいたことのない人でも、友人の記憶違いをあげつらったことはあるだろう。だが、人間の記憶は、単純に情報を混同したり上書きしたりするよりもはるかに派手な形でしくじることがある。完全に新しい記憶を一からでっち上げる場合があるのだ。

極端なまでに事実に反する記憶の例として、とくにしっかり記録されているのは、一九八〇年代と九〇年代初期に報告された、抑圧された記憶に関連する一連の事例だ。こうした偽りの記憶の種は、夢の形をとることもあり、そうした種は、ときには何年もかかって、セラピストやカウンセラーによって育てられて「本物」の記憶となることが多い。[13]よくあるのが、女性が親を性的虐待で非難するケースで、その結果、家族の絆が断たれ、鬱や刑事告発につながる。一例を挙げよう。ベス・ラザフォードという一九歳の女性は教会のカウンセラーを訪ね、ストレスに対処できるように助けを求めた。何か月もカウンセリングを受けた後、ベスは父親による性的虐待という極悪非道の行為の「抑圧された」記憶を暴き出した。非難された父親はけっきょく聖職者の地位を追われ、新しい職を見つけることもままならなかった。

この種のケースではよくあることだが、ベスも後に記憶を撤回した。一つには、自分の非難とは矛盾する動かしがたい証拠に直面したからだ。記憶から掘り起こされた出来事が起こりえなかったことを示す事実はいくつもあった。虐待が疑われたときに婦人科医が行なった検査で、彼女がまだ処女だったことが明らかになったのもその一つだ。[14] ベスは後にこう語っている。「セラピーを受け始めてから二年半たつころには、自分が父親に二度妊娠させられたと固く信じるようになっていました。最初の妊娠のときには、父が中絶処置を施し、二度目は自らの手で中絶したのを思い出しました」

自分の身に起こった出来事の記憶は「自伝的記憶」(あるいはエピソード記憶)といい、意味記憶とともに陳述記憶の一種だ。父親にレイプされたという誤った回想は、捏造された自伝的記憶の信じられないほど極端な例だ。だが、過去に自分に起こったこと、あるいは起こらなかったことの記憶というのは、どれほど確かなのだろう? 対照実験によって、子供は自伝的記憶違いをとりわけ犯しやすいことがわかっている。自分自身の子供時代の記憶に疑いを持つ人には、これは意外ではないはずだ。私は五歳のとき、キュークという名の、目に見えない友達がいたことを覚えているが、その記憶は正しいだろうか? それは、本当に自分の記憶なのだろうか? それとも、私と私の空想の友達についての話を母親から繰り返し聞かされているうちに、創り上げられた記憶なのだろうか?

エリザベス・ロフタスらによる別の研究では、三歳から五歳までの子供が、特定の出来事を経験したかどうか問われた。そのうち二つの出来事は、過去一年間に彼らが実際に経験したもの(たとえば、不意討ちの誕生パーティとか、病院に行って縫合手術を受けたこと)だったが、残る二つは子供たちが経験していないのを実験者たちが知っている出来事（たとえば、熱気球に乗ったことや、ネズミ捕りに手を挟まれて病院に行ったこと）だった。子供たちは一〇週間に最多で一〇回質問を受けた。そして、実際に経験していた出来事については、正答率は九割以上だった。ところが、およそ三割のセッションでは、架空の出来事の一つを経験したとも答えたのだった。[15] これらの結果の解釈は難しい。セッションを重ねても、誤った回答の割合が増えなかったからだ。結果はいつも記憶違いを反映しているのではなく、真実を報告することと、大人たちが聞きたがっているように思える事柄を報告することの境界を、子供たちが学習しているという可能性がある。だが、いずれにしても、子供たちの証言を信頼するにあたっては、慎重の上にも慎重を期す必要があることは明らかだ。「大規模な性的いたずら」が何件も起こった結果、私たちはこの教訓を思い知らされる羽目になった。たとえば一九八九年、ノースカロライナ州のリトル・ラスカル幼稚園の職員七人が、二九人の園児に性的いたずらをしたとして告発された。幼稚園の所有者の一人は投獄され、子供たちの証言に基づいて終身刑連続一二回という判決を受けた。その証言には、宇宙船で飛行したり、サメと泳いだりする話も含まれていた。これほど多くの人の人生が台無しになっていなければ、この事件は滑稽に思えただろう。この一件は、警察官たちが「悪魔の儀式的虐待」というセミナーに出席してから数か月後に始まり、教師の一人が園児を平手打ちにしたところで火がついたのかもしれない。しだいに騒ぎがエスカレートしてセラピーが行なわれ、性的虐待に関する情報を引き出すのにはおあつらえ向きの、警察による事情聴取につながった。

子供たちは当初、性的虐待があったことを否定していたが、けっきょくセラピストと捜査官たちに突飛で思いもよらない虐待の話をし始めた。裁判は一〇年続き、当時ノースカロライナ州史上で最も高額な訴訟となった。最終的に、被告全員の告訴が取り下げられた。[16]この事件でいちばん明白な脳のバグは、記憶違いとはほとんど関係なさそうで、セラピストと警察の捜査官のバイアスにかかわるものだったのだろう。彼らは自分たちの仮説に反する大量のデータを進んで無視し、自分の信念と一致するわずかな証拠を採用し、関係者の歪んだ期待に沿う物語を創り上げることを子供たちに教えたのだ。

削除(デリート)コマンドはどこに?

父親に性的虐待を受けたというベス・ラザフォードの思い込みのような、記憶違いの極端な例の根底にある仕組みは複雑で、心理的な影響を受けやすい人を記憶の面で虐待する「セラピスト」の存在や、固有の人格特性に左右されていることは間違いない。実際、外傷性記憶が抑え込まれ、後にセラピストの助けで暴かれうることを示す証拠はないに等しい。子供時代の性的虐待例は簡単には忘れられない。一九九〇年代に表面化した、カトリックの聖職者による性的虐待事件の大半は、虐待されたことを覚えている被害者によって暴露された。抑圧された記憶を暴き出す必要はなく、事件を公にする動機と手段があればよかったのだ。同様に、強制収容所の生存者は、自分が経験したり目撃したりした残虐行為は忘れようがなかったという。そうした記憶をばらばらに切り分け、いつまでもそれにとらわれるのを避けて正常な生活を送ることを試みられるようにしてきたかもしれないが、忘れがたいことを忘れることは不可能だ。人間の記憶の専門家として折り紙つきの心理学者ダニエル・シャクターに言わせると、次のようになる。

> 心理的トラウマを生き延びた人のじつに多くが、抑圧された記憶が激しい勢いで蘇り、しつこく悩まされているが、不愉快な記憶を意図的に避ければ、抑圧された経験がそこまで激しい勢いでひょっこり頭に浮かぶ可能性が減ることのほうが、はるかにありえそうに思える。そして……そのせいで個々のエピソードのいくつかは、検索するのが極端に難しくなりさえするかもしれない。だがこれは、長年の暴力的な虐待に対する完全な記憶喪失を発症することにはほど遠い。[17]

外傷性記憶を永久に抑え込んだり消去したりすることが仮に可能なら、その能力は、多くの形の心理的トラウマの結果を治療したり治したりするのに役立つかもしれないと考える人はたくさんいる。性的虐待や暴力の犠牲者は、自分の記憶につきまとわれ、不安や鬱、恐れに苦しみ、通常の人づき合いが難しいことが多い。だとすれば、人間の記憶とハードドライブの違いの一つが、削除(デリート)コマンドの有無なのは、不運なことかもしれない。

人間はたしかに物を忘れるし、それは一種の削除だが、何を削除するかは意のままにならない。科学者たちは現在、レイプされたり、戦いの恐怖を経験したりといった、強烈な情動を伴う記憶を消し去るまではいかなくても、せめてその強烈さを弱めようと、行動療法や薬理的療法の実験を行なっている。これらの研究は、再固定の考え方を利用しようとしている。トラウマを引き起こす経験を思い出した直後、記憶は再び不安定になり、薬物か、トラウマとは無縁の新しい記憶によって消し去れることを期待しているのだ。だがあいにく、再固定が可能な期間は限られているかもしれない。つまり、何か月あるいは何年かすると、記憶はもう再固定できないようなのだ。[18]そのうえ、新しい治療で記憶をいくらか消し去れることが判明しても、映画『エターナル・サンシャイン』で描かれたように特定の記憶を消去することは、仮にそれが望ましい場合でさえ、可能になるとは思えない。

二〇〇六年のある日の朝、目を覚ました私は、冥王星がもう惑星ではないと、明らかにとても有力な人たちが決めたことを知った。それまでの人生で冥王星は惑星だとずっと言われてきたので、私の脳は「惑星」の神経表象と「冥王星」という天体との間に強力なリンクを創り上げていた。だから、意味プライミング課題をしたら、「冥王星」という単語は「惑星」という単語に対する私の反応時間を縮めていただろう。だが今や私は、このリンクが間違っていると言われたのだ。脳は概念どうしの間に新しいリンクを形成するのに向いた設計になっているが、その逆は当てはまらない。リンク解消のための仕組みはないのだ。私の脳は、「冥王星」と「準惑星」、「冥王星」と「カイパーベルト天体」、あるいは「冥王星」と「惑星ではない」との間に新しいリンクを創ってこの新たな事態に順応できる。だが、「冥王星」と「惑星」というリンクは、さっさと消し去ることはできず、おそらく死ぬまで私の神経回路に植えつけられたままになるだろう。そして晩年になって、私が最初の信念に逆戻りし、孫たちに冥王星は惑星だと言い張る日が来るかもしれない。

私の脳の中では冥王星と惑星の結びつきがおそらくけっして消えないだろうが、それは悪いことではない。なにしろ、冥王星はかつて惑星と考えられていたことを知っているのは、私にとって有意義だから。もしこの情報をそっくり消去してしまえば、冥王星を惑星としている古い文献や映像資料を目にしたときに混乱してしまうだろう。万一、クイズ番組に出て、「冥王星は太陽から最も遠い惑星である」という文の正否を問われないかぎり、私が冥王星と惑星のリンクを削除できなくても、何の不都合もない。だが、第1章で見たとおり、「イスラム教徒」と「テロリスト」、「アメリカ人」と「戦争挑発者」、「女性」と「数学が苦手」といった結びつきを簡単に削除できないと、厄介なことになりかねない。特定の結びつきを意のままに削除できることや、外傷性記憶を消せることが有益かどうかという問題は、けっきょく簡単には結論が出ないだろう。とはいえ、私たちの神経系のハードウェアが、この削除機能を念頭に置いて設計されていないことは明らかだ。

記憶ディスクの空き容量

コンピューターを買うときには、ハードドライブの容量が五〇〇ギガバイトのものか一〇〇〇ギガバイトのものか選べる。だが、人間の脳の記憶容量はどうなっているのだろう? これは答えるのが仮に不可能でないにしても難しい問題だ。それにはいくつも理由があり、その筆頭は、「情報」が何を意味するかを厳密に定義する必要性だ。デジタルの記憶装置は、何バイト(一バイトは八個の0または1から成る処理単位)記憶させられるかで記憶容量を簡単に数値化できる。違う記憶装置どうしを比べる絶対的な単位が得られるので、これはとても便利だが、厳密に言えば、ハードディスクに何バイト収まるかなど、たいていの人は気にしない。私たちが気になるのは、自分の興味のある種類の情報をどれだけ記憶させられるかだ。プロのデジタルアーティストはフォトショップのファイルがいくつ保存できるか知りたいだろうし、電気生理学者は何時間分の脳波計のデータが保存できるか知る必要があるかもしれない。そして、iPodの場合には、私たちはたいてい何曲入れられるかに関心がある。だが、完璧にわかっている装置のiPodでさえ、何曲入れられるか、正確には答えられない。曲の長さとフォーマット次第で変わってくるからだ。

どんな種類の記憶の貯蔵容量も推定するのが難しいのだが、何枚までなら以前に目にした写真を思い出せるかといった、かなりの制約を加えた課題に焦点を絞ることで、心理学者は人間の記憶容量の推定を試みてきた。一九七〇年代の研究によると、「記憶容量に上限はない」という。[19]だがどう考えても、脳の記憶容量に限りがないはずがない。有限の系には有限の情報しか貯蔵できないのだから。

さらに面白い疑問は、ユーザーが自分の記憶容量の限界に近づくかどうかだ。初期の研究からは、私たちが画像を記憶する能力は極端に高いことがわかっている。その種の研究の一つでは、被験者に何千枚もの写真を約五秒ずつ見せた。その後、新しい写真と見せた写真を一枚ずつ組にして見せ、前に見たのはどちらか尋ねた。一万枚の写真を見せてから、同じ日のうちにテストすると、被験者はそれぞれの組から自分が目にした写真を八三パーセントの精度で選び出すことができた。これは見事な成績で、写真のうち六六〇〇枚を覚えていたことになる。[20]だがこれらの実験では、写真は自動車、ピザ、山、クジャクという具合に、それぞれはっきりと違うものだったから、互いの邪魔になることはあまりなかった。言うまでもないが、違う葉の写真を一万枚見せられていたら、どの写真を見たことがあったか識別できる割合は、でたらめに選ぶ場合にぐんと近づいていただろう。そのうえ、これらの実験では、被験者は二枚一組のうち、必ず一方を目にしていたことを知っていたので、面通しのときに目の前の人たちのなかに犯人がいると信じている目撃者と同じで、被験者は見当をつけて選ぶように促されていたわけだ。別の実験では、一五〇〇枚の写真を見せてから、一枚ずつ写真を見せ、それが新しい写真か、すでに見た写真かを判断させ、視覚の記憶容量を検査した。この場合、被験者の正答率は約六五パーセントで、先ほどの実験よりも、でたらめに選んだときに見込まれる五割の正答率に近かった[21]。

特定の画像を前に見たことがあるかどうか判断する私たちの能力は、基準次第では悪くはないが、現代社会でもう少し実用的なことのための記憶容量はどうだろう――人の顔を見て名前を思い出すような？　これはたいていの人が苦労する課題だ。実験で人の写真を一二枚見せ、名前と職業を告げると、被験者は後で名前は二つか三つしか思い出せないが、職業は四つか五つ思い出せる[22]。だがこれは、写真を一度見ただけの場合であり、名前と顔を覚える脳の長期記憶容量を対象としたものではない。顔と名前の組み合わせを覚える記憶容量は、ほかにも調べ方がある。たとえば、全部でどれだけ多くの名前を挙げられるかを調べることもできる。ある人がそれまでに会ったり目にしたりした人全員の写真を見せ、そのうち何人の名前を挙げられるかを調べれば、理屈の上ではこれは測定できる。その場合には、家族や友人、知人、クラスメイト、テレビの登場人物、有名人など、ありとあらゆる人を含めることになる。平均的な人間が名前で知っている人の数の推定を私は知らないが[23]、自分について言えば、一〇〇〇人未満だろう。そして、これまで一度でも会ったり目にしたりした人の名前を全部覚えているように見える腹立たしい人たちでさえ、その数は一万に遠く及ばないのではないかと思う。向こう見ずな人がいて、一万という法外な推定値をバイトに換算しようとしたら、ほどほどの画質の

写真一枚（と名前のテキスト）なら一〇〇キロバイトのファイルに収まるから、全部で一ギガバイトあれば足りると言うかもしれない。まずまずの大きさだが、たいしたことはない。なにしろ、ほぼ精子細胞一つ分の記憶容量にすぎないのだから。[24]

記憶のチャンピオンたち

人間の記憶容量の研究は、世界記憶力選手権（第一回は一九九一年にロンドンで開催）によって弾みがついた。記憶力選手権は研究のために被験者を探しているどこかの心理学者による狡猾な企てだと考える人がいたとしてもおかしくないが、じつは正真正銘の競技で、知のアスリートたちが真剣勝負を繰り広げる。記憶力選手権には、一組のトランプのカードや数字の列の順番を全部覚えるものをはじめ、さまざまな競技がある。スピード・ナンバー競技では、参加者は数字が一〇〇〇個書かれた紙を与えられ、五分間で暗記して、一五分後、元の順番どおりになるべく多くの数字を思い出さなければならない。二〇〇八年の全米記憶力選手権では、総合チャンピオンのチェスター・サントスは、数字一三二個を覚えていた。チェスターは二三歳だった二〇〇〇年に、テレビの番組で初めて世界記憶力選手権のことを耳にした。そして、二〇〇三年に初めて全米選手権に出場し、わずか五年後に全米チャンピオンになった。

チェスターの能力は人間の記憶力がじつはとても優れている証拠で、普通の人は記憶力の使い方を知らないだけだと思いたくなる人もいるかもしれない。だがじつは、世界記憶力選手権の競技者たちは、孤立した情報を暗記するのにどれほど脳が不向きかを実証してくれているのだ。

彼らはたしかに生まれつき並外れた記憶力に恵まれているかもしれないが、その偉業はおもに練習と技法の賜物だ。長い数字の列を暗記するのに競技者がよく使う方法の一つは、三桁の数字の組み合わせ（０００、００１、００２……）をすべて人、行為、物と結びつけておくというものだ[25]。たとえば、何か月も何年も練習を重ねて、２７９という数をボブ・ディランとサッカーとピクルスに結びつけ、７１４をスカーレット・ヨハンソンと射撃とヤマアラシに結びつけ、５４２をアインシュタインと裁縫と雲に結びつけておいたとしよう。そして、数列の最初の九個の数字が２－７－９－７－１－４－５－４－２だったら、ボブ・ディランが銃で雲を撃っているところを思い描く。次の九個は、たとえばマハトマ・ガンディがピザをシャベルですくっている光景に変えられる。もちろん、九〇桁の数を覚えるには、こうした非現実的な断片を一〇個も覚えるという厄介な課題を依然としてこなさなければならないが、ボブ・ディランが銃で雲を撃っている心象のほうが数字の羅列よりもずっと覚えやすい。この「人・行為・物」という技法は、馴染み深い道筋に沿ってこれらの出来事が連続して起こるところを思い浮かべるという技法でしばしば補足される。この、いわゆる「場所法」では、「人・行為・物」の出来事のそれぞれが、たとえば通勤に乗るバスの停留所ごとに起こるところを思い浮かべる。

というわけで、人間の脳は数字を覚えるのがあまりに苦手だから、世界記憶力選手権の競技者は数を暗記しようとさえしない。彼らは数字を、自分の知っている人や、行為、物といったはるかに自然に覚えられるものに読み替えて物語を創り、数字自体でなくそのような物語を暗記する。そして、その物語を思い出してから数字に戻す。これは計算処理の観点に立つと、もちろんはなはだ効率が悪い。言わば、複雑怪奇なループ・ゴールドバーグ・マシンの神経版だ。コンピューターの場合は、数字は0と1の列として貯蔵され、数字の画像や、部屋いっぱいのサルが書いたような文の断片の形で貯蔵されることはない。だが、あなたが12－76－25－69という数列を覚えなくてはならないとしたら、これらの数字が呼び起こす連想を頭に浮かべるとうまくいく。一ダース、アメリカが独立した年、四半分、何であれ69からあなたが連想するもの、というように。「人・行為・物」という方法は、丸暗記という骨の折れるやり方で最初に大量の連想のレパートリーを長期記憶に叩き込むことを前提としている。この手順を踏むと、たとえば「ボブ・ディラン」と「279」といった、特定のノードの間に強い恒久的なリンクが生まれるのだろう。こうした連想は、神経回路の中にいったん組み込まれると、すばやくアクセスして短期記憶に貯蔵できる。この方法の第一の利点は、数字よりも人や行為や物の記憶に向いている人間の短期記憶を活用できることだ。だから、一連の数字を思い浮かべるよりも、人が何かをしているところを心に描くほうが自然なのだ。それほど目立ちはしないが、「人・行為・物」という方法の第二の利点として、干渉の減少が挙げられる。すでに見たように、関連した概念は互いに干渉をし合い、そのせいで、大筋は思い出せても詳細を思い出すのが難しくなる。たいていの人にとって、リストに並んだ数字はある時点で交ざり合って、文字どおりただの数字のリストとなり、それぞれの数字の個性が失われる。愚にもつかないものであっても記憶を呼び起こすイメージへと数字を翻訳することで、じつは私たちは神経科学者が「パターン分離」と呼ぶ作業をしている。リストの項目どうしの重複を減らしているのだ。単純に言えば、「ボブ・ディラン」が「マハトマ・ガンディ」と似ている度合いは、279が714と似ている度合いより小さい。個々の数字にまったく関連のない概念を結びつければ、数字どうしが干渉し合いづらくなる。「人・行為・物」という方法の達人たちは、この方法を使って私たちが舌を巻くほど長い数字の列を覚える（現在の世界記録は四〇五桁だ）が、彼らの偉業からいちばんはっきり浮かび上がってくるのは、数字自体を暗記しないで済むためなら、記憶の競技者たちがどれほど骨を折るかということだ。

たくさん覚えていればよい、わけではない

私たちは今住んでいる世界で、記憶できる量を果てしなく上回る情報にさらされている。たとえば、私たちは自分が出会う名前や顔のほんの一部しか覚えていない。進化の観点に立てば、人間の脳が多くの人の名前を記憶するように進化しなかったのは明らか

だ。社会集団内の個体を見分ける能力は、現代の哺乳類の多くが持っているとはいえ、名前を使う能力は人間にしかないようだ。そのうえ、人間の進化の初期には、一人が出会う人間の数はおそらくかなり少なかっただろう。仮に二五万年前に私たちの祖先が名前をつけ合っていたとしても、彼らが顔を合わせる人間は、せいぜい数百人だったはずだ。やがて農業をはじめとする技術の革新で、村や町が登場した。今日、写真やテレビ、インターネットとそのソーシャル・ネットワーキングなどの技術のさらなる進歩のおかげで、私たちが接触する人間の数は、遠い祖先が出会っただろう人間の数とは、桁違いに増えている。

私たち一人ひとりが経験した無数の空間的・時間的な点の大半は、神経ネットワークにほとんど何の痕跡も残さない。通りがかりの人の顔や、これまでに出会った人の名前、読んだ文章を私がすべて覚えてはいないという事実は、私たちのメモリー・バンクが飽和状態になるのを避けるための進化の計らいかもしれない。名前のためであれ、事実のためであれ、自伝的エピソードのためであれ、今では人間の記憶は容量の限界近くで作動している可能性がある。ハードドライブの空き容量がしだいに減っていくのと同じで、私たちが歳をとるにつれて情報を貯蔵するのが厄介になっていくのは、脳の記憶容量の限界を反映しているのかもしれない。[26]

私たちが幼くて、大脳皮質が一生でこれ以上ないほど白紙状態に近かったころは、情報はとてもしっかりと過剰な形で貯蔵できた。たとえて言えば、何千というシナプスに太字で複数ページにわたって延々と書き連ねていかれた。ところが、歳をとって、「空いた」シナプスがかなり減ると、情報は前より控え目に希薄な形で貯蔵されるようになる。たった一ページの余白に小さな文字で書き込むようなものだ。その結果、時間の経過とともに否応なく起こる改編や上書き、シナプスとニューロンの喪失の影響を受けやすくなる。以上は想像にすぎないが、この筋書きによってリボーの法則が説明できる。この法則によれば、私たちはまず、直近の記憶を失いやすく、古い記憶は最後に失われるという。この現象はアルツハイマー病で見られる。患者は逆の順番で人生の記憶を失っていく。まず、最近できた友人や孫の名前を認識したり思い出したりする能力が衰え、子供の記憶がそれに続き、最後に配偶者や兄弟姉妹の記憶が空白となる。

何が記憶の中に貯蔵され、何が貯蔵されないかは、状況と重要性と注意次第のところが多分にある。たいていの人は、世界を揺るがせる出来事や家族の死を耳にしたときに自分がどこにいたかを覚えている。観に行った野球の試合の得点を全部覚えていながら、新しい電話番号や配偶者の生年月日を思い出すのに苦労する人たちを私は知っている。重大な出来事や生死にかかわる出来事、さらには、興味や注意を惹く出来事は、私たちのメモリー・バンクへの特権的アクセスを獲得する。これは一つには、脳内を巡る神経調節物質の特定の組み合わせと、そうした出来事に注がれる注意の量の結果だ。[27] たとえば、厳重な警戒を必要とするときに分泌されるアドレナリンは、耐久性のある記憶（フラッシュバルブ記憶）の形成に役立つ。そのような仕組みのおかげで、重要な出来事やとりわけ興味のある出来事は貯蔵され、その一方で、空港で待っているときの退屈な時間の詳細を貯蔵してスペースを無駄にするのを防げる。

自分の経験の大半を長期記憶に貯蔵しないのは、一つにはスペースを節約するためかもしれない。だがそれはまた、それらの経験が迷惑メールのようなものだからかもしれない。人間の記憶の最終的な目的は、情報を貯蔵することではなく、情報を整理して、身の回りの世界の出来事を理解したり予測したりするのに役立てることだ。ダニエル・シャクターが言っているように、「過去に関する情報は、未来に何が起こるかを私たちが予測するのを可能にして初めて有用となる」[28]。大量の情報を貯蔵することと、その情報を整理・活用することは両立しえない可能性が十分ある。ホルヘ・ルイス・ボルヘスは記憶の人フネスについての架空の描写の中で、一方が過剰になった様子をうまく捉えている。

フネスはあらゆる森のあらゆる木のあらゆる葉を覚えていただけでなく、葉の一枚一枚を知覚したり思い浮かべたりしたときのことも一つ残らず覚えていた。……「犬」という総称的なシンボルが、多様な形や大きさの、似ても似つかない、あれほど多くの個体を包含していることを理解するのが彼には困難なだけでなく、三時一四分の犬（脇から眺めた姿）が三時一五分の犬（前から見た姿）と同じ名前を持たなければならないことさえもが気に食わなかった[29]。

大きな記憶容量と貯蔵された情報の効果的な利用の両立しづらさは、サヴァン症候群の患者を見るとよくわかる。[30] この症候群の患者には、たとえば多くの本の全文のように、膨大な情報を貯蔵する並外れた能力を持っている人がいるが、「碩学の白痴（イディオ・サヴァン）」という、もともとの医学的名称から窺えるように、そのような能力には代償が伴うようだ。イディオ・サヴァンの大半は、抽象的な思考をしたり、たとえを理解したり、通常の人づき合いをしたりするのが苦手だ。情報を貯蔵する卓越した能力を持っているイディオ・サヴァンもいるが、その情報を効果的に利用するのに苦労しているかもしれない。

自伝的出来事を思い出す驚異的能力を持っている人がいることは知られている。彼らはそれまでの人生で何月何日にどこで何をしたか、すべて覚えているのだ。[31] だがこの才能は、数字を暗記するといった、ほかの領域には及ばないらしい。

自分の経験の記憶は事実の忠実な再現ではなく、時間と空間の異なるさまざまな点にまたがる出来事のモザイクに基づいて再建したものであり、部分的で流動的だ。脳の貯蔵の仕組みは柔軟なので、私たちの記憶は時間の中で途切れなくアップデートされている。だから、毎日接している親には子供の成長が目につかないのに、たまに会う祖父母にははっきりわかるのだ。事実をまぜこぜにしたり消し去ったり、出来事がいつ起こったかを取り違えたり、何もないところから偽りの記憶を創り上げたりさえするという私たちの性向も、記憶の流動性で説明がつく。こうした特徴やバグは、部分的には、（コンピューターとは違って）脳で行なわれる記憶と検索の作業が互いに独立した過程ではなく、密接に絡み合っているという事実に帰することができる。

第3章 場合によってはクラッシュする

戦争の男たちは
手や足を失っても
以前と同じように
その存在を感じている
簡易ベッドに寝かされた兵士は
びっしょりと汗をかき
押し黙ってただ一点を見詰めてはいるが
ないはずのものを
感じている

——スザンヌ・ヴェガ

シンガー・ソングライターのスザンヌ・ヴェガは「戦争の男たち」という曲で、「幻肢症候群」の矛盾を捉えている。手や足を切断した人は、ないはずの手足がまだあるという生々しい感覚にとらわれることがよくある。また、失われた腕や脚がそのまま固まったように感じられるときがあり、その感覚があまりに本物そっくりなので、体を動かすとき、存在しない手足のことも考えに入れてしまう。ある男性は、切断された腕が横に突き出たままになってしまっているように感じられ、ありもしない腕がぶつからないようにと、入口を通り抜けるときについ体を横向きにしてしまうのだった。別の男性は、もう存在しない脚で歩こうとしてばかりいた[1]。多くの場合、幻肢感覚では、失われた手足の存在だけでなく、現実としか思えない痛みが体感される。幻肢痛は、ほかのどんな痛みにも負けないほど本物らしく感じられ、身にこたえる。だが悲しいことに、発生源と思える部位で痛みを和らげる望みはない。

人類史上、戦争が絶えたことはなく、人間が手足を失う経験も必然的に長い間続いている。そのため、すでにない手足の幻とともに生きる人々の話は昔から枚挙に暇がない。ところが、医学界が幻肢症候群を神経障害として受け入れ始めたのは、ようやく二〇世紀後半になってからだった。とはいえ、医師も一般人も幻肢を一種のヒステリーや失われた手足を恋しく思う気持ちの表れと見なしていたのを責めるのは酷だ。もう存在しないものを感じるという概念ほど信じがたいものがほかにあるだろうか? 「幻」という言葉そのものが示すとおり、この症状は形而上学的な説明を乞い求めているように見える。事実、幻肢症候群は、魂の概念を支持する私のお気に入りの説へとつながった。戦いで右腕を失った一八世紀のイギリス海軍提督ネルソン卿は生々しい幻肢感覚を経験し、それを魂が存在する証拠だと考えていた。驚くほど説得力を持つ彼の理屈によれば、腕がなくなった後も腕の亡霊が存在し続けるのであれば、人間にも同じことが起こると考えて不思議はないというのだ。[2]

幻肢症候群は私たちの直感に反しているようだが、やはり身体意識に関係した、ことによるとなおさら奇妙な症候群がある。ある種の損傷（脳卒中の場合が多い）が大脳に起こると、体の一部が自分のものだと思えなくなることがあるのだ。手足そのものの機能にはまったく問題がない。筋肉も、手足と脊髄を結ぶ神経も無傷だ。これは普通、一過性の珍しい身体失認の症状で「身体パラフレニア」と呼ばれている。[3] この症状が現れている腕に医師が触れても、患者は触れられているという意識的感覚がまったくないと言う。それなのに、痛みを伴う刺激には反射的に反応して腕を動かす。テーブルの上に載っているそれは何かと訊かれれば、腕と答えるが、自分の腕ではないと言う。それでは誰の腕かと訊かれると、知らないと答える。あるいは、誰かほかの人の腕だと言い張りさえする。ある例で、自分の左手を医師の左手だと信じている患者がこう言った。「それ、私の指輪です。私の指輪をはめていらっしゃるんですね、先生」。『妻を帽子とまちがえた男』（高見幸郎・金沢泰子訳、早川書房、二〇〇九年）でオリヴァー・サックスは、脳卒中で入院した患者の話を披露している。入院中、その患者がベッドから落ちたことがあった。本人の話では、目を覚ますと、ベッドで寝ている自分の脇に切断された脚があったので、何かの悪ふざけと思ったのだそうだ。そこで、当然ながらその脚をべッドから払い落とした。すると彼まで床に落ちてしまった。自分の脚だったのだ。[4]
幻肢症候群と身体パラフレニアは、ある意味で正反対だ。一方では存在しない手足を知覚し、もう一方では物理的にはまったく問題ない手足の存在を否定する。この二つを考え合わせると、心の性質と、自分自身の体を感じることの本当の意味について、もっと深く理解する必要が出てくる。

体という錯覚

私たちはみな、人間の視覚を惑わす有名な画家たちの名前を知っている。人間の聴覚を魅惑する音楽家を敬いもする。有名なシェフの名前も挙げられるだろうし、有名な調香師の名前はさすがに無理だとしても、有名な香水の名前は言えるだろう。これで五感のうち四つが片づき、残るは触覚だ。だが、画家のピカソ、作曲家のモーツァルト、シェフのトーマス・ケラー、調香師のエルネスト・ボー（シャネル№5の生みの親）に匹敵する触覚の有名人はいない。理由は多々ある。触覚はDVDやMP3ファイルや冷蔵庫や瓶に保存できない。触覚の刺激は遠く離れた場所からは体験できない。触覚は五感のなかで最も親密で個人的なものだ。芸術の世界ではほぼ黙殺されているが、触覚には見事なまでに多様な感覚が揃っている。痛い、冷たい、温かい、くすぐったい、すべすべしている、ごつごつしている、むずがゆい、ちくちくする……。触覚は、爪先をぶつけたときのどうしようもない痛みから、セックスのときの無上の官能的な喜びまで、ほかの四つの感覚が羨むばかりの幅広い感情を提供してくれる。

この知覚の幅広さは、脳の体性感覚系のおかげだ。体性感覚系は、触覚そのものだけでなく、体自体の知覚も司っている。神経科医に膝を叩かれたとき、私はゴムのハンマーを感じるだけでなく、ハンマーが私の膝を直撃したとも感じる。それは私の膝であってほかの誰の膝でもなく、私の左膝であって右膝ではない。体性感覚系は、ハンマーが柔らかかったか硬かったか、冷たかったか温かかったかを伝えるだけでなく、こうした感覚の発生場所が、ハンマーと接触した体の特定の部位であることを突き止める。体性感覚系は末梢まで行き渡っており、体中に高性能の接触感知器を持っている。私たちの皮膚に埋め込まれた「機械的受容器」は、皮膚のちょっとした変形も感知できる。ノートパソコンのタッチパッドと違い、脳はあらゆる部位に何種類もの感知器を配している。軽い接触に反応する種類もあれば、振動や手足の位置を感知する種類、温度や痛みを伴う刺激に反応する種類もある。

手のひらに爪を立てると、痛覚受容器が活性化して手のひらに痛みを感じる。幻肢痛がある人は、指も手のひらもないのにこれと同じ感覚を持って生きているらしい。その人の痛みは錯覚なのだろうか？

幻肢感覚からは身体意識について根本的なことが明らかになる。幻肢が錯覚なのではなく、私たちに実際についている手足の感覚が錯覚なのだ。爪先をぶつけたとき、痛覚受容器は爪先から脳のニューロンに信号を送り、そのニューロンが最終的に痛みの感覚を引き起こす。ところが、あなたはその痛みが脳の中で発生していると感じてはいない！　遠くのスクリーンに画像を投影するプロジェクターのように、脳が痛みを再び爪先に投射するのだ。この投射は、ひょっとすると最も驚くべき錯覚かもしれない。私たちの体はまぎれもなく本物だとはいえ、その体を脳の外側に存在するものとして感じていることが錯覚なのだ。

腹話術師は、部屋にいる人間全員を笑い者にしているのは人形だという絶対的な錯覚を生み出す。それがうまくいくのも、腹話術師が自分の声を操り、視覚的なトリックで人を欺くからだ。自分の唇の動きは最小限に抑え、人形の唇を大げさなぐらいに動かす。腹話術師がお定まりの出し物を演じたはいいが、何より大事な道具をうっかり楽屋に忘れてきていたら、その出し物はタネが丸わかりでちっとも面白くない。人形がいない腹話術師の場合と同じで、手足がないと、私たちの体の所有権が本質的に錯覚であることがみるみるうちに明らかになる。幻肢は、もはや存在しない手足に感覚が投射されるために、通常の身体的錯覚が異常を来したにすぎないのだ。

どうしてこのような事態になってしまうのかをしっかり理解するためには、末梢から脳への情報の流れを細かく見てみるといい。誰かに綿棒で指をそっと触られたら、指先の受容器に活動電位（ニューロンの出力信号を運ぶ生体電気の「波」）が生じ、感覚ニューロンの軸策を伝って脊髄に向かう。これらの軸策はシナプスで脊髄にあるニューロンにつながっており、その脊髄のニューロンが情報を大脳皮質の特定の部位に運ぶ。視覚や聴覚による刺激の処理を担当する脳の領域があるのと同じように、全身に配された感覚受容器から届く情報の処理を担当する大脳皮質の領域がある。そのような領域のうち第一のものには、一次体性感覚野というもっともな名前がついている。一九三〇年代後半の神経科学者は、動物の体の各部に触れては体性感覚野の電気活動を記録して、脳内にでき上がっている体の地図を発見した。ほぼ同じころ、カナダの脳神経外科医ワイルダー・ペンフィールドが、癲癇(てんかん)患者に手術を行なっているときに、同じ結論に達した。脳そのものは感覚受容器を持っていないので、局所麻酔をかけて患者に意識があるまま手術を行なうことが可能だった。おかげで、ペンフィールドは動物実験を行なった科学者たちとは正反対の方法がとれた。触覚に反応するニューロンの電気活動を記録するのではなく、ニューロンを電気的に刺激してどのように感じたかを患者に訊いたのだ。得られた答えは「口が麻痺したようだ」とか、左足がびくっとする感覚があったといったものだった。ペンフィールドの実験から、今では、体性感覚野の各領域に対応する体の部位を大脳皮質上に描くと、「体性感覚ホムンクルス」(**図3・1**)と呼ばれる小人(こびと)ができ上がることがわかっている。だが、この小人(こびと)の絵はひどく歪んでいる。手の指などの部位は異様に大きい。言い換えると、腿といった体のなかでも大きな部位と比較すると、指のほうが不釣り合いなまでに広い大脳皮質の領域を割り当てられている。地図は歪んでいるが、体で隣接している部位は大脳皮質でも隣接して表されている。だから、この

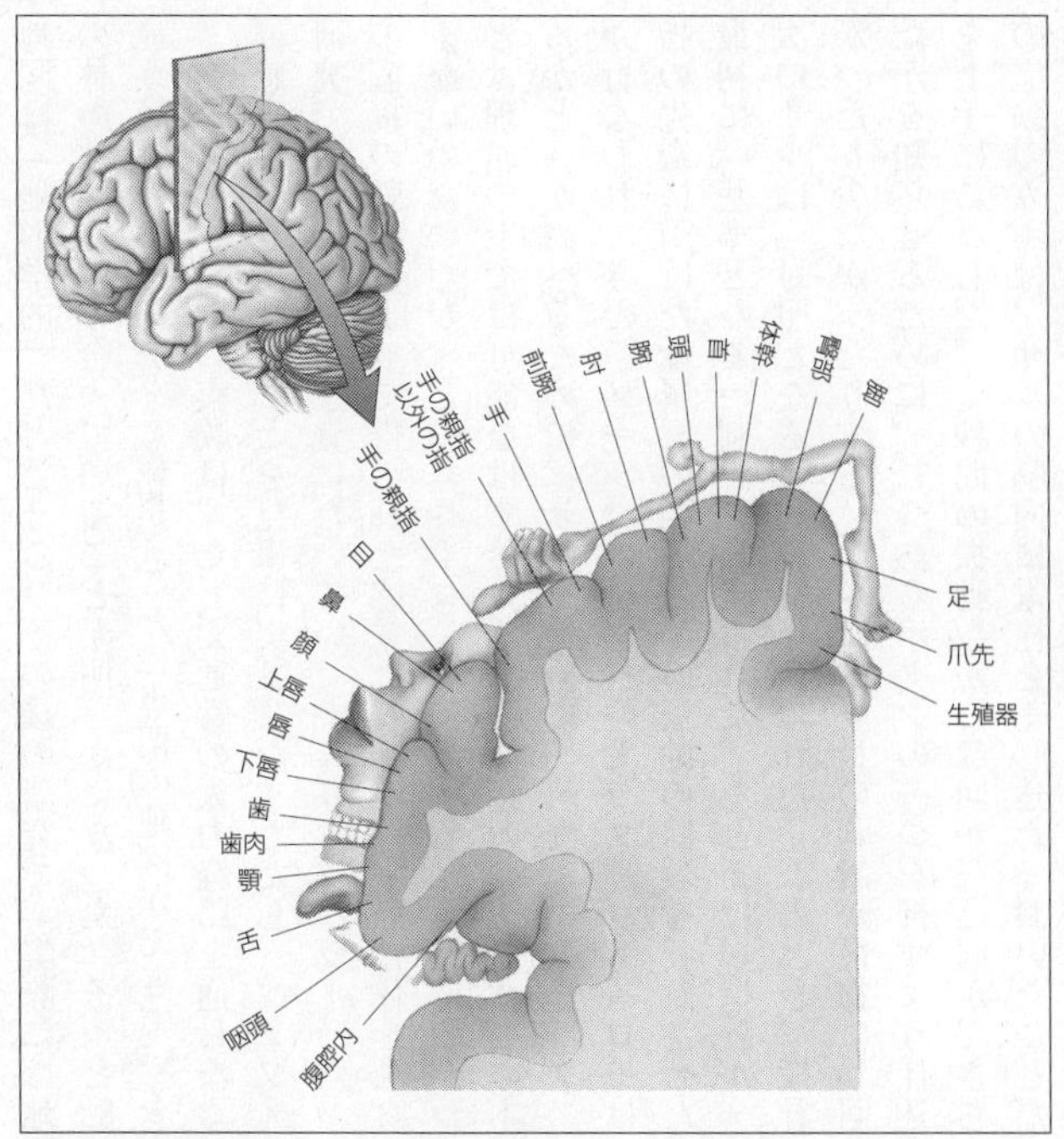

図3.1 体性感覚皮質

人間の体の地図が体性感覚皮質の表面に配されている。この地図が地形学的と言われているのは、体性感覚皮質で隣接している領域が、体で隣接している表面に対応しているからだ。感覚皮質で広い領域が、手の指など比較的狭い体の部位に「割り当てられ」うることに注意（Bear et al., 2007; Wolters Kluwer の許可を得て修正）。

地図は「地形学的」だと言える。その後の研究で、実際には地図は一枚ではなく、複数の体の地図が隣り合っていることが明らかになった。そっと触れられた感じや振動など、違う触覚のモダリティ（様相）ごとに専門の地図ができているのだ。[5]

ペンフィールドの実験は、たとえ通常の入力経路を通らなくても、脳を直接刺激すれば感覚を引き出せることを見事に実証した。ただし、ペンフィールドの研究やその後の研究で引き出された感覚はたいてい、かなり「ファジー」だった。つまり患者は、脳への直接の刺激によって得られた感覚と、誰かに実際に体を触られるのを、普通は取り違えないのだ。だが、どのニューロンを刺激するか正確にわかっていれば、脳をだますことは理屈の上では可能なはずだ。脳への直接の刺激を体への本物の刺激の代わりにできるかどうか調べるために、サルを使って、映画『マトリックス』を思わせる巧妙な実験が行なわれてきた。メキシコの神経科学者ラヌルフォ・ロモは、サルを訓練し、人差し指の先端につけた金属製の「探針」の振動の回数を判断させた。[6] 実験のたびに、サルは最初に「基準となる」刺激を与えられた。たとえば、探針が一秒間に二〇回振動する。次にサルは「対照となる」刺激を与えられた。このとき、探針の振動数は基準時より多かったり少なかったりする。サルは二度目の刺激が最初より回数が多かったか少なかったかを知らせるために、二つあるボタンの一つを押すよう仕込まれた。サルはこの課題を上手にこなした。一秒間の振動数が二〇回か三〇回か、きちんと区別できたのだ。この実験のカギは、サルの脳内に電極を差し込んでおいたことだ。電極は、探針によって刺激された指から発信される情報の処理を担当する、一次体性感覚野の該当部位に正確に差し込んでおいた。これらの電極によって、実験者は普通ならサルの指先の探針によって活性化されるのと同じニューロンを、人為的に刺激できた。

ロモらは、サルをだましてこの作業を「バーチャルに」行なわせることができないかと考えた。実際の物理的な刺激の振動数を比較させることをサルに教え込み、次に体性感覚野を電気で直接刺激したらどうなるだろう？　このバーチャルな実験でも、まず指先の金属製の探針を振動させたが、その次は指先に違う振動数の刺激を与えるのではなく、サルの脳に差し込んだ電極を通して短い電気パルス列を直接送り込むという方法をとり、末梢の体性感覚系を完全に迂回した。電気的な刺激も任意に周波数が決められるので、実験者は本物の刺激とバーチャルな刺激の回数を比べるようサルに求めることができた。二度目の刺激をまったく感じなかったら、サルは課題を投げ出したり、答えを推測したりするだろう。逆に、体への刺激と脳への直接の刺激がある意味で等しいのであれば、サルは課題を続けるだろうし、正答率は高いままのはずだ。驚くことに、サルは課題を続け、物理的な刺激どうしのときと変わらず、物理的な刺激とバーチャルな刺激の回数を正しく比べることができた。サルが物理的な刺激とバーチャルな刺激を同じと思ったか、それとも「うわっ！　こんな感覚は初めてだ」と思ったか、もちろん私たちにはわからない。それでも、かなり原始的な方法による脳への直接の刺激が、機能面で実際の刺激の代用になりうることがこれらの実験で確認された。

触知覚や、自分の腕の感じは、脳のニューロンを活性化するだけで得られると知っていれば、幻肢感覚が起こる仕組みを推測できる。幻肢感覚の原因を論じた初期の科学的な仮説に、失った手足のところで切断された神経が再生したからだという説がある。これは合理的な仮説だ。切断された神経線維の末端は、「断端」と呼ばれる残った手足の部分の内側へ現に伸びていくことがあるからだ。これならば、かつては手に分布していた神経が断端に拡がり、中枢神経系に信号を送ることができるだろう。中枢神経系は引き続き、失われた手足がまだ存在しているかのように、送られてきた信号を解釈する。幻肢痛の初期の治療には、この仮説に基づいて行なわれたものがある。神経を断端内か、脊髄に入るところで、手術で切断するという治療法だ。この方法がうまくいくこともあったが、ほとんどの場合、幻肢痛の根治には至らなかった。

現在、幻肢感覚は失われた手足に拡がっていた神経からの異常信号を反映しているのではなく、脳内で起こる変化が原因の場合が多いということで、科学者の見方は一致している。具体的には、脳への直接の刺激が本物の刺激に取って代わったらしいサルの実験でわかったように、通常は腕によって活性化される脳のニューロンが発火し続け、幻肢の知覚を引き起こしているというわけだ。[7] だが、まだ謎が一つ残る。通常は手足によって活性化されるニューロンが、その手足がなくなってずいぶんたっても活性化が続いているのはどうしてだろう？　この問いに答えれば、脳のじつに強力な機能である適応の能力が、どうして脳のバグになりうるのかについて、重要な見識が得られる。

ニューロンは沈黙を嫌う

コンピューター・チップ上のスペース同様、皮質という不動産もまた、とても貴重で、広さに限りのある資産だ。それならば、脳はどうやって体の各部位に割り当てる皮質領域の面積を決めているのだろうか？　背中の皮膚一平方センチメートルは、人差し指の指先の皮膚一平方センチメートルと同じだけの脳の計算能力を割り当てられて当然だろうか？

体の各部位に充てられる皮質領域の面積は、遺伝的に決まっていると見る向きもあるかもしれないし、たしかに皮質の割り当てはある程度まであらかじめ決まっている。たとえば、皮膚一平方センチメートル当たりの感覚線維の数は手よりも背中のほうが少ない（背中は解像度の低い入力装置だが、指先は入力情報の解像度が高い）。これは、序章で定義済みの、神経系のオペレーティング・システムによって決まるものの一つだ。だが、そのような、もともと決められた戦略しかなければ、それは進化の設計として、あまりに柔軟性に欠け、お粗末な構想に基づくものということになるだろう。皮質の割り当ての問題を明快に（そしていくぶんダーウィン説に則す形で）解決するとなれば、体の各部位は戦って勝敗を決しなくてはならない。つまり、最も「重要な」部位がより多くの皮質の「不動産」を与えられるというわけだ。

目を閉じて誰かに手の指のどれかに触れてもらうとしよう。どの指が触れられたか、あなたは簡単に言い当てることができる。今度はその人に足の指のどれかに触れてもらう。するとあなたは、どの足の指が触れられたのかよくわからないと感じるかもしれないし、答えを間違えさえするかもしれない。これは一つには、あなたの脳がおそらく足の指よりも手の指のほうに体性感覚野を多く充てているからだ。体の各部位に割り当てられる皮質の面積は、接触した場所をどれだけ正確に特定できるか、また、ピンやペン、誰かの指などで触れられたことをどれだけ簡単に特定できるかに影響する。大学教授や弁護士、シンバル奏者に比べて、裁縫師や外科医、ヴァイオリニストのほうが、体性感覚野を指先からの情報の処理用に多く割り当てておけば、途方もなく大きな恩恵が得られるだろうことは想像できる。また、点字を習得しようとするなら、体性感覚野の指先専用の部位をアップグレードできればとても好都合だ。人間の一生の間に、状況に応じて、指先に対する皮質の面積の割り当てを変えることができるのであれば、それは理にかなっている。実際、脳は計算上の必要に応じて、皮質という資源を動的に割り当てることができる。つまり、体の各部位を表す皮質領域は、経験次第で拡がったり狭まったりできるのだ。

何十年もの間、人間を含む動物に見られる体性感覚地図は、成長後は変わらないと考えられていた。だが、八〇年代初期に、カリフォルニア大学サンフランシスコ校の神経科学者マイケル・マーゼニックの一連の画期的な研究によってこの見解は覆された。マーゼニックらは、皮質地図に可塑性があること（砂漠にある砂丘のように、皮質がたえず作り直されていること）を証明した[8]。マーゼニックは、サルの手の神経の一部を切断した後、サルの体性感覚野が再編成されたこと——すなわち地図が変わったこと——をまず証明した。神経の一部を切断された手に本来反応していた大脳皮質領域のニューロンは、当初、反応しない状態となったが、それは数週から数か月の間のことだった。そして、神経を切断されたことで通常の入力を絶たれたそれらのニューロンは「チームを移籍し」、しだいに体のほかの部位に反応するようになった。さらに重要なことに、サルが数本の指で触って識別する訓練を何か月か受けると、それらの指を表す体性感覚野の領域が拡がることが、その後の研究でわかった。脳にはまるでマネージャーがいて、貴重な皮質領域を、最も必要とする体の部位に再分配しながら見回っているかのようだ。

こうした研究は初めのうちこそ深い疑いの目をもって見られたが、皮質の可塑性は今や脳機能のカギを握る原理の一つとして認められている。人間を対象とした多くの研究により、さまざまな学習にとって皮質の再編能力の重要性がさらに裏づけられた。たとえば、非侵襲性の技術（訳注：診断手順で組織を傷つけたり体を痛めたりしない技術）を使い、器楽演奏家とそうでない人の指の体性感覚野の面積を比較する研究が行なわれてきた。その結果、幼いころから弦楽器を弾いている人は、そうでない人よりも指先に割り当てられた皮質領域が多いことがわかった。同様に、指先を表す皮質領域の拡張は、幼いころに点字を学んだ人々にも見られた[9]。

初期のコンピューターは、それぞれのプログラムに充てるメモリーの量をプログラマーがあらかじめ決める必要があった。つまり、プログラマーはどれだけメモリーが使われるか見積もらなければならず、初期のソフトウェアのなかには扱える情報量に限りがあるものもあった。その後の数十年間に、メモリーを動的に割り当てることができる、より高度なプログラミング言語が開発された。その結果、私がワードプロセッサーに単語を打ち込めば打ち込むほど、そのファイル専用のメモリーの量は動的に増えていく。計算能力の割り当てという意味では、脳は何千万年も前からこの戦略をとってきた。とはいえ、大脳皮質領域の動的な割り当ては、何週間も何か月もかかる漸進的なプロセスだ。

もちろん、脳には皮質の「不動産」分配を取り仕切る監督者などいない。では脳は、体の各部位の重要度をどうやって正確に見分けているのだろうか? どうやら経験則を使うようだ。体性感覚野の、ある決まった領域の活性度は、対応する体の部位がどれだけ使われているかを大まかに反映しているため、脳は活性度に基づいて重要性を定められる。[10] 考えてみてほしい。事故で失った人差し指の幻影感覚を持つ人の体性感覚野では、何が起こるのか? 通常、人差し指を表す一次体性感覚野の領域のニューロンは、人差し指からの入力によって働く。だが、今や入力源を失ったので、この皮質のニューロンは以前に比べて発火が大幅に減る。話を進めるために、体性感覚野の人差し指のニューロンが事故後はすっかり沈黙したと仮定しよう。ニューロンというのは沈黙を忌み嫌う。

けっして発火しないニューロンは無言の状態だ。ニューロンは、要はコミュニケーションのためにあるのだから、無言の状態であればニューロンとしてほとんど失格ということになる。だから、ニューロンが長期間の沈黙を何としてでも避けるようにプログラムされているとしても不思議ではない。外気温の寒暖に応じて体温を調節するための代償機構すなわち「恒常性維持（ホメオスタシス）」機構が存在するのと同じように、ニューロンは恒常性を維持して活性度を調節することができる。

人差し指に対応する体性感覚野のニューロンには何千ものシナプスがある。こうしたシナプスの多くが人差し指からの情報を伝えるが、そのうちには、皮質の中でほかの部位を表す周辺のニューロンからの情報を伝えるシナプスもある。皮質の「地形学的」な特徴により、人差し指を表すニューロンの周辺ニューロンは、親指や中指を表すニューロンであることが多い。こうした周辺のニューロンは通常の活性度を示すはずだ（あるいは人差し指を失った人が人差し指の代わりに中指を使い始めることで、通常以上の活性度を示すかもしれない）。沈黙させられた人差し指用のニューロンは、まだ活動中の周辺領域からの入力を増強する。こうして「チーム移籍」が可能になり、元人差し指担当のニューロンは、親指あるいは中指にすでに反応しているニューロンから情報を受け取るシナプスを増強することで、親指あるいは中指担当のニューロンになれる。

以前は弱かった入力を増強する仕組みが厳密にはどのようなものかは、相変わらず議論の的となっているものの、現存するシナプスの増強や新たなシナプスの形成など、これまた学習や記憶の根底にあるシナプスや細胞の仕組みに頼っているようだ。[11] 第1章のヘッブの法則を思い出してほしい。「いっしょに発火するニューロンはつながる」。とはいえ、人差し指用ニューロンが沈黙するという架空の例のように、ニューロンがいっさい発火しなくなったと考えてみよう。シナプス可塑性の恒常性維持機構（ホメオスタシス）によって、以前は弱かったシナプスは、シナプス後ニューロンがろくに活動していなくても増強される。これは本質的にヘッブの法則を覆していることになる。[12] 強い信号がなくなれば、弱い入力信号に対する反応は強まる可能性があるのだ。

さて、先ほどの問いに戻るとしよう。元の入力を失った体性感覚野ニューロンは、なぜ発火し続けて、切断された手足や指がまだあると脳に信じ込ませるのか？ 一つの仮説として、以前は人差し指によって活性化していたニューロンが、親指や中指の活動によって、いささか大げさに働いている可能性が挙げられる。このため、通常の入力情報源がないにもかかわらず、人差し指の情報の伝言係だった一次体性感覚野のニューロンは、相変わらず活性化しているかもしれない！ その先に続いている「高次」の領域は、この活動を、人差し指がまだある証拠だと解釈し続ける。こうした高次の領域が「体がある」と感じる意識的経験を何らかの方法で生み出すと考えられているが、それがどこでどうやって起こるのかは解明されていない。それでも、幻肢感覚のある人の場合、体に変化が起こったというメッセージを、こうした高次の領域がけっして受け取らないことは明らかだ。おおもとの地図がアップデートされることはけっしてない。領土の一部を奪われたことを知らされない王が、もう支配下にない地域を「統治」し続けるように、脳の一部も、体がそのままであるという幻をあくまでも作り続け、おめでたいことに、体の一部がもはやないことに気づいていないのだ。

可塑性のある素晴らしい皮質

生涯にわたって体性感覚野がたえず作り変えられるという発見は重要だった。そのおかげで、皮質の一般的な特徴や、学習と記憶の仕組みが明らかになったからだ。皮質の可塑性は体性感覚野に限らず、皮質全体の一般的な特徴だ。多くの研究によって、ほかの皮質領域の神経回路も経験に応じて再編成されることが証明されている。

皮質の可塑性に関する知識は、ほとんどが感覚野、とくに体性感覚野、聴覚野、視覚野の研究から得られたものだ。このうち視覚は、貪欲なまでに広い皮質領域を占めることで知られている。たとえば霊長類では、視覚処理に充てられる皮質の広さは、ほかのどの感覚モダリティが占める皮質の広さもはるかに上回る。一部の推定によれば、全体の半分近い皮質がおもに視覚に充てられているという[13]。したがって、仮にこの領域が失明によって永久にオフラインの状態になるとしたら、何十億ものニューロンが完全に暇を持て余すことになる。だが皮質に可塑性があるため、この視覚領域は視覚以外の仕事に就かせることができる。幼いころに視力を失った人の場合、手にした物がペンなのか鉛筆なのかを判断する触覚の仕事が視覚の領域（通常なら視覚情報を処理する脳部位）を活性化することもある。その証拠に、目の不自由な人の視覚野の通常の電気的活動を一時的に妨げると、点字を読み取る能力が落ちることがわかっている。また、健常者に比べて目の不自由な人の視覚野は音に敏感だ。[14] 言い換えれば、目の不自由な人は、体性感覚処理と聴覚処理に充てる皮質のハードウェアを多く持ち、そのおかげで、体性感覚と聴覚の処理能力の一部が優れているようだ。[15] 感覚モダリティの処理能力をどこまで向上させられるか、また、失ったモダリティ（たとえば視覚）を補うために、感覚モダリティをどの程度まで使いこなせるかは、反響定位を使って「見る」人の能力によってはっきり説明できる。コウモリやイルカなど一部の動物は、光がない環境でも飛んだり泳いだり、物を識別したりできる。イルカは超音波検査まで行なって、物によっては中を「見通す」こともできるため、アメリカ海軍は、海底の泥の下に眠る機雷を見つける目的でイルカを訓練してきた。

反響定位はソナー（水中音波探知機）と同じ原理を使う。コウモリやイルカは音波を発して、物体から跳ね返ってくる反響音波を待ち、聴覚系を駆使して反響音波から状況を読み取る。発した音波が跳ね返ってくるまでの時間によって、物体までの距離を判断する。驚くべきことに、目の不自由な人たちのなかには、この反響定位を習得した人もいる。彼らは口から舌打ちに似た音を発し（あるいは杖でコツコツ音を立て）、その反響音を待つ。二歳のときに癌で両眼を失ったある少年は、歩き回ることができ、手を触れることなく物を識別し、たとえば車とゴミ容器を区別できた[16]。この能力はまだ入念に研究されていないものの、個人の経験に応じて皮質領域を割り当てる脳の力によるところが大きいようだ。とはいえ、そのように感覚能力が並外れているのは、特定の計算処理に充てられた皮質領域を多く持つからだけではないことは指摘しておかなければならない。こうした能力は、まったくの別世界に等しい場所で生きるために熱心に訓練を重ね、実際に経験を積んだ成果でもあるのだ。

適応能力と再編能力は、皮質のとりわけ強力な機能だ。皮質に可塑性があるため、練習すれば物事がうまくできるようになり、X線技師はレントゲン写真を見て肺炎だとわかり（私たち素人にはピントのぼけた染みのようにしか見えない）、点字を読み取る人は指先が敏感になる。また、中国生まれの子供は、一般的な英語圏の人には区別できない、中国語の抑揚のついた発音を聞き分けられるように脳が発達する。だが皮質の可塑性は、軽度あるいは重度の障害に応じて起こる脳のバグのうち、いくつかの原因でもある。幻肢痛は脳自体の欠陥であり、手や足の喪失に適応しようとする脳の不具合によって引き起こされる。脳の驚くべき再編能力が不適応を起こすこともあるのだ。

脳の可塑性が抱える不具合は、耳鳴りという、幻肢痛よりもずっとよく見られる病状の原因である可能性もある。全体の約一〜三パーセントの人が、耳鳴りの特徴である、不快で継続的な「ブーン」とか「キーン」とかいう音に悩んでいる。耳鳴りはイラク戦争を経験した軍人が訴える障害のうちでいちばん多い[17]。耳鳴りは、集中力の欠如や不眠、鬱など、深刻な症状を招きかねない。

音は、耳の感覚器官の蝸牛（かぎゅう）にある有毛細胞で感知される。これらの細胞の表面に生えている微細な「毛」が空気圧のわずかな変化に反応し、その動きによって聴覚神経に活動電位が生じて情報が脳に伝わる。有毛細胞はグループごとに特定の周波数によって活性化される傾向がある。ピアノの鍵盤のように、蝸牛は一方の端では低い周波数に、他方の端では高い周波数に対応している。体性感覚野が体の「地形図」を持っているのと同じように、一次聴覚野は蝸牛における「音の空間地図」を持っている。神経外科医があなたの聴覚野を刺激したら、誰かに触れられたと感じる代わりに音が聞こえるだろう。そして刺激されるその場所次第で、その音は高くなったり低くなったりする。

耳鳴りに苦しむ人が経験する不快な音の響きは、耳の中にある音の感知器が過剰に活動するせいで生じるのではないかと思いたくなる人がいるかもしれない。何かの理由で蝸牛内部の有毛細胞の一部がたえず活発に働き、けっしてやむことのない幻の音を生み出すというわけだ。もっともらしい考えではあるが、この仮説は判明している事実の大半と一致しない。[18]一般に、耳鳴りは蝸牛と聴神経の活動低下を伴い、有毛細胞の消失と関係している。これらの細胞の消失は、ある種の薬物を服用したり、とても大きな音に慢性的あるいは一時的にさらされたり、普通に歳をとったりすると起こりうる。私たちが生まれながらにして持っている有毛細胞はわずかなので、耳は環境危険因子と老化の過程にはとくに敏感だ。「内有毛細胞」という、左右それぞれの蝸牛にある最も重要な種類の有毛細胞はたった三五〇〇ほどしかない（たとえば、左右の網膜にはそれぞれ一億の光受容器があるのと比べるとその稀少さがよくわかる）。高い周波数に感応する有毛細胞が損傷すると、当然高い音が聞こえにくくなる。患者はたいてい、聴力低下が起こっているのと同じ高さの音の耳鳴りを経験する。[19] つまり、高い周波数の音に感応する蝸牛底の有毛細胞が消失すると、継続的な高周波の耳鳴りが起こりうる。ここまでくれば、幻肢との類似は明らかなはずだ。耳鳴りも幻肢も、通常の感覚入力源への損傷やその欠如と結びついている。耳鳴りは幻肢の聴覚版で、いわば「幻音」だ。

幻肢の場合と同じで、皮質の可塑性がうまく適応しないことが耳鳴りの原因の一つと思われる。[20] 考えられる仮説はこうだ。もし蝸牛のある部分が損傷すると、それに対応する聴覚野の部分は、通常の入力情報源を奪われる。するとこの領域は、聴覚野の隣接する部位に「乗っ取られる」のではないか。「幻音」は、聴覚野（あるいは聴覚の経路のほかの場所）のニューロンによって生み出されるのだろう――もともとの入力情報源を失い、隣接するニューロンからの入力に永久に牛耳られるようになったニューロンによって。だが、幻肢の原因も耳鳴りの原因も十分には解明されていない。またそれぞれ、根底にある原因は一つではなさそうだ。とはいえ、脳の可塑性の不具合が、両症状の一因ではある。

あっと驚くような機能停止

脳の九〇〇億のニューロン[21]の大部分、ほぼ七〇〇億は、「顆粒細胞」と呼ばれる、率直に言って間抜けなニューロンで、小脳（運動の協調にとりわけ重要な役割を果たす構造）にある。もし数十億個のニューロンに別れを告げなくてはならないとしたら、選ぶべきなのはこのニューロンだ。平均的な皮質ニューロンは何千ものシナプスの入力を受けるのに対して、顆粒細胞が入力を受けるシナプスは一〇にも満たない。[22]だが顆粒細胞はこの間口の狭さを数の多さで補っている。残る約二〇〇億のニューロンはおもに大脳皮質にある。二〇〇億とは膨大な数に聞こえるが、それほどたいしたことはない。今日、コンピューター・チップ一個に通常何十億ものトランジスターがあるので、並列コンピューターであれば、トランジスターの数は、脳の皮質ニューロンの数よりも多いことがある。私は計算処理の点で、トランジスターがニューロンと（いや、顆粒細胞とさえ）少しでも似たところがあると考えるべきだと言っているのではないが、計算ユニットという構成要素の観点に立つと、現在では、あなたの持っている普通のデスクトップコンピューターのトランジスターは、マウスも含めた多くの動物の脳のニューロンを数で上回る。

一九九〇年代までは、すべての哺乳動物のニューロンの数は生まれたときが最大だというのが通説だった。誕生後に新たなニューロンが作られることはないとされていたのだ。だが現在では、それが事実でないことがわかっている。ニューロンのうちには一生を通じて作られ続けるものもあるが、それはおもに脳の決まった部位（嗅球(きゅうきゅう)と、海馬の一部）[23]に限られている。正直なところ、こういったニューロンの存在がニューロンの総数にどのぐらい寄与しているかというと、おそらくたいしたことはない。もし寄与が大きければ、それらの部位は人間の一生を通して大きくなり続けるはずだが、実際はそうはならない。だから絶対数で言えば、揺りかごから墓場までという人間の旅の間、ニューロンの数は減少の一途をたどる。推定では、人間は一日に八万五〇〇〇の皮質ニューロンを失い、大人になってから死ぬまでに灰白質の全体積が約二割減るとされている。[24]だが驚いたことに、こういった事実が私たちの日常生活に与える影響はほとんどない。回路の再編や細胞の死や脳の委縮がたえず起こり、ときに頭を強打するのも避けられないというのに、誰もが前と同じように過ごしている。大事な記憶や人格特性の核となる部分や認知能力は、おおむね維持している。科学者やコンピューター科学者は、性能に劇的な影響を及ぼさずに相当量の変化と損傷に耐えうるシステムは「グレースフル・デグラデーション」を示していると言うが、脳とコンピューターでは、優美(グレースフル)に劣化(デグラデーション)を起こす能力にかなりの違いがある。

コンピューターはトランジスターの桁外れの信頼性に依存している。各トランジスターはただ一度のミスや故障もなしに、同じ作業を何兆回も行なうことができる。ところが、現代のCPU(中央演算処理装置)のICチップに装着されているトランジスターのいくつかが万一故障したら、トランジスターのICチップ上の位置次第では、およそグレースフルとは言えない結果になりうる。これとははなはだ対照的に、皮質のニューロンが数十個消失したとしても、そのニューロンがどこに位置していたにせよ、それとわかる影響は出ないだろう。これは一つには、ニューロンとシナプスが驚くほどノイズの多い、信頼できない計算装置だからだ。トランジスターとはまったく違い、研究室の十分に管理された環境下でさえ、シャーレの中のニューロンは同じ入力を繰り返しても違う反応を示すことがある。二個の皮質ニューロンがシナプスでつながっていて、シナプス前ニューロンで活動電位が誘発されると、シナプスのシナプス前ニューロン側がシナプス後ニューロンを刺激する神経伝達物質を放出する。ところが実際にはニューロン間のシナプスが機能せず、シナプス後ニューロンにメッセージが伝わらない可能性はかなり高い。このいわゆる「失敗率」は多くの要因に左右され、一般的には一五パーセントほどだが、五割にのぼることもある。[25] 皮質ニューロンがこれほど信頼できないからといって、あまり否定的に見るべきではないだろう。なぜならこの変動性は進化の設計によるもので、皮質外のシナプスにははるかに信頼性の高いシナプス伝達を行なうものもあるからだ。ニューロンは、試行錯誤しながらパズルの次のピースを見つけようとする人のようだと考える神経科学者もいる。皮質のシナプスが間違いやすいおかげで、ニューロンのネットワークは計算処理問題に対するさまざまな答えを検討し、最善のものを選べるというのだ。さらに、個々のニューロンとシナプスが信頼性に欠けるのは、脳がグレースフル・デグラデーションを示す理由の一つとも考えられる。信頼性がない以上、ニューロンのどれ一つとして決定的に重要なものはないからだ。

コンピューター科学者は、脳のグレースフル・デグラデーションをしばしば羨望の目で眺める。だが、それはいささか見当違いだろう。脳のデグラデーションは、グレースフルにはほど遠いこともあるからだ。たしかに、皮質（あるいは脳幹の重要な領域）がはなはだしい損傷を被ったときにしかシステムのクラッシュ（昏睡または死）は起こらないが、損傷が小さくても、一部の能力があっと驚くような機能停止に至る可能性がある。

脳の特定領域が損傷したときに起こりうる奇妙な症候群に、「他人の手症候群」と呼ばれるものがある。とても珍しい病気で、頭部のけがや脳卒中も含めてさまざまな原因が考えられる。他人の手症候群を患う患者は手や足が自分のものとは思えなくなる。手足が麻痺しているのでも細かい動作ができないのでもなく、言うなればまるで手足にとって新しい主人が現れたかのようなのだ――それも何か邪な意図を秘めて。他人の手症候群の患者は、病気に冒されていないほうの手がシャツのボタンを留めているそばから、「他人の手」が次々とそれを外していったり、片方の手が引き出しを開けようとすると、同時に「他人の手」がそれを閉めようとしたりすることが知られている。この症候群のせいで、たいていの患者はとまどい、苛立ちながらこう訴えることになる。「自分の手がしていることがわからない。もう私にはどうしようもない」。「私が何かしていると左手が取って代わって、邪魔しようとする」。自分の手が意のままにならないある患者は、看護師にこぼした。「まったく、知りたいものだ。誰が私の髪を引っ張っているのだろう。痛くてしかたない」[26]

認知全般のグレースフル・デグラデーションではなく、特定の能力が壊滅的な機能停止に陥る別の症候群に、親しい人々（たいていは親）が偽者だという妄想的信念を特徴とするものがある。[27]この稀な疾患は「カプグラ症候群」として知られる。カプグラ症候群の患者は、自分の母親を母親にそっくりだと認めはするものの、じつは誰かが母親のふりをしているのだと主張する。カプグラの患者には、鏡に映る自分のことさえ偽者だと主張する者もいる。場合によっては、偽者だと思っている人を攻撃することもある。それも無理はない。彼らはなぜ他人が自分の家族だと偽るのかと悩み、肉親が本当はどこにいるのか見つけ出そうとしているのだ。[28]

回復力とグレースフル・デグラデーションで広く知られている器官がなぜ、ときとして他人の手症候群やカプグラ症候群のような深刻な機能停止を起こすのか？　理由の一つは、脳の行なう計算処理の多くが本来モジュール式である点、つまり、脳の各部位が、それぞれ違う種類の計算を専門に受け持っている点にある。

一八世紀後半に、優秀な神経解剖学者フランツ・ヨーゼフ・ガルが、皮質はモジュール式になっていて、それぞれが特定の役割を担ったいくつもの器官の集まりであるという説を提唱した。ガルはまた、骨相学という「科学」の父でもあった。彼によると皮質のうち、ある領域は愛を、別の領域はプライドを担当しており、そのほかにも宗教、時間の知覚、機知などを担当する領域があり、これらの領域の大きさは、それぞれの人格特性をその人がどれだけ持っているかにそのまま比例しているという。ガルはさらに、頭蓋骨の隆起の大きさに基づいて皮質の各領域の大きさを知ることができると主張した。こうした荒唐無稽な仮定が相まって、頭蓋骨に触って人の本当の性質を特定するという便利な方法が生み出された。後頭部に大きな隆起があれば愛情に満ちた親になるだろう。耳の後ろに大きな隆起があれば秘密主義でずるい人間だ。人々は、他人や自分自身の心理的プロフィールを知ったり、カップルの相性の良し悪しを判断したりしようと、骨相学者のもとを訪れた。彼らが秘密主義だとか気の利いた人間だとかいうのは主観で決まり、科学的な根拠もまったくなかったので、食わせ者やペテン師たちが骨相学の分野で荒稼ぎした。[29]

ある意味では、ガルは正しかった。脳はモジュール式になっている。だが、科学者がよく犯す過ちを彼も犯した。物事の特徴を表すために編み出されたカテゴリーを、それ以上のものとして扱ったのだ。愛情、プライド、秘密主義、機知などは、それぞれ別個の重要な人格特性かもしれないが、それぞれに対応する小さなモジュールが脳内にあると見なすべき正当な理由はない。自動車に独自のスタイルがあると評することはあっても、そのスタイルが車の部品のどれか一つに起因すると考える人はいない。心理的なレベルで人間の行動を説明するために使うカテゴリーが脳の構造について何かを示していると考える人たちは、今日でも依然としている。彼らは、知性、「新奇性の追求」、精神性などの複雑な人格特性が単一の遺伝子に起因するとか、単一の脳の領域に局在するとか信じている。

脳内での作業の分担は、脳の進化と計算方法という観点から見ると最もわかりやすい。脳の別々の部位が音や感触のデータをそれぞれ専門に処理していることはすでに見た。単独で言語を担当する領域はないとはいえ、話し言葉の理解や産出といった言語のさまざまな側面は、それぞれ専門の領域が支えている。視覚系のいろいろな部位が、場所や顔の認識に優先的に割り振られてさえいる。同様に、人格の面で重要だがいささか漠とした働きをする領域がある。有名なフィニアス・ゲイジの例を見れば、それがよくわかる。以前はいっしょにいると楽しいというタイプの人間だったフィニアスは、長さ一メートル、太さ三センチメートルの棒が頭蓋骨を貫通するという事故に遭ってから、ほとんどの人がなんとかして避けたくなるような、粗野で、信頼できない、無礼な人間に変わってしまった。[30]フィニアス・ゲイジの外傷は、社会的に不適切な振る舞いを抑制するのにとりわけ重要な領域である腹側内側前頭前野の一部に及んでいたのだ。

脳卒中の後遺症として現れることのある失語症、運動の制御不能、身体失認などの多くの神経学的症候群の症状の根底にあるのは脳のモジュール方式だ。他人の手症候群とカプグラ症候群の原因はもっと謎めいているが、おそらく、どちらも脳内の特化したサブシステムの喪失によって起こるのだろう。他人の手症候群は、何をするかを決めるのに関与している前頭葉の「実行」領域と、実際に任務の遂行を担う運動野（つまり、目的とすることを実際の手の動きに変える部分）との間のコミュニケーション・チャンネルの損傷が原因かもしれない[31]。カプグラ症候群は、顔の認識と情動的意義とを結びつける領域が損傷を受けたために起こるとされている。もう死んでしまった家族の一員とそっくりな人物と出くわしたところを想像してみよう。とまどうだろうが、その人を抱き締めることも、ポジティブな情動反応を示すこともまずないだろう。顔は認識するが、その顔が呼び起こす情動効果がアップロードされないのだ。カプグラの患者の場合、親の顔を認識できても愛情や親しみの気持ちがまったく湧いてこないので、この人は偽者だという結論に至ったとしても、道理にかなっていると言えるだろう[32]。

というわけで、脳のモジュールは、知性、精神性、勇気、創造性などといった、明確に定義されるはっきりした特性には呼応していない。人格特性と意思決定の大部分は、さまざまな領域の統合的な働きを必要とする複雑で多面的な現象で、このとき各領域の果たす役割は重要だがつかみどころのないものなのだろう。車の部品はそれぞれが独自のもので、特殊化されていて、他の部品とは交換できないが、脳のモジュール方式をそれと同じように考えてはいけない。むしろサッカーチームのメンバーになぞらえて考えるべきだ。各選手の働きはかなりの部分、ほかの選手の働きにかかっている。もしチームのメンバーが一人欠けたら、貢献の程度に差こそあれ、残りのメンバーがその穴を埋められる。

学習する、適応する、再編成するという脳の素晴らしい能力には裏の面がある。外傷の影響で、神経の可塑性が幻肢や耳鳴りなどの異常を引き起こすことがあるのだ。[33] 脳のバグが外傷の影響によって表面化するというのは、とくに驚くことではない。というのも私たちの神経系のオペレーティング・システムはおそらく、このような状況下で一度もテストされたり、「デバッグ」(訳注:バグの原因を突き止め、修正すること)されたりしたことがなかったからだ。そもそも皮質の可塑性は、脳が周囲の世界に適応し、その世界を形作っていけるようにする強力な仕組みとして進化したのであって、外傷に対処する仕組みとして進化したのではない。弱肉強食の世界では、何であれ深刻な損傷を受ければ、もはや個体が生存競争に生き残れないのはほぼ確実だった。こうして、脳の可塑性と、脳や体が被る深刻な外傷との相互作用から生じる不具合を排除することに対しては、比較的弱い淘汰圧しかかからなかった。

飛行機のコックピットには、フラップと着陸装置の位置、エンジン温度、燃料の残量、機体の構造保全状態などを表示する計器類がある。これらのセンサーのおかげで、コックピットのメインコンピューターは着陸装置の位置を「知っている」が、着陸装置を感じるわけではない。人間の体にもいたるところにセンサーがあって、手足の位置、外気の温度、「燃料の残量」、体の「構造保全状態」などについての情報を脳に提供している。計算装置としての脳が際立っているのは、進化によって、末梢装置からの情報が確実に脳に届くようになったばかりか、私たちがこれらの周辺装置を意識して自覚できるようになった点だ。あなたが暗がりで目覚めた状態で横になっているときに、脳は左腕の位置をただ言葉に表して伝えるだけでなく、全力を尽くして左腕の感覚を頭蓋外の世界に投影することで、その手を所有しているという意識を生み出す。だが、この高度な投影ゲームは欠陥を抱えている。脳自体の可塑性の仕組みが異常を来した結果、もう腕が存在していない場所に脳が腕の感覚を投影してしまう状況が起こりうるのだ。これはたんに、身体意識という、脳が与えてくれるとりわけ有益で並外れた幻想に、私たちが払うべき対価なのかもしれない。

第4章 時間感覚が歪む

時間は幻想だ。ランチタイムはなおのことそうだ。

――ダグラス・アダムス

ブラックジャックなら、初めてラスヴェガスへやって来てギャンブルに挑戦するのにはおあつらえ向きだろうと私は思った。一枚ずつカードを配られながら、手札の合計が二一になるのを期待するというこのゲームの基本は、私にさえ把握できるに違いない。ゲームの初めにカードが二枚配られたら、その後は「スティックする」(もうカードはもらわない)か、「バストする」(二一を超える)リスクを負いながら「ヒットする」(もう一枚カードをもらう)かだ。対戦相手はディーラーで、向こうの戦略は決まりきっていると請け合ってもらえた。つまり、ディーラーは合計が一七に達しないうちは自分にカードを配り続け、一七以上になったらスティックする。言ってみれば、ディーラーは単純なプログラムに従うロボットのようにプレイするのであって、自由意思などいらなかった。最適な戦略をいちいち覚えておくのは面倒だったから、私もディーラーと同じ原則に従ってロボットのようにプレイすることに決めた。ディーラーと同じ戦略をとれば勝負は五分五分だろうと、何も知らない私は思っていた。

もちろん、そうは問屋が卸さなかった。誰もが知っているとおり、勝負はつねにカジノの側が有利になるようにできているが、どこが有利なのか？　幸い、ラスヴェガスの人たちは熱心にギャンブルのアドバイスをしてくれるので、私はいろいろな人に訊いてみた。タクシーの運転手は自信を持ってこう言った。ディーラーが有利なのは、向こうには客のカードが見えるけれど、客にはディーラーのカードは見えないからね、と。また、非番のディーラーは、カードをもらうかどうかを客がディーラーより先に決めなくてはならないためだと教えてくれた。だが、一七以上になったらスティックするという戦略をとるためには、自分のカードだけを見ていればいいから、誰が誰のカードを見ようが、誰が最初に見ようが関係ない。さらに尋ねて回ると、正しくはないけれど興味をそそるような答えの数々に巡り会えた。

さて、三枚目のカードをもらった結果、手札の合計が二一を超えてしまったときのことだ。ディーラーはすぐさま私の手札とチップを回収し、私の勝負が終わったことをこれ以上ないほど明らかにすると、テーブルのほかのプレイヤーとのゲームを続けた。次のカードをもらいたがる人はいなかったので、ディーラーは自分の手札とその合計を明かした。ディーラーがバストしていたのを私はその時点で知った。私もバストしていたのだから、じつはディーラーと引き分けだった。もしディーラーと私がともに手札の合計が一八でゲームを終えていたら、それこそ同点で、私はチップを取り戻せた。カジノ側に有利なのは、客もディーラーも手札の合計が二一を超える場合には、引き分けでも客のほうが負けてしまうからにすぎない[1]。だが、どうして私、あるいは私が話を聞いた人たちには、それが簡単にはわからなかったのだろう?

それは、カジノ側に有利な点は私たちが目を向けようとも思わない場所(と言うより時間)に入念に隠されていたからだ。その場所とは未来だ。ディーラーがカードを回収したのは、私がバストした直後だったことに注意してほしい。この時点で私の脳は「ゲームオーバー」を宣言した。実際、私はここで席を立ち、ディーラーもバストしたのかどうかをわざわざ確かめなくてもよかったわけだ。私たちの脳に刻み込まれている大原則の一つに、原因があるからこそ結果が生まれるというものがある。だから私の脳は、敗因(カジノ側に有利な点)を、自分がプレイを終えてからの出来事の中にあえて探してみようとはしなかった。カジノは因果関係についての心理的盲点をうまく利用することで、自分たちに有利な点を隠し、勝負は公平だと客に錯覚させておくのだ。

時間差があると因果関係をつかめない

原因が先にあって結果が導かれるというのは教わるまでもない。その知識は私たちの脳の中に組み込まれているからだ。ラットが偶然にレバーを押したら天から食べ物が落ちてきたとする。当然、ラットはその奇跡的な出来事の後にした動作ではなく、前にした動作を繰り返す。最も基本的で、いたるところに見られる学習形態のうちの二つ、「古典的条件付け」と「オペラント条件付け」では、動物も因果関係の要をつかむことができる。ロシアの心理学者イヴァン・パヴロフは、あの有名な実験で、古典的条件付けについて誰よりも先に念入りに研究し、以下のことを立証した。ベルを鳴らし（「条件刺激」）、必ずそれに続いて肉粉を与える（「無条件刺激」）ようにすると、犬はベルに反応して唾液を出し始める。犬の視点に立つと、古典的条件付けは間に合わせの因果関係感知器の作成と考えられる。ただし、ベルが鳴ったのが本当の原因で肉が出てくるのかどうかは、犬にとっては関係はない。肝心なのはベルがおやつの時間を知らせているということだ。

条件刺激に反応して唾液を出すのは、けっして犬だけではない。私は身をもってそれを学んだ。カリフォルニア大学サンフランシスコ校の研究室にいたとき、仲間が数週間にわたって毎日、噛み砕くことのできるビタミンC錠を一粒分けてくれた（酸っぱいので、唾液の分泌を促すにはもってこいだ）。親切心からだったのか、科学研究の名の下にだったのかはわからない。ともあれ、彼女が引き出しから入れ物を取り出すたびに、錠剤の立てる独特の音がした。何週間かすると、私はときおり急に口の中が唾液でいっぱいになるのに気づいた。自覚してまだ間もないこの症状を医師に診てもらう前に、仲間が錠剤を自分だけ一つ口に入れて私にはくれないことがあるのがわかった。まったく無意識のうちに私の脳は条件刺激（入れ物の中で錠剤の立てる音）を分析して「無条件反応」（唾液の分泌）を引き起こしていたのだ。

反対に、パヴロフや彼に続く研究者たちが、犬に肉を与えてすぐ後にベルを鳴らした場合には、犬がベルに反応して唾液を出すことはなかった。[2] 当然だろう。この場合にはむしろ、肉が「出たから」ベルが鳴ったのだ。つまり、ベルに反応して唾液を出す理由はないに等しい。肉を貪り食っている最中なら、なおさらだ。

古典的条件付けの場合たいていそうであるように、条件刺激と無条件刺激が与えられる時間差は小さく、数秒以内だ。古典的条件付けを可能にする神経回路には、刺激の順番だけではなく、刺激と刺激の適切な時間的間隔についても「思い込み」がある。自然界では、一つの出来事が別の出来事を引き起こす（あるいは別の出来事との相関を持つ）とき、それら二つの出来事の間の時間は普通短いから、進化はそれを踏まえて神経系をプログラムしたため、古典的条件付けをするには条件刺激と無条件刺激を時間的に接近させることが必要になったのだ。パヴロフがベルを鳴らして一時間後に肉を与えていたら、犬はベルと肉を結びつけることを学習しなかっただろう。たとえ、ベルが鳴れば肉が出てくるという条件はまったく同じだったとしてもだ。

刺激と刺激の間の時間差が持つ重要性は、「瞬目（しゅんもく）反射条件付け」と呼ばれる、また別の古典的条件付けを使って念入りに研究されてきた。[3] 人間の場合、この形態の連合学習の典型的な例として、特製の「眼鏡」をかけて無声映画を観ている状況で行なわれる学習が挙げられる。その眼鏡をかけた人は、目にプッと空気を吹きつけられ、反射的に瞬いてしまう（以前は、木べらで被験者の顔をぴしゃりと打って瞬きを誘発していたが、それに比べればこの方法は大きな進歩だ）。必ず音を聞かせてから空気を吹きつけるようにしておくと、人は音が聞こえたら空気を吹きつけられないうちに、無意識に瞬くようになる[4]。音を聞かせてから〇・五秒後に空気を吹きつけるようにすれば、被験者はしっかり学習するが、「原因」と「結果」の時間差が数秒以上あると、古典的条件付けはほとんど、あるいはまったく起こらない。条件刺激と無条件刺激の時間差をどこまで大きくしても相変わらず学習が起こるかは、対象となる動物と与えられる刺激におおいに依存するが、遅延が十分に長ければ学習はけっして起こらない。

二つの出来事の時間差が大きければそれらの出来事の関係を動物が見抜きづらくなるのは、「オペラント条件付け」の場合、つまり動物がある行動をとって報酬を受け取ることを学習する場合でも明らかだ。典型的なオペラント条件付けの実験では、ラットはレバーを押せば餌の粒をもらえることを学習する。ここでもやはり、行動（原因）と報酬（結果）の時間差が重要な意味を持つ。レバーを押した後すぐに餌がもらえれば、ラットはただちに学習するが、五分間隔が空くと因果関係を学習しない[5]。どちらの場合にも、事実は変わらない。レバーを押せば餌がもらえるのだ。だが遅延があるせいで、動物はその関係を理解できない。

この「遅延による無知」は、古典的条件付けやオペラント条件付けといった、単純な形態の連合学習にだけ当てはまるわけではない。それは神経系の一般的特性であって、多くの学習形態にも当てはまる。ボタンを押すごとに明かりがついたり消えたりすれば、私たちは自分の行動と結果の間の因果関係を簡単に確認できる。ところが、もし蛍光灯の反応が遅くなってでもいて、ほんの五秒でも遅延があれば、関係は少し感知しにくくなる。苛立って何度もボタンを押したりすれば、なおさらだ。

イタリアのとあるホテルで、シャワールームにある短い紐は何のためのものかとふと気になったことがある。二、三回引っ張ってみても何も起こらないようだったので、もう何の役目も果たしていないか、壊れているかに違いないと思った。三〇秒して電話が鳴った。そのときになってようやく、あの何だかわからなかった紐がシャワールームで転んだ場合の緊急呼び出し用だと気づいた。だが、紐を引っ張ってから電話がかかってくるまで五分あったとしたら、自分が紐をいじくり回したのを思い出しさえせず、まして、紐を引っ張ったから電話が鳴ったという関係になど気づきもしなかったのはほぼ間違いない。

原因と結果の間に遅延があると脳はそれを感知するが、その長さは絶対的なものではなく、目前の問題の性質に応じて変わる。何かが落ちるのが見えてから床にぶつかる音が聞こえるまでの間隔は短く、アスピリンを飲んでから頭痛が収まるまでの間隔はもっと長いことが見込まれる。とはいえおしなべて、何時間、何日、あるいは何年もの間隔が空いた出来事どうしの関係を見出すのは極端に難しい。私がある薬を初めて飲んで、一五分後に発作が起こったら、薬が原因だったのではないかと簡単に思い当たる。だが、発作が一か月以上後に起こったら、薬と関係があるはずだと思う可能性ははるかに低い。喫煙と肺癌発症の間の遅延が何十年にもなりうることを考えてほしい。タバコを初めて吸ってから一週間以内に肺癌が引き起こされるならば、タバコ産業は数兆ドル規模の世界的巨大ビジネスにはけっして発展しなかっただろう。

何日、あるいは何か月もの隔たりがある出来事どうしの関係を見出すのは、なぜこれほど難しいのか？　もちろん、一般的に二つの出来事の間の時間が長ければ長いほど、両者の関係は複雑になり、直接性は薄れる。だがそれに加えて、私たちの神経系のハードウェアは、二つの出来事の間に長い遅延がある場合にその関係を捉えるようになど設計されていないからだ。連合学習の原初的形態（古典的条件付けやオペラント条件付け）はたいてい、何時間という時間尺度では役に立たない[9]。ましてや何日、何か月、何年という尺度ではなおさらだ。一方、トウモロコシの種をまくことと栽培して食糧を確保すること、あるいはセックスをすることと妊娠することの関係を学習するには、何か月も離れた点と点を結びつける必要がある。こうした形態の学習には、ほかの動物にはなくて人間だけが持つ、高度な認知能力が欠かせない。とはいえ人間にとってさえ、時間的隔たりのある出来事の間の関係を理解するのは楽ではない。結果として私たちは、行動の短期的結果と長期的結果のバランスをうまくとれない場合が多い。

時間による割引

今すぐに一〇〇ドル受け取るか、一か月後に一二〇ドル受け取るかという二つの選択肢が与えられたとしたら、あなたはどちらを選ぶだろう?

一か月待つと二〇ドル増えるのなら、利回りとしてはとても良い。したがって、普通の経済学者ならば、一か月後に一二〇ドルを受け取るのが合理的な判断だと主張するだろう。だがほとんどの人は、一〇〇ドルをすぐに受け取るほうを選ぶだろう。[7] このように即座に満足感を得たがる傾向を「時間割引」と呼ぶ。報酬が潜在的に持っているように思える価値は時間とともに減るのだ。結果として、目前の筋書きと将来の筋書きを比べて下さなくてはならない判断は、じつのところ不合理であることが多い。先ほどの例はいかにも作り事めいて見えるかもしれないが、私たちは実生活でもたえず、短期的条件と長期的条件を天秤にかける判断を迫られている。きょう新しいテレビを買って向こう半年間利息を払うべきか、現金が手に入るまで待つべきか? 比較的安いガソリン車を購入するべきか、あるいは、もっと高いが長い目で見れば環境に優しくてガソリン代も節約できるハイブリッド車を買うべきか?

私たちの祖先の人生は、私たちの人生よりも短く、先の見通しが立ちづらい道のりだった。食べ物を手に入れて生き延びるという差し迫った課題は、何か月も、あるいは何年も先に何が起こるのかを考えることよりも優先された。もしあなたが一か月後にはもう生きていないかもしれない、あるいは先ほどの選択肢を提示した人は信用できないと信じる理由が何かあるならば、すぐさま現金を手に入れるという判断が合理的だ。もしお金がまったくなくて子供がきょうお腹を空かせているならば、追加の二〇ドルを手に入れるために一か月待つのはやはり愚かだろう。一か月待ってもっと多くの報酬を手に入れる気になるとすれば、それは自分がそのときまだ生きているだろうと思っているからだけではなく、話を持ちかけてきた人が決められた日に追加分を含めた金額を本当に払ってくれるだろうと信じているからでもある。こうした条件が満たされるようになったのは、人間の進化の歴史ではごく最近のことなのだ。

私たちの神経系のハードウェアは哺乳類の祖先から引き継いだ部分が多いから、時間的な間隔を伴う選択肢に直面した場合にほかの動物がどう振る舞うのかを問うてみる価値はある。あまり賢くは振る舞わないというのがその答えだ。マーモセットやタマリンなどのサルを訓練して、餌をすぐに二粒受け取るか、少し時間がたってから六粒受け取るかを選ばせるという実験がある。四粒余計にもらうためなら、どれだけ待つ気になるのだろうか？　サルに比べれば、目前のことにとらわれがちな五歳児がマシュマロをもう一つもらうために数分間待とうと頑張る姿さえ、泰然自若とした仏教の僧侶に見えてくる。タマリンは平均して八秒しか待たなかった。つまり、遅延が一〇秒の場合は普通、量は少ないけれどすぐに手に入る餌を求めたが、遅延が六秒ならばたいがいは我慢して待てた。マーモセットはもう少し忍耐強くて、餌を多めに手に入れるためには平均して一四秒は待った。[8] 動物で短期的な判断と長期的な判断を研究すると聞いただけでは、あまり意味がないように思えるかもしれない。人間以外の種が時間という概念を理解したり、将来について考えたりするという証拠はほとんどないからだ。もちろん、先々のために食べ物を蓄える動物もいるが、こうした行動は生まれつきのものであって変えられないし、動物もその行動について理解しているわけではないようだ。心理学者のダニエル・ギルバートの言葉を借りれば、「うちの庭に木の実を隠すリスは将来について[9]『知っている』。落ちていく石が重力の法則について『知っている』のとほぼ同じ程度に」となる。

私たちが一か月後の一二〇ドルよりも今の一〇〇ドルを選ぶ理由は、すぐに欲求を満たしたくてどうしようもないからではなく、たんに待つのが嫌だからかもしれない。このわかりづらいが重要な点は、次のような選択肢を考えてみれば理解できる。一年後に一〇〇ドルもらうか、一年一か月後に一二〇ドルもらうか、あなたならどちらを選択するだろう？　先ほどの例とまったく同じで、一か月余分に待てばもう二〇ドルもらえる。論理的には、初めの例で一〇〇ドルを選ぶ人は二つ目の筋書きでも一〇〇ドルを選ぶと予測できる。ところが今回の筋書きでは、大多数の人があと一か月長く待って二〇ドル多く受け取る。早いほうの報酬も今すぐにもらえるのではないから、気長で合理的な戦略に転換するのだ。したがって、私たちがすぐに受け取るほうを選びたがるのは一か月待つのが嫌なのではなく、今、お金がほしいからだ！　数か月後に一〇〇ドル手に入ることを知らされるよりは、同じ金額が今すぐ手に入ると知るほうがわくわくするという性質を、私たちは生まれつき持っているだけだ。

この見識は脳画像検査でも裏づけられている。実験では被験者に、すぐにいくらかのお金を受け取るか、後でもう少し多く受け取るかの選択肢を与える。被験者のなかには、三週間後に五〇ドルではなく、きょう二〇ドル受け取るほうを選ぶ衝動的な人もいる。一方、今すぐに二〇ドルをもらうよりも三週間待って二二ドルを受け取るほうを選ぶ忍耐強い人もいる。衝動的な人であろうと忍耐強い人であろうと、脳には即時の報酬によってかなり活性化する部分がある。早いうちに進化を遂げた「大脳辺縁系」という情動処理にかかわる部分は、その一例だ。逆に、脳のほかの部分（比較的後から進化した外側前頭前野など）での活動には、受け取れる可能性のある報酬の本当の価値がより強く反映される。いつの時点でその報酬が与えられるのかは関係ないのだ。[10]

私たちの脳は即座に満足感を得たがるように作られているので、長期的な幸福に悪影響が及ぶことがある。多くの人は、必要でもないものを買う楽しみにどうしても抗えない。たとえ、クレジットカード会社に高い利息を払わなくてはならないという代償があってもだ。行動の結果が現れるのが先であるほど、短期的結果と長期的結果を正確に天秤にかけるのが難しくなる。個人が金銭上の決断を下す場合でも、国家の経済政策上の決断と同様に、短期的利益と長期的コストの評価を誤って失敗することが多い。アメリカでは、給料日(ペイディ)ローン業者は現在では数十億ドル規模のビジネスを展開している。こうした業者は、雇用の証明、貸付金に手数料を上乗せした金額分の先日付小切手を用意することを条件として短期ローンを提供する。いわゆる手数料は、通常、二週間で貸付金額の一五パーセントだ。一年に換算すると三九〇パーセントにもなる。これは法外な割合で、国によっては違法だ。[11] ペイデイローン業者は、急に金銭上の困難に陥ってしまったがクレジットカードもほかに借りる手段もない人たちに合法的にサービスを提供するかもしれない。だが、調査によれば、借り手には多重ローンを抱えている人も多いし、借金の連鎖にはまり込んでしまう人もいるという。[12] 業者が数々の脳のバグに乗じているのにはほぼ疑いの余地がない。ただちに現金を手にするには長期的な代償を支払わなくてはならないということが理解しがたいのも、そうしたバグの一例だ。

理にかなった長期的判断が下しにくいのは、即座に満足感を得ようとする生まれつきの傾向があることに加えて、そうした判断は脳が時間をどう知覚して見積もるかにかかっているためでもある。二か月は一か月の二倍だということを、私たちは知っているが、はたして二倍長く感じるだろうか?

違う長さの時間がかかわる判断は、一つには私たちが時間差を数で表すという事実を頼みにしている。だが、数についての直感はたいてい、自分で思っているほど正確ではない。二ドルと三ドルの違いは、四二ドルと四三ドルの違いよりもどういうわけか大きいように思える。脳はもともと、絶対的でなく相対的な差に注意を払うようだ。左端に

0、右端に100と書かれた紙を子供の被験者に示し、この二つの数の間のどのへんに来るかと言って数をいくつか挙げると、たいていの子は10を左から一〇分の三あたりに位置づける。数の正しい位置と、被験者が示した位置の関係をグラフにすると、直線ではなく、増加率がしだいに減る曲線になる（対数関数のグラフのようになる）。つまり、小さい数どうしは間隔が開いていたが、大きい数は右側に固まっていたのだ。むろん、大人は数学教育を受けているので、実際の数との関係が直線的になるように数を位置づける。もっとも、正規の教育を受けたことのないアマゾン先住民の大人にやらせると、子供と同じように非直線的な関係になる。[13]

これが時間のことになると、教育を受けた大人でも、数学を理解していないアマゾン先住民や子供のような行動をとる。ある研究では大学生が、三か月後から三六か月後までのさまざまな長さの期間を、コンピューター画面に描く線の長さで表すように求められた。すると、線の長さと月数の関係は直線的ではなく、やはり対数関数に従った。平均すると、三か月と六か月を表す線の長さの差は、三三か月と三六か月を表す線の長さの差の二倍より大きかった。[14] つまり、今と一か月後の差は、一年後と一年一か月後の差よりも大きいように感じられるのも不思議ではないかもしれない。長期間の表し方は、数量を非直線的に捉える、どうやら生まれつきの傾向に依存しているようだ（この話題には第6章でまた触れる）。そのために私たちは、価値の時間割引をして、お粗末な長期的判断をするのかもしれない。

あなたの時間感覚は当てにならない

時間についての私たちの直感は、かなり怪しい。夏のオリンピックは四年に一度催され、子供は生まれて一二年ほどで思春期を迎えるといったことを私たちは知っているが、これは、太陽系では冥王星、いや海王星が太陽から最も遠い惑星であると述べるのと同じで、宣言的知識、つまり事実にまつわる知識だ。一方、四年間あるいは一二年間がどのような感じなのかは、本当のところはわからない。熱いとはどのような感じなのかを知っているのとは違うのだ。あなたが旧友のメアリーと最後に会ったのは、いつだったろうか？ 長い間会っていないように思えるかもしれない。だが、それが六か月前だったのと九か月前だったのとでは、実際に違いを感じるだろうか？ アインシュタインが特殊相対性理論を打ち出すはるか前から、時間が、いや少なくとも時間についての私たちの認識が、現に相対的で歪みやすいことは知られていたのだ。

私たちが自分の時間感覚について述べるときは、数秒から数時間の出来事の認識について言っていることが多い。この赤信号はいつになったら変わるのか？ もうどのぐらいこの列に並んでいるだろう？ あの果てしない映画はどのぐらいの長さだったのか？ たいていの人は、頭の中にどんな種類の時計があるのかなどと考えることはないものの、その時計がスイス製でないことは承知している。私たちは、「鍋は見ているうちは沸騰しない」や「楽しいときに限って時間は速く過ぎ去る」という金言には納得がいく。時間というものは実際に、速く過ぎてほしいときには伸びるように、速く過ぎてほしくないときには縮んでいるように思えるという経験をしているからだ。時間についての主観的な感覚は当てにならず、時計の客観的な時間とずれがある。そのずれの大きさには驚く。ある研究では、被験者は偽の銀行強盗事件を捉えた三〇秒間の映像を見せられた。二日後に、目撃者の証言を求める際によくあるように、強盗行為がどのぐらい続いたと思うかと質問された。答えの平均は一四七秒だった。六六人の被験者のうち三〇秒以下だと推定したのは、二人だけだった。被験者が映像を見た直後に持続時間を推定するように求められたときのほうが正解に近かったが、それでも平均は六〇秒を超えていた（二〇〇パーセントのずれだ）[15]。

時間の推定を誤る方向と大きさは、注意、興奮、恐れといった多くの要因に左右される。注意の重要性を証明する、単純ではあるが古典的な実験では、被験者は一組のトランプを、一つの山に重ねるか、色別に二つの山あるいはマーク別に四つの山に分けるかするように求められた。この課題をこなすには、山の数が増えるほど多くの注意を要するという考えに基づいたものだ。どの場合にも、被験者は四二秒間その課題をした後にストップをかけられ、どれだけの時間その課題をしていたと思うか訊かれた。山の数が一つ、二つ、四つのグループの答えの平均時間は、それぞれ、五二秒、四二秒、三二秒だった[16]。自分がしていることに多くの注意を払わなければならない人ほど、思ったより速く時間が過ぎ去ったようだ。

時間の認識に影響を及ぼす重要な要因はほかにもある。何かをしている最中に（先を見越して）時間を推定しているのか、後になって（回想して）推定しているのかだ。つまり、あなたがパリに観光旅行に行ったなら、そのときは時間が飛ぶように過ぎ去るような気がしたが、次の日になってみると、いろいろなことがあった長い一日だったと思うかもしれない。後から振り返るときには、どれだけの時間がたったと思ったかを実際に回想しているのではなく、印象深い出来事がどれだけ記憶に貯蔵されたのかに基づいて、推測による見積もりをしているかのようだ。事実、多くの場合、経過時間の認識と記憶は複雑に絡み合っている。ペンシルヴェニア大学のギャル・ゾーバーマンらによる研究では、たとえば、ヴァージニア工科大学で学生ら三二人が亡くなった悲劇的な銃乱射事件は、どのぐらい前に起こったと思うかというように、特定の出来事が起こってからの経過時間を推定するように学生に求めた。その研究で最初に明らかになったのは、平均して二二か月前に起こった出来事を、学生が三か月少なく推定したことだ。さらに、「メモリーマーカー」の効果が見られた。起こって以来、頻繁に頭に浮かんだと思った出来事ほど、前に起こったと考える傾向があったのだ。[17] あなたが二年ほど前に結婚式と葬式に一回ずつ出席し、結婚式で会った人の多くとその後偶然に会い、新婚夫婦の素敵なハネムーンとショッキングな離婚について聞いたとしたら、結婚式は葬式よりもっと以前にあったと思い込むことになるだろう。

経過時間の認識と記憶とがどれだけ結びついているかは、記憶喪失症患者の症例を見ると痛ましいほど明白になる。イギリス人のクライヴ・ウェアリングは、重い前行性健忘症を患った（昔の記憶は無傷だが、新たな長期記憶を形成することができない）。普通なら口唇ヘルペスを引き起こすヘルペスウイルスが脳炎を発症させるという、まず考えられないような事態が原因だった。クライヴはほぼ毎朝、ある時点で時計を見て、「九時、私は目覚めた」と日記に書く。九時三〇分にはその文を線で消して、「今、初めて目を覚ました」と書くかもしれない。彼は一日中、この自分だけの終わることのないループの中に囚われていて、前に書いた時間を消しては新しい時間を書き込む。ほんの数分前に起こったことの記憶の痕跡が何もないなかで、彼の脳が思いつく唯一のもっともらしい仮説は、「たった今、目覚めた」ということらしい。彼は時間の経過を認識できないようで、現在という時点に凍りついている。私たちの時間感覚は基準となる点を必要とするために、記憶と複雑に結びついており、時系列の中で基準点の位置を思い出す能力がなければ、時間感覚は永遠に損なわれてしまうのだ[18]。

時間的な錯覚

話を理解する、音楽を鑑賞する、捕球やバイオリン演奏に求められる高度な協調運動をするといったことのためには、脳は一〇〇分の一秒の数倍（数十ミリ秒）から数秒という、これまで取り上げてきたものよりずっと短い尺度で時間の流れを効果的に把握していなければならない。この尺度では自動的にタイミングを計ることが多いとはいえ、それは人とコミュニケーションをして社会生活を営む能力には必要不可欠だ。たとえば話をするときは、「バー」と「パー」のような音節の識別には、それぞれの音の要素間の間隔が重要となる。[19]手を声帯のあたりに当てれば、「バー」と言うときには両唇が離れるのと声帯が振動し始めるのがほぼ同時だが、「パー」と言うときには時間差があることがわかるだろう。さらに、単語と単語の間に入る間も、話の意味や韻律を決定するのに重要だ。たとえば、「No dogs, please（犬を連れて入らないで）」と「No dogs please（どの犬も気に入らない）」のような文を声を出して読み上げる際には、コンマの後の間が文の意味を決定するのに役立っている。[20]また、単語と単語の間に間があれば、ジミ・ヘンドリックスの曲の歌詞、「excuse me while I kiss the sky（空にキスする間、待ってくれ）」を「excuse me while I kiss this guy（この男にキスする間、待ってくれ）」と聞き間違えるようなことはなくなる。音の時間的な特徴を正確に分析するという脳の能力がいかに並外れたものかは、音の高低の情報が皆無でも人はコミュニケーションができるという事実を見れば、いちばんわかりやすいかもしれない。モールス信号を使い慣れた人は、単一の音の、長さと間隔だけを頼りに、一分間に三〇単語以上伝えることができるのだ。

一秒以下の出来事の時間を正確に計ることは誰にとっても重要なのに、この範囲の出来事についての私たちの認識は、数多くの錯覚と歪みの影響を受ける。[21]一例として、

「止まった時計の錯覚」が挙げられる。秒針（滑らかに動くものではなく、カチッカチッと進むもの）のついたアナログ時計を持っていたら、ときおり秒針に視線を移したときに、「あれ、止まっている」と一瞬心の中で思ったものの、次の瞬間にはもう、自分の思い違いだとわかったという経験があるかもしれない。最初に秒針に目をやったときには、一秒はこれぐらいだと思う時間よりも長い間、動かないままのように思える。それは、まるで一瞬、時間が伸びたか止まったかのようなので、そのため「時の停止（クロノスタシス）」とも呼ばれる。この錯覚は、注意や動作や心の中の期待が変化することに関係している。また、見ている対象の物理的特徴にも持続時間の推定は影響を受け、一般に対象の物理的特徴に注意を惹かれれば惹かれるほど、長く持続したように思える。たとえば、コンピューター画面に示された顔の画像の持続時間を判断するように求められたら、怒っている顔は笑っている顔の画像よりも長く続いたと判断することになる[22]。

一秒ほどのこの短い尺度では、脳は時間をかなり勝手に書き換える。時間を歪ませるだけでなく、時系列の中で出来事を削除したり挿入したり、出来事が実際に起こった順序を入れ替えたりしているのだ。私たちはみな、雷鳴と稲光が同時に発生することを知っているが、できれば雷鳴が聞こえるよりずっと前に稲光を目にしたいものだ。光は音のおよそ一〇〇万倍速いので、何キロメートルも離れた出来事だけでなく、日常の出来事についてもかなりの時間差を引き起こす。オーケストラの演奏会で、奏者がシンバルを鳴らすのを見たとしたら、シンバルが打ち合わされたのと同時に音が聞こえるだろうか？　たとえ一〇〇メートル離れた安い席であっても、答えはイエスだ。この距離では、シンバルからの光子と空気振動が到着する時間差は、実際にはおよそ三〇〇ミリ秒ある。これは取るに足りない長さではない（短距離選手がスタートを切るのに十分な時間だ）。だが脳は勝手に「調整」をして、同時だという知覚を生み出している。つまり、脳は音が追い着くまで、視覚刺激の到着を知覚するのを遅らせているのだ。

私たちはどんなときにも、目や耳や体から感覚情報を受け取っている。だが、意識に上るのはこうした入力のごく一部で、しかも意識にうまく上る情報もたっぷり処理されている。削除されるものもあれば、修正されたり、そっくりでっち上げられたりするものもある。意識レベルで知覚されるものなど、言ってみればマーケティング部が体裁良くまとめたものにすぎないのだ。被験者に、音が聞こえたのと明かりが点灯したのと、どちらが先だったかを判断させた研究を考えてみよう。音はつねにヘッドホンを通して送られた（つまり、音速が遅いせいで生じる有意の遅延はない）。光源は、被験者からさまざまな距離に置かれた。光源が近くで、音の開始が点灯の五〇ミリ秒後だったときは、被験者は光が先だったと正確に報告した。だが、光源が五〇メートル離れて置かれたときには（この場合でも、光が網膜に届くのにかかる時間にほとんど差はない）、やはり音が点灯の五〇ミリ秒後だったとしても、被験者は音が先だったと報告した。つまり脳は、遠くの出来事によって発生した音は遅れて聞こえるという事実に基づく調整をし、音が点灯の前だったという錯覚を生み出しているようだった。[23]過去の経験と矛盾しない知覚認識を得るために、脳は視覚と聴覚の刺激の相対的な到着時間を「ごまかす」。知覚した出来事の時系列を編集し、音の到着を切り取り(カット)して光の前に貼りつけ(ペースト)するのだ[24]。この編集作業のおかげだ。

私たちがこの世の出来事を見事に一貫した形で捉えられるのは、この編集作業のおかげだ。音と光景は脳に別々の時間に到着するにもかかわらず、実際に関連する出来事が互いに結びつくように、手際良く処理される。脳への到着時間はどうであれ、シンバルが打ち合わされる光景はそれが生み出す音と一致しているという錯覚を、脳は一生懸命に提供する。映画に出てくる女優の唇の動きと声は、時間的な整合性を与えられ、映像と音声が一致しているという知覚認識を生み出す。脳が私たちに注意を促すのは、音と光景がひどいずれを起こしたときぐらいだ。質の悪い吹き替え映画を観ているときのように。

だが、出来事のほんとうの順序を正しく感知できない状況が悲劇的な結果を生み、何百万もの人の人生に影響を及ぼすこともある。私が言っているのは、もちろん、審判によって下される判定だ。多くのスポーツでは、二つの出来事はどちらが先に起こったか、あるいは同時に起こったかを判断するのも審判の仕事だ。バスケットボールでは、シュートする選手の手からボールが離れたのは終了のブザーが鳴る前だったのか後だったのかを、審判は判断しなければならない。前であればポイントが入り、後であれば入らない。だが、脳のバグが最大の猛威をふるってきたのは、そう、ワールドカップの試合だ。多くのサッカーの試合が、そしてそれゆえ国の運命が、オフサイドのルールを正確に適用できない審判の認めたゴール、あるいは無効にしたゴールによって決められてきた。オフサイドの判定が下されるのは、攻撃側の選手が守備側の最終ラインの選手より前にいる味方の選手にパスを出したと審判が見なした場合だ。つまり審判は、パスが出される瞬間の、二人の動く選手の相対的な位置を判断しなければならない。二人の選手とパスを出す選手は、たいていフィールド内の離れた位置にいるので、審判は判定するために視線を移さなければならないことに注目してほしい。研究結果によると、オフサイドの判定は最大で二五パーセントが間違って下されるという。誤審の原因として、人が視線を移すには一〇〇ミリ秒かかることと、二つの出来事が同時に起こったとしたら自分が注視していた出来事が先に起こったと判断しがちだということの二つが挙げられる。[25]

ここにはさらに、「フラッシュラグ効果」と呼ばれるじつに興味深い錯覚が絡んでくる。動いている物体を見ているときに別の出来事が起こったら、動いている物体が実際の位置より先にあると知覚してしまう傾向が私たちにはあるのだ。[26]コンピューター画面の左から右に丸い点が動いていて、点が画面の真ん中に達したちょうどそのときに、その真上に別の点が突然一瞬だけ現れたら、両方とも真ん中にあるにもかかわらず、動いている点が上の点よりも右側に進んでいるように見えるだろう。これと同じ理屈で、攻撃側のいちばん前の選手は味方がパスを出すときに走っていることが多いために、実際の位置よりも前方にいると審判が認識する結果になりかねない。人間は、出来事が起こった時間順序をあくまで厳密に判断するようには進化してこなかった。だから、どうやら審判の脳は、私たちから要求される課題を成し遂げるように配線されているわけではないようだ。[27]

脳が、私たちの知覚から一コマをあっさりと削除する場合もある。友人の顔を見ながら、両目を左右に何度か動かすように頼んでみよう。すると、友人の目がまあまあスムーズに動くのを見ることができるだろう。さて、今度はあなたが鏡で自分の顔を見ながらこの課題をしてみよう。瞳が左端と右端にあるときは見えるが、途中は何も見えない。その間に起こったことの映像はどこに行ったのだろう？　それは削除されたのだ！　これは「サッカード・ブラインドネス」と呼ばれている。視覚的自覚は、連続した、途切れのない出来事のように思える。だが私たちの目は通常、一つの物から別の物へのジャンプを繰り返している。このサッカードという現象は、比較的短い出来事とはいえ、およそ一〇分の一秒（一〇〇ミリ秒）かかる。この間の視覚入力は消えてなくなるが、その結果生み出されるギャップは削除され、視覚的な意識の流れは継ぎ目のないものになるのだ。

あなたはこの文章を読むとき、一つ一つの単語に意識を向けてはいない。個々の単語を苦労してつなぎ合わせて、文の意味が通った物語を生み出すのではない。そうではなくて、単語や句を意味の塊ごとに無意識に区切って、ここぞという切れ目でその文の意味を意識的に把握する。次の二つの文は、これをよく表している。

The mouse that I found was broken.（私が見つけたマウスは壊れていた。）

The mouse that I found was dead.（私が見つけたマウスは死んでいた。）

どちらの文でも、「マウス」の正しい意味は文末の単語によって決まる。それでも、文末の語まで行き着いてから「マウス」の当初の解釈が変わったと感じることは、あまりないだろう。この二文を読んだり、聞いたりするとき、脳は「マウス」の意味をさかのぼって編集し、文末の単語によって決まる文意に合わせる。脳は文末まで待ってから、文の意味を意識の中に送り込まなければならなかった。個々の単語の認識が、語順どおりにリアルタイムに生じてはいなかったことは明らかだ。認識は「一時停止」し、無意識の処理が文意の合理的解釈に至るのを待つ。この種の観察結果に基づき、意識そのものがどの程度まで錯覚であるかということと、意識は現実世界に起こっている出来事をオンラインで途切れなく描写するのではなく、事後に構築するということが指摘されてきた。そうした構築のためには、時間の塊をカットしたり、ペーストしたり、遅らせたりして、外界の出来事を都合良く描き出す必要がある。

脳はどうやって時間を知るか

脳が時間を知る能力がどれほど重要か、また、私たちの時間感覚がどこまで歪みうるかはこれでわかった。だが、最も重要な問題はまだ手つかずだった。ニューロンとシナプスから成る計算装置は、どうやって時間を知るのだろう？　色を識別するのがどういうことかは、ある程度わかっている。光の波長に応じて、網膜の違う細胞集団（それぞれが三種の感光性タンパク質のうち一つを含んでいる）が活性化し、細胞集団はその情報を、色覚にかかわる皮質領域のニューロンに伝える。だが、色とは対照的に、私たちは時間を知覚したり測定したりする受容器や感覚器官を持たない。[28]それにもかかわらず、誰もが短い期間と長い期間を区別し、時間の経過を感じると言うからには、時間を測定できるに違いない。

今の世の中では科学技術を使い、時間の経過を一六桁を超える範囲で把握している――GPS（全地球測位システム）に使用される原子時計の精密な「ナノ（一〇億分の一）秒」から、地球が太陽の周りを一周する「年」という単位の時間まで。私たちはこの両極の間で、日常の活動を支配する「分」と「時間」をつかみ続ける。これほど幅広い時間の計測に同じ科学技術が使えることは、注目に値する。原子時計は、違う人工衛星から届く信号のナノ秒単位のずれの計測にも、携帯電話の時刻合わせにも、「絶対」時間をカレンダー時間に合わせる微妙な調整（地球の自転のわずかな遅れにより、太陽時は原子時計で計る時間と正確には一致しない）にも使われる。デジタル腕時計でさえ、一〇〇分の一秒単位から月単位まで、およそ九桁という驚くほど幅広い時間の計測に使われる。

自然界の動物も負けず劣らず、驚くほど幅広い時間の経過を把握し、その範囲は数マイクロ秒（一〇〇万分の一秒）から一年の季節の移り変わりにまで及ぶ。哺乳類と鳥類は、音がするのは左か右か、たやすく聞き分けられる。音が一方の耳と比べてもう一方の耳に届くのにかかる余分な時間（人間の場合、右の耳から左の耳まで達するにはおよそ六〇〇マイクロ秒かかる）を脳が感知できるおかげだ。これまで見てきたように、一〇ミリ秒から一〇〇ミリ秒という単位で時間の経過を把握するのは、コミュニケーションにとって重要だ。これは動物にも当てはまる。神経系は睡眠／覚醒サイクルと餌を食べる時間を制御するために、時の経過を時間単位でつかみ続ける。そして、多くの動物は繁殖と冬眠のサイクルを決める季節の移り変わりを月単位で追い、予期する。

つまり、現代の科学技術と生物の両方が、広範囲の尺度で時間を知る必要性に直面している。意外なのは、科学技術と自然がとった解決策が似ても似つかなかったことだ。時間を知るための生物的解決策は、人間の作った時間計測装置とは正反対で、時間の尺度によって根本的に違う。赤信号がいつ青に変わるか予測するのに脳が使う「時計」は、睡眠／覚醒サイクルを制御する「時計」とも、音が右耳から左耳に達する時間の測定に使われる「時計」ともまったく無関係だ。言い換えれば、体内時計には秒針さえなく、歌のリズムを刻むのに使う時計には短針がない。[29]

脳内のさまざまな時間計測装置のなかでは、体内時計の仕組みが最もよく理解されているだろう。人間も、ショウジョウバエも、単細胞生物ですら、日々の明暗サイクルを把握している。[30] なぜ単細胞生物が一日の時間を気にするのだろうかという疑問を抱く人もいるかもしれない。単細胞生物の体内時計を進化させた原動力の一つは、おそらく太陽の紫外線の有害な影響だった。紫外線は細胞分裂に必要なDNA複製の最中に、突然変異を引き起こすことがある。単細胞生物は皮膚のような保護器官を持たないため、光に誘発されて複製の誤りを起こしやすい。そのため、夜間の分裂が複製の成功率を高める一つの手段となり、夜の始まりを予期して必要な細胞の働きを日没前に準備することで、複製が最適化された。

何十年にも及ぶ研究によって明らかにされたとおり、単細胞生物、植物、動物を問わず、体内時計は以下のような細胞内の精巧な生化学的フィードバック・ループに基づいて機能する。DNAが「転写」という過程を通じてタンパク質を合成し、体内時計にかかわるタンパク質が一定の濃度に達すると、タンパク質は自らが合成された原因であるDNA転写プロセスを抑制する。タンパク質が分解すると、DNA転写とタンパク質の合成がまた始められる。[31] けっして偶然ではなく、このサイクルにかかる時間はおよそ一日だ。体内時計の細部や関係するタンパク質は生物によって違うが、基本的戦略は単細胞生物から植物や動物まで本質的に同じだ。

もっと短い時間の尺度についてはどうか？　電話の呼び出し音が次に鳴るタイミングを、私たちはどうやって予期するのだろう？　モールス信号の信号音の短点（トン）と長点（ツー）をどうやって区別するのか？　動物と人間がミリ秒や秒の単位で時間を知ることを可能にしている神経系の仕組みはいまだに解明されていないものの、多くの仮説が示されている。この数十年間、脳が時間を知る仕組みの有力なモデルとされてきたものは、人間の作った時計と怪しいまでに似ていた。大まかな考え方は、一部のニューロンが一定の周期で活動電位を発生させ、別のニューロン群がその神経ペースメーカーの刻む「コチコチ」を数えるというものだった。もしペースメーカーが一〇〇ミリ秒ごとに「コチ」と刻むとすれば、一秒が経過したとき、計数ニューロンは「一〇」を示している。計算ユニットとして見れば、一部のニューロンは優れたペースメーカーであり、呼吸や鼓動などは拍を刻み続けるニューロンの能力に依存しているから、それは好都合だ。あいにく、ニューロンはもともと数えるようには設計されていない。時間の計測は、脳がリズムを刻む能力よりも脳内の動力学に頼っているようだ。時間計測装置を考案しようとすると、振り子の振動のような周期的な出来事について考えがちだが、時間とともに変化あるいは進行する（つまり動的な）システムの多くが、時間を知るのに使える。たとえば、誰かが池に小石を投げて、その小石が落ちた場所から同心円状の輪ができるところを想像してみよう。波紋の形を別々の時点で撮影した二枚の写真を手渡されたとする。波紋の直径から、どちらの写真が先に撮影されたか、難なくわかるだろう。さらに、実験と計算を重ねれば、二枚の写真は小石が投げ入れられた時点からどれだけ後に撮影されたかもわかる。つまり、たとえ時計がなくても、池の動力学を利用すれば時間がわかる。

ニューロンのネットワークも、やはり時間を知るのに使える複雑で動的な系だ。ある仮説によれば、どのニューロン群が活性化しているかを把握することにより、一つひとつの時点をコード化できるかもしれないという。まず「ゼロ時」の時点で、あるパターンのニューロン活動が引き起こされ、その後、再現可能な一連のパターンを繰り返しながら、徐々に変化していくというのだ。言うなれば「集団時計」だ[32]。想像してみよう。夜、高層ビルの窓を見ると、一つひとつの窓から、その部屋の明かりがついているか消えているかがわかる。さて、何らかの理由で――各部屋にいる人の勤務時間が一人ひとり違うせいかもしれない――毎日、同じパターンが繰り返されるとしよう。点灯するのが、ある窓では日没と同時、別の窓では日没の一時間後、また別の窓では日没と同時に点灯して一時間後に消灯し、その三時間後に再び点灯する。一〇〇個の窓があれば、二進数を連ねて、各時点でのビルの「状態」を、日没時には1－0－1……、日没の一時間後には1－1－0……といった具合に書き表すことができるはずだ。数字はそれぞれ、ある窓の中の明かりがついている（1）か消えている（0）かを表す。ビルは時計として設計されていないにもかかわらず、このビルを使えば、窓の明かりのパターンによって時間を知ることができるのがわかる。

このたとえでは、一つひとつの窓が「オン」（活性化）あるいは「オフ」（静止）状態のニューロンに相当する。このシステムが作動するためには、パターンが再現可能でなければならない。だが、なぜニューロンのネットワークが再現可能なパターンで発火を繰り返すことなどあるのか？　それは、まさしくそれがニューロンのネットワークの得意技だからだ！　ニューロンの振る舞いはたいがい、自分が結びついているニューロンが一瞬前にしていたことによって決まり、そして、それらのニューロンがしていたことは、ほかのニューロンがさらに一瞬前にしていたことによって決まる。[33]　したがって、ニューロンの活動の最初のパターンが同じであれば、一連のパターン全体が、繰り返し発生する。動物が特定の課題に取り組んでいるときの一つのニューロンやニューロン群を記録した複数の研究から、原理上は、そうしたニューロンが何秒間かにわたる時間を知るのに利用できるという結果が得られている。[34]

これに関連するのが、活性ニューロンのネットワークは、入ってくる刺激とネットワークの内部状態との相互作用の結果、時とともに変わっていくという考え方だ。池のたとえに話を戻そう。静かな水面に同じ小石を何度も落とせば、毎回、波紋から同じ動力学的パターンが観察されるだろう。だが、一個目のすぐ後に二個目の小石が同じ場所に落とされれば、違う波紋のパターンが現れる。二個目の小石が作るパターンは、落ちたときの池の状態（小さな波の大きさ、数、間隔）との相互作用の結果だ。二個目の小石が落ちたときの波紋のパターンの写真を見れば、二個の小石がどんな間隔で落とされたかが割り出せる。この筋書きで重要なのは、時間は「非線形」にコード化され、そのため通常の時計の規則には従わないことだ。「コチ」と四回刻めば、二回のときの二倍の時間が経過したというように、時間を都合良く線形に計測できるようなリズムはない。そのかわり、池の水面で相互に作用する波紋のように、脳は時間を、神経活動の複雑なパターンでコード化する。とはいえ、脳がどうやってミリ秒から秒単位の時間を知るかはまだ解明されておらず、研究の今後の進展を待たなくてはいけないことに変わりはない。そもそもニューロンが進化したのは、単純な生物が食物源になりそうなものを感知してそれに近づいたり、危険が迫っているのを感知して逃げたりできるようにするためだった。こうした行為は時間の流れの中で起こったが、そのために生物が時間を知る必要はなかった。だから、原始的な形のニューロンは、時間を知るように設計されてはいなかった。だが、進化の軍拡競争が進むにつれ、適切な時機に反応する能力――ほかの生物がいつ、どこにいるか予想したり、これから起こる出来事を予測したり、最終的には時とともに変化する信号を使ってコミュニケーションしたりする能力――は、計り知れないほどの選択的優位性をもたらした。さまざまな適応と戦略が少しずつ出現し、ニューロンのネットワークは、一ミリ秒未満から何時間にも及ぶ出来事の長さを計れるようになった。それでも、あらゆる進化のデザインと同様に、時間を知る能力は行き当たりばったりに進化した。だから、完全に欠けていたり、後から間に合わせにつけ加えられたりした機能が多かった。体内時計を考えてみよう。地球上に何かしら生物が存在するようになってから三〇億年の間、ものの数時間で地球を半周した生物は一つもなかったようだ――二〇世紀までは。すばやくリセットできるような体内時計を作る進化の圧力は、いまだかつてなかった。その結果が時差ぼけだ。大陸や大洋を横断した旅行者なら誰でも知っているとおり、睡眠のパターンと精神の全体的な安定が、アメリカから日本へ飛んだ後、数日間は損なわれる。手首にはめた腕時計とは違い、私たちの体内時計は、命令一つでリセットできるものではない。

長期的な思考の効用

進化につきものの非体系的な設計過程を経た結果、私たちはそれぞれ特定の時間的尺度を専門とする生物的時間計測装置の寄せ集めを持つに至った。脳が時間を知るのに使う多様で別個の戦略のおかげで、人間と動物はいろいろなことができる。たとえば私たちは、話し言葉やモールス信号を理解したり、赤信号が青信号に変わるまでの時間が妙に長くないか判断したり、退屈な講義がもうすぐ終わるはずだと予想したりする能力を持っている。だが、時間を知るために脳が使う戦略は、多くの脳のバグにもつながる。そうしたバグのなかには、主観による時間の延び縮み、感覚刺激の実際の順番をひっくり返す錯覚、原因と結果の間の妥当な時間のずれについての先入観から生まれる心理的盲点、行動の短期的影響と長期的影響を正しく天秤にかけることの難しさなどが含まれる。この最後のバグは、ずば抜けて劇的な影響を私たちの人生に及ぼす。

二〇〇八年に始まった金融危機はこのバグと密接につながっているという主張もできそうだ。金融破綻の原因の一端は、一部の住宅購入者に住宅ローン返済能力がなかったことにある。そうした住宅ローンのなかに、私たちの短期的バイアスにつけ込むために作られた「インタレスト・オンリー・ローン」があった。これは、当初は利息だけを支払い、元本返済を後回しにするローンだ。家を持つという短期的見返りは、しだいに返済額が増して払い続けられなくなるローンという代償があっても、大勢の人にとってあまりに魅力的だったのだ。

また、目先のことしか考えない政府による経済面での意思決定が、多くの州や国家を蝕んできた。政府はしばしば無謀な借金を重ねながら増税を拒み、短期的緊縮財政の痛みを避けようと、近視眼的な取り組みをしてきた。そうした政策は長期的に見ると、少なくとも将来の世代に重荷を背負わせ、ひどい場合には経済的破綻につながってきた。

現代の世界では、長く充実した人生を健康に送るための最善の方法は、一〇年単位で長期的計画を立てることだ。現生人類が将来に備える能力を持つからこそ、私たちは自分と家族の教育、住居、安定した暮らしを確保できる。この技能は、進化による神経系の最新のアップデートの賜物だ。具体的には、前頭皮質がしだいに拡大するとともに、過去や未来といった抽象概念を抱く能力だけでなく、短期的見返りに集中しがちな原始的な脳構造を場合によっては抑制する能力が増した。だが、将来に備える能力は生まれつきのものではない。適切なハードウェアさえあればいいわけではなく、言語、文化、教育、練習に負う部分もある。初期の人類はそうした神経系のハードウェアを持っていたが、長期にわたる時間の概念化に役立つ言語や、過ぎ去った年月を測定して数値化する手段や、長期の計画作りに取り組む意向は持っていなかったようだ。[35]

即座に満足感を得たいという衝動を抑える能力が、多くの建設的な人格特性の目印となると考える科学者もいる。六〇年代後半に初めて行なわれた有名な「マシュマロ実験」では、心理学者のウォルター・ミシェルらが四歳児の前にマシュマロ（あるいはほかのおやつ）を一個載せた皿を置き、こんな条件を出した。実験者は用事で部屋を出るが、間もなく戻る。実験者が戻るまで、マシュマロを食べずに（あるいは実験者を呼び出すベルを鳴らさずに）待てれば、その子はマシュマロを二個食べることができる。マシュマロが手つかずで残っていた平均時間はおよそ三分だったものの、すぐさま食べた子もいれば、実験者が戻るまで一五分間ずっと待った子もいた。八〇年代に入って、研究者たちはこの実験の被験者を追跡調査して生活ぶりを調べることにした。その結果、四歳のときに我慢できた時間の長さと、一〇年あまり後のＳＡＴ（大学進学適性テスト）の得点には（弱いながら）相関関係があることがわかった。その後の研究により、欲望を満たすのを遅らせる能力と、そのほかの認知的課題の成績の間には相関関係があることも、明らかになった。[36]逆に、衝動性を薬物依存や肥満と関連づける研究もいくつかある。[37]

寿命が短く、突然の病気や、食物の有無、天候に生存が左右されていた世界では、長期的な計画を立てるのに伴うややこしい問題に対処する利点はほとんどなかったかもしれない。だが、現代の世界ではその逆が言える。人間にとって最大の脅威は、長期的な思考の欠如から起こることが多い。それにもかかわらず、現在志向バイアスを進化によって受け継いだ結果、私たちは先々のことを考えずに判断を下しがちで、その影響は自分の健康と金銭にかかわる判断だけでなく、投票にまで及ぶ。なにしろ、有権者の近視眼的思考につけ込んで短期的「解決策」を公約に掲げ、実際に問題を解決しようとしない候補者が選ばれがちなのだから。子供から大人へとまともに成長するために必要な一要素はまさに、先を見据えた戦略を考え、選ぶこと、いわば、おまけのマシュマロを待つことの習得だ。だがたいがい、それは大人になってからでも訓練と教育によって伸ばせる技能であり、それを最も確実に習得するには、短期間に欲望を満たそうとする激しい衝動が、理性的だとされる私たちの判断にどれほど影響するかを意識的に自覚するにかぎる。

第5章 必要以上に恐れる

恐怖はたいていの政府の基盤だが、それはきわめて卑しく野蛮な感情であり、人間の心を支配し、その人間をはなはだ愚かで惨めにするため、アメリカ人は恐怖に基づいたいかなる政治制度も認めることはないだろう。

——ジョン・アダムズ、一七七六年

そして、アメリカが二〇〇一年九月一一日以前の時代へ、危険な世界の中の偽りの安楽へと戻ることはないだろう。

——ジョージ・W・ブッシュ、二〇〇三年

恐れはさまざまに姿を変えて、私たち個人の生活や社会全体に途方もない影響力を揮う。飛行機に乗ることを恐れるために旅行をやめる人がいるだけでなく、飛行機に乗らなければならない仕事を断る人もいる。犯罪を恐れるために、どこに住むか、銃を買うかどうか、場所によっては赤信号で止まるかどうかの判断が左右されることがあるかもしれない。サメを恐れるために海に入らない人もいる。歯科医や健康診断を恐れるあまり、重大な健康問題を放置する人もいる。そして、自分たちと違う人への恐れは差別のもとであることが多く、ときには戦争の片棒を担ぎかねない。だが、私たちが抱く恐怖は、私たちに最も害を及ぼしそうなものを忠実に反映しているのだろうか？

アメリカでは、一九九五年から二〇〇五年までの一〇年間に、およそ四〇〇〇人が雷に打たれて亡くなっている。同じ期間に、約三二〇〇人がテロで亡くなり、七〇〇〇人が天災（ハリケーン、洪水、竜巻、落雷）で命を落とした。[1]　このような死者数のどれもが、殺人による死者約一八万人よりもはるかに少ない。殺人による死者の数も、自殺者数三〇万人や自動車事故による死者四五万人より少ない。同様に、これらの死者数はどれも、その一〇年間に喫煙関連で亡くなった約一〇〇〇万人や、心臓病による死者六〇〇万人と比べてはるかに少ない。[2]

このような数字を見ると、私たちが恐れているものと実際に私たちの死因となるものにはあまり関係がないようだ。多くのアメリカ人は自動車事故や心臓病よりも殺人やテロを恐れていると言って間違いないだろう。[3]　とはいえ、死者の数からすれば、殺人やテロの危険は比較にならないほど小さいのだ。それなのに、心臓病や自動車事故による死よりも、殺人やテロによる死のほうが恐怖を引き起こしやすく、ローカルニュースで放送する価値があるのはなぜだろうか？　一つには、テロの類は予測不可能で、無作為で、年齢とは無関係に犠牲者が出るからかもしれない。それに引き換え、心臓病の危険因子は誰もが知っているし、心臓病によって命を奪われる可能性は二〇歳の人よりも七〇歳の人のほうが高いことも周知のとおり。だが、自動車事故もまったく予測不可能で年齢に関係なく犠牲者が出ることを考えると、これでは説明がつきそうにない。殺人やテロを必要以上に恐れるのは制御できるかどうかに関係しているということも考えられる。テロはその性質上、犠牲者にはどうしようもない。だが、自動車事故に巻き込まれることは、自力である程度防げる。この解釈には一理あるようだ。なぜなら、ストレスと不安を和らげるには、制御不能という問題の解決が重要な要素だということがしっかり実証されているからだ。[4] それにもかかわらず、同じ旅客機の墜落でも、もともとテロが原因のほうが機械の故障の場合よりも多くの恐怖を引き起こし、怒りをかき立てる――おそらく乗客にとっては、機械の故障のほうがなおさら自分の手には負えないというのに。殺人やテロが自動車事故や心臓病よりも大きな恐怖を引き起こす理由はたくさんあるだろうが、おもな理由は、私たちが生まれつき、現代のたいていの危険よりも他人による攻撃的な行為を恐れるようにできていることだと思われる。

動物が捕食者や有毒な動物や敵など、命を脅かす危険に対して確実に先回りして反応できるように進化が与えたのが恐れだ。恐れが持つ適応上の価値は明らかだろう。種を絶やさないためには、子孫を残すまで長生きするのが原則だからだ。私たちは、この進化の計らいのせいで特定のものを恐れる。何百万年も前の先祖たちにとって、それらがたしかに危険だったからだ。だがこの現代に、先史時代以来の遺伝子のささやきはどれだけふさわしいのか？　あまりふさわしくはないだろう。神経科学者のジョゼフ・ルドゥーら多くの人が指摘してきたように、「私たちの環境は初期の人間が生きていた環境とはまったく異なるので、祖先にとっての危険について学習するように遺伝的にできている私たちは、厄介な状況に陥る可能性がある。たとえば、私たちの世界ではさほど危険でないものに対して、恐怖心を抱くときがそうだ[5]」。

認知心理学者のスティーヴン・ピンカーはこう指摘している。「恐れるというのは適応であって、神経系のたんなるバグではないということを示す最も有力な証拠は、捕食者のいない島で進化する動物が恐怖心をなくし、どんな侵入者にも無防備になっていることだ[6]」。実際、無人の火山島にうまく移り棲んだ種（たいていは鳥類や爬虫類）は、楽園に身を置いたことになる。捕食者（多くは陸生の哺乳類）が島に渡る手段がなかったからだ。最初に棲みついたこれらの種は、ほとんど捕食されずに何十万年あるいは何百万年にわたって進化したために、大陸に棲む同種の生き物が明らかに持っている恐れや臆病さを「なくした」のだ。ガラパゴス諸島で遭遇した鳥類や爬虫類は恐れを知らないので、じつに簡単に捕獲して殺せると、ダーウィンはこともなげに述べている。「ここでは銃はほとんど必要ない。というのも、私はタカを銃口で押して木の枝から落とせたぐらいだからだ[7]」。恐れの喪失は種が適応するのを助けたのだろう。まわりの雑音をいちいち気にしない個体は、集中して採餌や繁殖に励めたからだ。だがそれは仇にもなった。やがてネズミ、猫、犬、人がそのような島にたどり着いたとき、恐れを知らない在来種は、自然というレストランが提供するファストフードと化した。恐れを失ったことが大きな要因となって絶滅した種はたくさんあり、一七世紀に姿を消したモーリタニアのドードー鳥もその一例だ。

たしかに、恐れ自体はバグではない。少なくとも、最初に神経系にプログラムされたときと同じ状況で表れるときには。だが、コンピューターの場合と同じで、ある状況では正しくて役に立つものが、ほかの状況ではバグになることもある。[8]私たちの神経系のオペレーティング・システムの恐怖モジュールはあまりに時代後れであるため、見当違いの恐れ、心配、一風変わった恐怖症の原因となっている。そして恐れにかかわる脳のバグの最も深刻な影響は、私たちが恐怖心を煽られやすくなったことだ。

生まれつきの恐怖と学習した恐怖

恐れるものは山ほどあるのに、時間はほとんどない。何を恐れるべきで何を恐れるべきでないかを、脳はどうやって決めるのだろう？　多くの場合、何を恐れるかは遺伝子に組み込まれているというのがその答えだ。生まれつき恐怖心を持つことは、食物連鎖の底辺にいる動物にとっては、とりわけ有益な戦略かもしれない。学習には当然ながら経験が必要だが、食べられてしまったら、試行錯誤による学習ができないからだ。

ネズミは猫を恐れ、ガゼルはライオンを恐れ、ウサギはキツネを恐れる。これを含め、多くの場合、餌となる生き物が捕食者に対して抱く恐れの少なくとも一部は遺伝子によって伝達される[9]。生まれつきほかの動物を恐れる動物もいるという事実は、一九四〇年代に動物行動学者のコンラート・ローレンツとニコ・ティンバーゲンによって初めて明らかにされた。彼らは、たとえガンのひながタカをまったく見たことがなくても、頭上を飛ぶタカ（実際は木の模型）の影を目にするとうずくまったり、走って逃げたりするような防衛行動をとることを示した。ひなは、頭上を飛んでいる物体なら何にでも反応するのではなく、動いている物体の形の識別もしていた。仲間のガンによく似た、長い首と短い尾を持つ模型よりも、タカによく似た、首が短く尾が長い模型を怖がったのだ[10]。このような結果はかなり驚くべきものだ。頭上を飛んでいる物体に対する恐れが生まれつきのものだということだけでなく、物体の形が遺伝子に何らかの方法でコード化され、それがニューロンのネットワークに翻訳されるということも意味するからだ。事実上、遺伝子コードには「左右に二つの突起があって、『尾』に対して『首』が短い、動いている物体から逃げろ」と書かれているのだ。生まれつきの記憶（「系統発生的」記憶）はDNAにコード化されているが、DNAは頭上を飛んでいる物体を感知しないし、動物を逃げ出させることもない。見ることや逃げることはニューロンに頼っているのだ。コンピューター・プログラマーが書いたコードは、コンピューターが「理解」できる一連の命令に翻訳しなければならないのと同様、遺伝子にコード化された情報もどうにかして神経系ハードウェアに翻訳しなければならない。神経科学者は、視覚系の神経ネットワークがどう形を識別できるのか、ある程度わかっているが、恐れを引き起こす刺激がどのように遺伝子にコード化され、神経ネットワーク内で実際に作用するのかは謎のままだ。

進化によって、動物が特定の刺激（たとえば、捕食者の匂いや外見）を恐れるようにプログラムされたという事実は意外ではない。驚くのは、ほかの動物の恐怖回路を操る能力を進化させたと思われる生物がいることだ。具体的に言うと、一部の寄生生物は、自分たちの目的に合うように宿主の行動を変えるという、かなり気味の悪い能力を持っている。狂犬病はその一例だ。狂犬病にかかった犬は多量の唾液を分泌する。その唾液には次の宿主に感染したくてうずうずしているウイルスが含まれている。感染した犬が一日中部屋の片隅に横たわっているだけなら、次の感染が起こる可能性はとても低い。だが、攻撃的になってほかの動物を咬んで回ると、ウイルスが宿主候補の血流の中に入り込む可能性が増す。下等な病原体である狂犬病ウイルスはまるで体を乗っ取ったかのように、犬の行動を自分の都合に合うように操るようだ。こうした、「神経寄生」をするものには、ほかに単細胞生物のトキソプラズマ原虫がいる。この原生動物は、終末宿主（訳注：寄生生物が成体期に寄生する生き物）である猫の体内でだけ繁殖できるが、そのライフサイクルにはラットなどの中間宿主への寄生が必要だ。トキソプラズマ原虫はいったんラットの体内に入ると嚢胞（のうほう）を形成する。その嚢胞はラットの体内からネコへ移らなければならない。もちろんネコはラットを食べるから、それが自然に起こることはわかっているが、この寄生虫は邪なマッチメーカーとなってラットの恐怖回路を台無しにし、嚢胞がラットからネコの胃の中へ入る可能性を増やすようだ[11]。

動物が何を恐れるべきかを遺伝子にコード化するというのは、とても貴重な進化上の適応だ。だが、ひどく融通の利かない戦略でもある。再プログラムするのに途方もなく時間がかかるからだ。新しい捕食者が現れたときに（たとえば、島に新しい動物がやって来たとき）、恐怖回路をアップデートするには何千世代も必要だろう。生きている間に何を恐れるべきかを学習する能力を動物に与えるほうが有効で、それによって捕食者を避けるためのまったく新しい戦略を立てる道が開ける。動物は、捕食者が出現する前にどんな音と匂いがするのかや、捕食者がどこをうろついていそうかを学習できる。

犬に咬まれたことのある人ならたいてい知っているように、人は何を恐れるべきかをたやすく学習できる。事実上すべての哺乳動物がこの能力を持っているようだ。恐れを学習する最も簡単な形態は「恐怖条件付け」と呼ばれる。恐怖条件付けは人間で実験できる。事前に選んでおいた画像（無条件刺激が生じることを予期させる条件刺激）を示した直後に、被験者の前腕に短い電気ショックを与える。人はショックを予期させる刺激を「恐れる」ようになるだろうというわけだ。このように脅威を与える刺激はいわゆる自律神経反応をあれこれ引き起こす——心拍数の増加、瞳孔拡張、立毛（鳥肌）、発汗などの、自動的で無意識な生理的変化を起こすのだ。発汗は皮膚伝導を利用して数値化できる。皮膚伝導は肌の二点間の電気抵抗で測定できる（これは嘘発見器で使うのと同じ測定方法だ）。実際、黄色い三角形の画像などの条件刺激に対する皮膚伝導反応は、ショックと組み合わされると増加した[12]。

マウスやラットに条件付けをして、中性刺激（無条件反応を引き起こさない刺激）を恐れるようにすることもできる。齧歯類は、命を脅かされそうな猫などの刺激に対してじっと動かないことが多い。これは「すくみ」と言われる行動だ（人間も恐ろしい状況でこの反応を示すことがわかっている）。自分にとって最も一般的な捕食者の視覚系が動作に敏感に反応するように調整されているなら、動かないことは道理にかなっている。マウスは普通、害のない音を聞いてすくむことはない。ところが、害のない音でも、音が電気ショックのような嫌悪刺激といつも組み合わさっていると、マウスはその音を怖がるようになる。そして、次にその音を聞いたときに、何のショックも与えられていないのに「すくむ」。

多くの動物にとって、恐怖条件付けはとりわけ強力な学習形態だ。人も齧歯類も同じように、特定の音や画像、匂い、場所を恐れるように条件付けることができる。このような学習経験は人によっては一生残ることもあり、犬や車の運転を怖がるような恐怖症の一因になる[13]。

恐怖回路の仕組み

神経科学者にとって、情動はかなりもどかしいものだ。定義しづらくて測定しにくいし、あらゆるもののなかで最も大きな謎である意識と分かちがたく絡み合っている。それにもかかわらず、私たちはどの情動よりも、恐れの神経科学的な仕組みをずっとよく知っている。恐れがとても原始的な情動、ことによると原初から存在する情動だからかもしれない。恐れは進化的に古い脳構造に大きく依存しているようで、愛情や憎しみといったもっと不明瞭な情動とは対照的に、動物が示す、恐れにかかわる行動や自律神経反応は明確だ。この二つの要因が相まって、恐怖の神経基盤を明らかにするという難題の解決におおいに役立ってきた。

情動の処理に貢献する、進化的に古い脳構造の一つである扁桃体は、恐れを表したり学習したりするのに欠かせない[14]。一九三〇年代に行なわれた実験によって、サルは扁桃体のある側頭葉を損傷すると、とてもおとなしくて、恐れ知らずで、情動的に単調になることがわかった。人間の場合、扁桃体を電気的に活性化すると恐れの気持ちを引き起こせる。また、威嚇的な顔やヘビなど恐れを引き起こす刺激に反応して扁桃体が活性化することが、画像研究によってわかる。さらに、左右両方の扁桃体に損傷を受けた患者は、他人の顔に表れる恐れを認識するのが難しくなる[15]（扁桃体は恐怖に深くかかわっているが、ほかの情動にも関連しており、セックスや暴力の画像などの強く感情に訴えるような刺激全般によって活性化することにも注意しなければならない）。

科学者は一世紀以上にわたり、動物をまるごと観察することによって学習について研究してきたが、今や彼らは脳というブラックボックスの中を覗き、少なくとも、恐怖条件付けのような単純な学習形態では、どのニューロンが学習を司っているのかを正確に突き止めた。ラットの扁桃体（扁桃体にはニューロンの集合体である神経核が種々あるが、より具体的には、そうした神経核の一つである外側扁桃体）のニューロンの活動を研究者が記録すると、聴覚を刺激する音にはたいてい、まったくあるいはほとんど反応が見られない。だが恐怖条件付けを行なった後では、これらのニューロンがその同じ音に反応して発火する（**図5・1**）[16]。この変化は学習と記憶の謎を解くカギを握っている。恐怖条件付けを行なう前は、音を聞いてもラットは身をすくませない。音で活性化するニューロン（聴覚ニューロン）と扁桃体ニューロンの間のシナプスがあまりに弱く、聴覚ニューロンが扁桃体ニューロンを目覚めさせるほどの大声を上げられないからだ。だが音とともにショックを与えると、それらのシナプスが強くなり、扁桃体ニューロンに行動を起こすよう命令できるようになる。生きた動物の聴覚ニューロンと扁桃体ニューロンを結ぶシナプスの強度はまだ測定できない。ただし、患者の死後、医師が臓器を取り出し、しばらく生かし続けられるのと同じように、神経科学者はラットを殺してから扁桃体を取り出して調べることはできる。研究者はこの方法によって、恐怖条件付けを経験したラットとそうでないラットのシナプスの強度を比較できる。こうした研究の結果、音を怖がるラットのほうが問題のシナプスが強いことがわかった。言い換えると、これらのラットのシナプス前聴覚ニューロンの活動電位のほうが、効果的にシナプス後扁桃体ニ

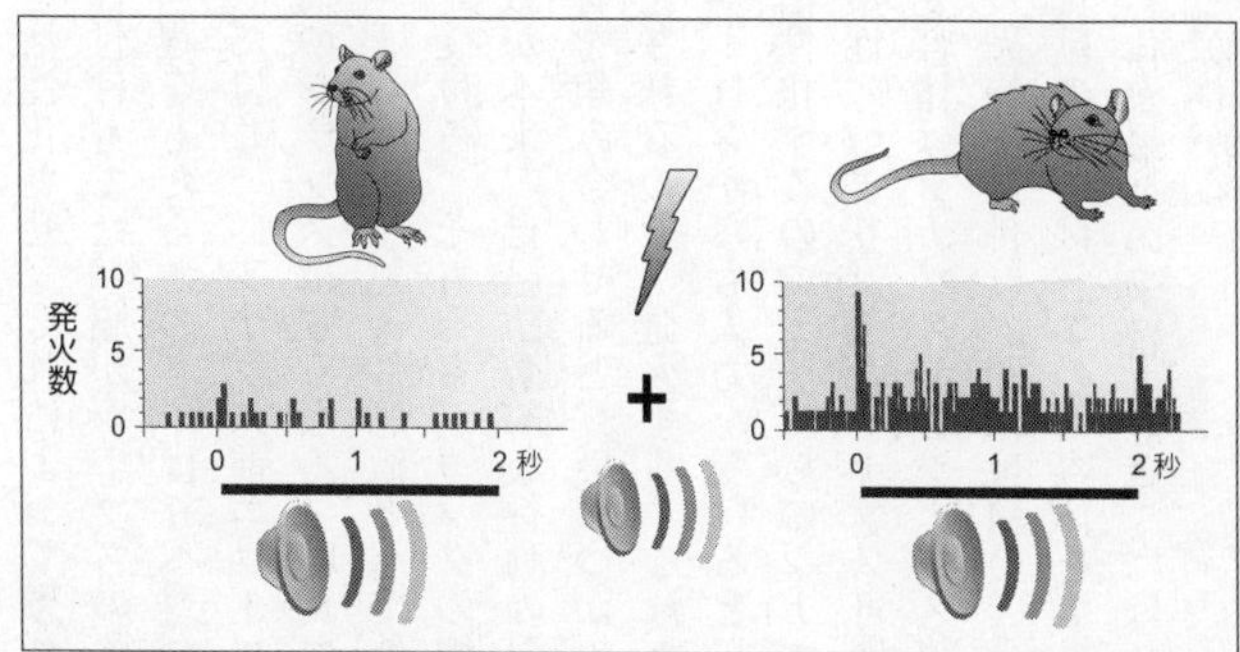

図5.1 扁桃体ニューロンの恐怖「記憶」

恐怖条件付けをしていないラットに音を聞かせても、恐怖反応を示さないし、記録されていた扁桃体ニューロンが多くの活動電位を生じることもない。恐怖条件付けの間、音の後に短い電気ショックを与える。この学習段階の後で音を聞かせると、ラットは恐怖反応を示し、ニューロンは盛んに発火する。この新たなニューロンの反応は「神経記憶」あるいは、恐怖学習の神経相関物と考えられる（Maren and Quirk, 2004; Macmillan Publishers LTD. の許可を得て一部修正）。

ューロンを活性化させ、それによって恐れを引き起こすのだ[17]。

恐怖条件付けもまた、脳がシナプスの強度を変えて情報を記録できることを示している。この過程をもたらすのもやはりヘッブの可塑性だ[18]。第1章に出てきたヘッブの法則を思い出してほしい。シナプス前ニューロンとシナプス後ニューロンが同時に活性化した場合、間のシナプスは強くなる。聴覚による恐怖条件付けの最中に起こるのがこれだ。扁桃体ニューロンは、無条件刺激として使われた痛い電気ショックについての情報を伝える入力を受ける。そもそもショックの情報を伝えるシナプスは強い。それはおそらく痛みの刺激が本来、自己防衛的な行動の引き金となりうるからだろう。だから、電気ショックに音を組み合わせると、いくつかの扁桃体ニューロンがそのショックによって激しく活性化されるので、発火する。これらのニューロンは、音により活性化されたシナプス前ニューロンからも入力を受けると、シナプス前とシナプス後の両方のニューロンが同時に活性化するので、これらのシナプスが強化される。すでに見たように、このヘッブの可塑性、つまり、連合シナプス可塑性はNMDA受容体によってもたらされる。NMDA受容体はシナプス前とシナプス後の活動の結びつきを感知する賢いタンパク質だ。実際、恐怖条件付けの間にNMDA受容体をブロックすると学習が妨げられるが、恐怖条件付けの後では、この受容体をブロックしてもラットは身をすくませるので、NMDA受容体が最初の学習（貯蔵）には必要だが、記憶の想起（読み出し）には必要ではないことがわかる[19]。

外側扁桃体のニューロンと連絡しているシナプスが神経記憶だとすると、これらの細胞が損傷を受けたら、恐れの記憶も消えることになる。トロント大学の神経科学者シーナ・ジョスリンらが行なった実験では、強化されたシナプスのシナプス後ニューロンの一部を選択的に殺してしまうと、ラットは音を聞いても身をすくませなくなった。[20]肝心なのは、これらのニューロンを殺しても、ラットが新たな刺激を恐れることを学ぶ能力が損なわれなかった点だ。これは、先ほどの記憶の消失がたんに扁桃体の全般的機能障害によって生まれたのではないことを示している。こうした研究からは、特定の恐怖をコード化している記憶を実際に消去できることが窺われる。

恐怖条件付けの根底にあると思われる脳の領域やニューロン、さらにはシナプスさえも突き止められたので、恐れが原因となる精神医学的問題のいくつかを理解し、ことによると解消さえする道が開かれた。不安症や恐怖症、外傷後ストレス障害（PTSD）などの多くの精神障害は、脳の恐怖回路のバグとでも言えるものによって引き起こされる。恐怖症は、ヘビやクモ、あるいは社会的な状況といった特定の刺激に対して不適切で過剰な恐れを抱くことが特徴だ。PTSDは、頭で考えたことや外的要因によって引き起こされる恐怖や不安に心が占められてしまう精神障害だ。たとえば、PTSDの兵士は、爆竹の音を聞いただけで戦争のストレスを再体験することがある。こうした症例では、ある種の刺激が脳内の恐怖回路を過度に活性化させてしまうようだ。となると、恐怖回路を活性化させるこうした刺激の力を無効にすることも可能なのではないだろうか?

古典的条件付けは「消去」によって取り消せる。パヴロフの犬は無条件刺激なしで繰り返しベルの音を聞かされると、やがてベルの音を聞いても唾液を分泌しなくなった。私たちの環境の中の連合は時とともに変化するので、消去は古典的条件付けにとっては本質的な要素だ。もう何の前兆にもならないベルの音に唾液を分泌しなくなるのは、そもそもベルと餌の結びつきを学ぶのと同じぐらい重要なのだ。恐怖条件付けは、条件刺激が電気ショックを伴わずに繰り返し与えられると、消去できる。この過程の研究によって、学習したことを頭から消し去る「逆学習」について、じつに興味深い見識が得られた。消去はもともと経験の記憶を消すことだと思う人もいるかもしれないが、そうではないようだ。ホワイトボードに「クリーニング店に寄ること」とメモ書きし、実際にクリーニング店に寄った後で、そのメモを消す(クリーニング店に寄ることという私の目的についての情報を復元不可能な形で消去する)こともできるし、そのメモの下に「用件完了のため、上記のメモは無視すること」と書くこともできる。恐怖条件付けの場合、脳は後者の方法をとるようだ。消去は、外側扁桃体の強化されたシナプスを弱めることによって行なわれるのではなく、元の記憶の表出を実質的に抑え込んだり禁止したりする、新しい記憶の形成によって行なわれる。[21] この方法の明確な利点は、おそらく「消去データ復活」操作の余地を残し、必要な場合、元の記憶が「再学習」しやすいところだ。恐怖症やPTSDには通常の消去の過程がなかなか利かないようだ。だが、恐怖症や

PTSDの原因となる記憶を本当に消去できる場合があるらしい。もともとの経験からあまり時間がたっていないときはなおさらだ。第2章で再固定の過程について論じたが、特定の状況下では記憶は使われるたびに、タンパク質合成を抑制する薬や新しい情報の貯蔵によって、再度消去されやすくなる。シナプスを強化する過程でシナプス自体が再び不安定に、つまり変化しやすくなるためらしい[22]。再固定の過程は、たえず変化している世界に暮らす私たちの記憶のアップデートを可能にしているので、とても価値があると考えられている。私たちのまわりの人が歳をとるにつれ、彼らの顔の記憶も書き換えられる。新たに貯蔵されるのではないのだ。

この再固定の過程を利用して、トラウマになった記憶を二段階の過程で消去できると言う神経科学者もいる。まず、トラウマになった記憶を呼び起こし、その根底にあるシナプスを再び不安定にし、次に、何らかの薬を投与するか、恐れを引き起こす刺激を与え続けるかすると、シナプス可塑性が実際に逆向きに働き、元の記憶が消去できるかもしれない。つまり、かつては危険なものを表していた記憶が「アップデート」され、当たり障りのないものを表すようになるというのだ[23]。この方法で最初の記憶が消せるかもしれないことを示唆する恐怖条件付けの研究もあるが、恐怖症やPTSDの原因となる根深い記憶についてもこの方法が有効かを見極めるには、今後の研究を待たなければならないだろう。

恐れるようにできている？

何を恐れ、何を恐れるべきではないかを、脳はどのように決めているのだろうかという問いに対して、これまで二つの答えを検討してきた。ガンがタカを恐れるように、恐れのなかには生まれつきのものがある。だが、ラットが電気ショックを伴う音を恐れることを学習するときのように、身を脅かすような出来事と結びついたものを動物が学んで覚える恐れもある。私とすれば、これですべて説明がつくと考えていてもおかしくなかった。ところが、この二つだけではないのだ。ヘビ恐怖症を考えてみよう。サルの多くの種は人間と同じようにヘビをひどく恐れる。たまたま危険なヘビに出会えば、ひどい怪我をしたり命を落としたりすることもあるので、その恐れには納得がいく。だが、サルはヘビを恐れなければならないことをどうやって知るのだろう？ ヘビへの恐怖は遺伝子にプログラムされているのか、それとも学習によって身についたのだろうか？ 筋金入りの経験主義者チャールズ・ダーウィンは著書『人間の進化と性淘汰』の中で、自分の行なった事例的な実験について述べ、この問いの難しさを浮かび上がらせている。

ロンドン動物園のサル小屋に、とぐろを巻いた剝製のヘビを入れてみた。するとその後起こった大騒ぎは、かつて見たことがないほど興味深かった。オナガザル属

［アフリカのサルの属］の三つの種のサルがいちばん驚いていた。檻の中を駆け回り、危険を知らせる鋭い叫び声を上げ、ほかのサルたちもそれを理解した。ヘビを気にしなかったのは、数頭の若いサルと一頭の年老いたアヌビスヒヒだけだった。[24]

生まれつきタカを恐れるガンとちょうど同じように、サルはヘビを恐れるように遺伝的にプログラムされていると、かつては広く信じられていた。だが、話はそれよりはるかに面白い。多くのサルの場合、ヘビへの恐れは厳密には、生まれつきのものでも学習したものでもない。じつは、ヘビへの恐れを学習する性向を生まれつき持っているのだ。野生のサルはまがい物のヘビを見せるとたいてい異常に興奮する。一方、人間が飼育したサルの反応ははるかに鈍い。つまり恐れは学習するものということになる。だがサルは、ヘビは危険だという結論に喜んでさっさと飛びつくらしい。実際、サルにヘビを恐れるように教え込むのはいたって簡単だが、花のように当たり障りのないものを恐れるよう教えるのは難しい。心理学者スーザン・ミネカらの研究によると、人間が飼育したアカゲザルは、色のついた積み木のような「中性」刺激を恐れないのと同様、本物のヘビにしろ、おもちゃのヘビにしろ、恐れなかったという。恐れは、サルが対象から身を遠ざけるといった特定の行動に加えて、ご馳走を手に入れるために対象に手を伸ばすまでにどれだけ時間がかかるか（時間がかかるとしたらの話だが）でも測定された。その後、サルたちに別のサルがヘビを見て恐れの反応を示す姿を映したビデオを見せると、この短い教育用のビデオの後では、研究室のサルも、本物のヘビとおもちゃのヘビの両方に明らかなためらいと恐れを示した。

これらの実験から、ヘビへの恐れはサルの場合一〇〇パーセント学習したものだと結論を下したくなってしまうかもしれないが、ミネカらはこの後、サルはほかのものへの恐れも同じぐらい学習しやすいのかどうかを調べた。彼らはサルたちに、一頭のサルがある実験でヘビへの恐れを示しているところと、別の実験で、たとえば花のような目新しいものに恐れを示しているところを映したビデオを見せた。これらのサルは以前同様、ヘビを恐れるようになったが、花は恐れるようにはならなかった。これらの実験は何度も追試され、サルは生まれつきヘビを恐れるわけではないが、ヘビへの恐れを学習しやすいように生まれついているという考えが裏づけられた。[25]

これはおそらく人間にも当てはまるだろう。子供もほかの人を観察して恐れることを学ぶ。子供は、その場の状況に対する親の反応を観察し、親の不安や恐れを自分の身に取り込む。[26] この問題はこれまで一度も研究されてこなかった(子供の恐れを研究しようとすれば、明らかに倫理的な問題がかかわってくる)が、子供は生き物を恐れる親の姿を見たとき、たとえばカメなどと比べてヘビを恐れることのほうが学習しやすいと考えられる。

よそ者恐怖症

霊長類の親戚たち同様、人間が生まれつき恐れる対象は、なにも有毒な動物、生存を脅かしかねない捕食者、高所、雷雨ばかりではなく、そこには自分と同じ種の仲間も含まれうる。それは別の種類の、人間の恐怖条件付け実験で立証できる。サブリミナル画像（意識して処理できないほどすばやく示される画像）を恐れるよう人間に条件付けができることがわかっている。驚くにはあたらないが、恐れるよう条件付けるのが易しい画像とそうでない画像がある。たとえば、楽しそうな顔より怒った顔のほうが簡単だ。ある研究で、楽しそうな顔か怒った顔のどちらかが、電気ショックとともに数十ミリ秒示された。この程度の時間だけ画像を示し、すぐさま「中性的」な顔の画像を見せると、被験者は楽しそうな顔も怒った顔も見たとは言わない。それでも被験者は、電気ショックとともに怒った顔を見せられたときのほうが楽しそうな顔を見せられたときより、大きな皮膚伝導反応を示した。そのほかの多くの実験とともに、こうした結果は人間が怒っている人を恐れるように生まれつき準備されていることを示している。[27]

怒っている人やよそ者に対する生まれつきの恐れ、あるいは怒っている人やよそ者を恐れることを学習しやすい性向は、霊長類の進化の大半を通して、個体の寿命を延ばしてきたようだ。チンパンジーはよそ者に対してひどく冷酷になりうる。オスのチンパンジーは自分たちの縄張りでよそ者を見つけると叩き殺してしまう。こうした攻撃は信じられないほど陰惨にもなり、犠牲者の睾丸を食いちぎったりする例もある。[28]霊長類学者フランス・ドゥ・ヴァールは「チンパンジーがよそ者恐怖症なのは間違いない」と言っている。[29]動物園の人工的な環境の中でさえ、でき上がっている社会集団内に新しい大人のオスを入れることは極端に難しい。霊長類やそのほかの社会的な動物がよそ者に対して攻撃的であるのには、食べ物やメスをめぐる競争を含め、多くの理由がある。チンパンジーの場合、よそ者に対する恐れは学習に左右されはするようだが、ほかの社会的な動物同様、よそ者を恐れる準備が、おそらく生まれながらにしてできているのだろう。人間も何ら違いはないだろう。[30]よそ者に対する生まれつきの不安と不信は進化の上で理にかなっているし、生き残るための基本要素でもある。隣接するグループ間の競争や攻撃は、人間の進化を通してつねにあったと考えられているし、今日でも、部族集団間と民族国家間のどちらの相互作用にも、よそ者への恐怖が明らかに見て取れる。[31]この点についてフランス・ドゥ・ヴァールが次のような話をしている。

ある人類学者からこんな話を聞いた。ニューギニアにある、エイポ語を話すパプア人村の二人の指導者が小型飛行機で初めて空を飛ぶことになった。二人は飛行機に乗るのを恐れはしなかったが、不思議な注文をつけた。サイド・ドアを開けたままにしておいてくれというのだ。上空は寒いし、彼らは昔ながらのペニスサックのほか何も身に着けていなかったので、凍えてしまうと警告された。しかし二人は気にしなかった。彼らは、重い岩をいくつか持っていきたいと言った。もしパイロットが親切にも隣村の上空を旋回してくれたら、開いたドアから敵の上に突き落とせるというのだ。[32]

逆説的ではあるが、多くの人類学者は、敵対する集団どうしの絶え間ない武力衝突が協力と利他主義の進化ももたらしたと信じている。[33]自分の村や国のために戦争に行くというような利他的行動は、進化の謎を象徴している。もし、一つの遺伝子が利他主義を発現させ、ある社会集団の全員がその遺伝子を持っていたら、この無私の性質のおかげでその集団全体が栄えるだろう。たとえば利他的な戦士たちの部族は、戦いで恐れを知らずに力を発揮し、そのおかげでしだいに強大になっていくだろう。だが、その遺伝子のない者たちは、戦いで死ぬというような利他的行為に伴う代償をまったく支払うことなく、集団の利他主義の恩恵を受ける。利他的遺伝子を持たないこういう「便乗者」のほうが多く子孫を残し、ついには利他主義という体系全体が崩壊してしまう。武力衝突がこの問題を抑止したという説がある。こういう便乗者の割合の多い集団はときどき、十分な数の利他主義者を抱えることによる強みを持つ集団によって一掃されるというのだ。

集団どうしの暴力沙汰が利他主義の拡大に重要な役割を果たすかどうかはともかく、

集団間の闘争が霊長類と人類の進化を通してありとあらゆる所で起こっていたのは紛れもない事実だ。だから、よそ者を恐れるという性向が今なお私たちの遺伝コードにしっかり定着しているというのも、いかにもありそうだ。だが、誰がよそ者で誰がそうでないかを、社会的動物はどうやって見分けるのだろう？　数十頭程度のチンパンジーのコミュニティでは、どの個体もほかの個体をすべて知っている可能性が高い。もちろんこれは、農耕開始後に出現した人間の大集落では不可能だし、現代社会ではなおさらだ。自分と同じ部族出身かどうかは、その人がどんな肌の色をしているか、どんな身なりをしているか、同じ言語を話したり、同じ発音の癖を持っていたりするかどうかなど、さまざまな遺伝的・文化的特徴に基づいて判断できる。あいにく、誰を恐れるべきかを知る必要性は、単純な特性を利用して仲間とよそ者を区別するという方法と相まって、人種的、宗教的、地理的な差別形態の土台作りを助けることになり、その差別形態は今日でも人間の行動に深く根を下ろしている。

他人の恐怖をわがことのように経験する

私たちが何を恐れるかは、進化によって編み出された三つ組の戦略に由来する。その三つとは、生まれつきの恐れ（先天的なもの）、学習した恐れ（後天的なもの）、そして、この両方を兼ね備えた、あらかじめ特定のものへの恐れを学習しやすくなっているという遺伝的性質だ。この三通りの戦略から少なくとも二つ、恐れにかかわる脳のバグが生じている。一つ目は、私たちが恐れるようプログラムされている対象は、現状には不適応と言えるぐらいどうしようもなく時代後れだということ。二つ目は、私たちは観察によって、自分の害になりそうもないさまざまなものへの恐れを、知らず知らずのうちに学習していくということだ。

誰かがジャグリングするのを何度見ても、自分でやってみなければ実際にジャグリングできるようにはならない。このように観察だけでは絶対に習得できないものがある。ところが、恐れは違う。私たちは観察によって恐れを学習できるだけでなく、別の人が学習をするところを見ても、自分が直接経験するのと同じぐらいの効果がありうる。エリザベス・フェルプスとアンドレアス・オルソンがニューヨーク大学で行なった研究では、コンピューターの画面の前に座った被験者たちは二つの違う怒り顔の映像を見せられ、その一方が現れると必ず電気ショックを与えられた。第二の被験者グループは観察学習をした。彼らは、最初の実験の被験者たちが、二つの怒り顔の一方が画面に現れたときに電気ショックを受けるのを見た（じつは最初の被験者はみな俳優で、傍目には電気ショックを受けたと見えるように、映像に合わせて両腕をビクッと動かすという演技をしているだけだった）。第三のグループは、たんに二通りの怒り顔の一方を見せられ、この顔を見たときには電気ショックを受けると言われただけだった。驚いたことに、一方の怒り顔に対する皮膚伝導反応の大きさは、三つのグループとも、ほぼ同じだった[34]。つまり他人が代わりにショックを経験しても、自分が実際にショックを受けたのと同じ効果があったわけだが、これは怒り顔のような、恐れるべきものとして遺伝的に組み込まれている刺激におもに当てはまるようだ。

これで、サルと人間の両方が観察によって何かを恐れる学習をする例を見たことになる。とはいえ、サルも人間も完全にだまされていた。どちらも身の安全を脅かすような出来事を直接目撃したわけではなく、ただ映像を見ていただけだ。観察による学習効果はとても大きいので、私たちは映像を見ることで学ぶ。それらの映像は、現実の私たちからは時間的にも空間的にも遠く離れた所で撮影されたかもしれないし、まったくの作り物だったりもする。ほとんどの人は生きているサメを実際に目にすることはないだろうし、サメが人を襲うところを目撃することなどさらに稀だろう。それなのに、海岸線のすぐそばの海中にサメが潜んでいるのではないかと考えずにはいられない人がいる。なぜだろう？ それは、スティーヴン・スピルバーグが映画監督として非凡な手腕を揮った結果、たった一人でサメ恐怖症世代とでも言うべき人たちを生み出してしまったからだ。別のサルがおもちゃのヘビを見てストレスで参ったように振る舞う映像を見たサルが、ヘビを恐れるようになったように、映画『ジョーズ』によって、大きくて鋭い歯を持つ巨大な捕食者を恐れるという私たちの生まれ持った性向が目覚め、増幅した。このような、特定のものに対する恐れを学習するという遺伝的性向は、「準備」あるいは「選択的連合」と呼ばれ、私たちが銃や電気のコンセントよりヘビやクモに対する恐れを発達させる傾向がずっと強い理由の説明になると考えられている。[35]

科学技術のおかげで、ハリケーンの猛威、戦争、航空機事故、獰猛な捕食者の襲撃、テロ行為など、他人の経験した膨大な種類の危険を、私たちは映像を通してまるでわがことのように経験できる。その映像が現実のものであれ架空のものであれ、脳の一部はそれらをじかに見たかのように処理しているようだ。怒り顔やクモなどの画像は、たとえ瞬間的に示されて意識の上で認識できなくても、人はそれに対する恐れを学習できる。つまり、たとえサメの襲撃が現実のものでないことを私たちが知っていても、脳が何らかのレベルで無意識の結びつきを作り上げ、海に乗り出そうという気持ちをくじいたとしても驚くにはあたらない。

扁桃体政治

有害な動物や捕食者に対する過度の恐れは、個人の生活の質に重大な影響を与えることもあるが、大局的に見れば恐怖症は、恐れ関連の脳のバグがもたらす最も深刻な結果ではない。それより私たちは、自分の恐怖回路の持つ弱みが他人に悪用されることをいちばん懸念するべきだ。マキャベリが王侯たちに、「愛されているより恐れられているほうがはるかに安全だ」[36]と助言するはるか前から、そしてはるか後まで、現実の恐怖やでっち上げられた恐れは、世論を操作し、忠誠を確保し、戦争を正当化するための強力な手段を提供してきた。民主主義の歴史を振り返ると、有権者の気持ちを左右する目的で、立候補者が犯罪やよそ者、テロリスト、移民、暴力団、性犯罪者、麻薬への恐れをかき立てなかった選挙などないに等しいだろう。恐れにつけ込んで人の意見に影響を与えることを、アル・ゴアは「扁桃体政治」と呼んだ。[37]恐怖心を煽られると私たちが簡単に影響されてしまうためにもたらされる結果について、ゴアは次のように述べている。

もし［民衆の］指導者が、彼らの恐怖心を利用し、その恐怖がなければ選ばないような方向に人々を誘導したら、そのとき恐怖はたちまち無限に続く勝手気ままな力となって、国家の意思を枯渇させ、国民性を衰弱させ、健全で適切な関心を向けられるべき真の脅威から注意を逸らし、すべての国家が自国の未来に関してたえず行なわなければならない最重要の選択に際して、混乱の原因を生み出しかねない。[38]

問題は、なぜ恐れにはそれほど強い影響力があるのかだ。その答えは、恐れの持つ、理性を踏みにじる力にある。私たちの恐怖回路網の多くは、前頭部の中身があまりない、つまり前頭前野がほとんどないか、まったくない動物から継承したものだ。前頭前野を形作るさまざまな領域は、意思決定、注意の持続、行為と意図の制御、特定の情動と思考の抑制など、「実行機能」と呼ばれるものにかかわっている。[39]突き詰めていくと、私たちの行為は一つのグループ・プロジェクトのように思える。つまり、扁桃体のような脳の古い領域と、前頭部を構成する新しいモジュールとの交渉の産物なのだ。これらの領域がいっしょになって情動と理性の間の適切な妥協について、何らかの合意に至るのかもしれない。だが、このバランスは状況に左右されるし、情動のほうにひどく偏ることがある。扁桃体から皮質領域に向かう連結部（軸索）の数は、皮質から出て扁桃体に到達する数より多い。神経科学者ジョゼフ・ルドゥーによれば、「現状では、扁桃体が皮質に及ぼす影響は皮質が扁桃体に及ぼす影響より大きく、おかげで情動がかき立てられると思考より優位に立ち、思考を制御している[40]」という。

理性に及ぼす恐れの力は歴史にも記されている。たとえば、一九四一年一二月に日本軍が真珠湾を攻撃してから数か月のうちに、何万人もの日系アメリカ人が強制収容所に入れられた。この措置は不合理そのものだった。ひどく不当な行為だっただけでなく、西海岸の日系アメリカ人を全員収容所送りにすることによって、潜在的な日本のスパイを一掃できると信じるなど馬鹿げていたからでもある（一九八八年、アメリカ政府は謝罪し、この措置に対して一〇億ドルを超す補償金を支払った）。

世界は危険に満ちており、それと闘うための行動や犠牲がしばしば必要になる。とはいえ、私たちの恐れは完全に道理から外れるまでにふくれ上がり、歪んでしまうことがあるのも間違いない。恐れに関連した人間の脳のバグがもたらす結果としてもう一つ挙げられるのは、こうした脳のバグのせいで、私たちが数えきれないほどの見当違いで愚かな政策を決定していることだ。[41]二〇〇一年、手紙に入れられた炭疽菌にさらされて感染し、五人が死亡した事実を例にとってみよう（炭疽菌の出所は、アメリカ陸軍感染症医学研究所の生物兵器防衛の専門家、ブルース・イヴィンズの研究室だったと考えられている）。[42]アメリカ政府は炭疽菌に汚染された手紙に対応するための保安措置に、推定で五〇億ドル費やした。[43]だが、テロリストがアメリカ合衆国の郵便システムを使って身の毛もよだつような死病を蔓延させようとする見込みは、理性的に考えてほとんどありえなかった。すでに確実にわかっていたことだが、炭疽菌は致命的ではあっても、「優れた」生物兵器ではなかった。多量の炭疽菌を安全に生産するのは難しい上、炭疽菌は直射日光で死滅するという事実に加え、兵器として効果的に使用するには、微粉末にしてエアゾール化しなければならないということもある。[44]それにけっきょくのところ、この事件はテロとは何の関係もなく、精神に問題を抱えていた政府機関の職員の仕業だったようだ。今にして思えば、五人の死を防ぐ最も効果的で、安価で、実際的な方法は、炭疽菌が作られたアメリカ陸軍の研究施設を閉鎖することだった。

過去一〇〇年間に、アメリカの国土に対する軍事攻撃やテロ攻撃によって、およそ一万人が命を落としている（ほとんどが真珠湾と九・一一の犠牲者だ）が、これは自動車事故、自殺、心臓病による年間死者数のどれよりもはるかに少ない。それなのに、二〇〇七年のアメリカの軍事支出は七〇〇〇億ドルを超え、[45]一方、心臓病の研究と治療のために充てられた連邦政府の助成金は、約二〇億ドルだった。[46]私たちの命を奪う可能性が何千分の一のもののために三五〇倍のお金を注ぎ込むのは、はたして合理的な費用対効果分析の反映と言えるだろうか？ それともこれは、よそ者への恐れや縄張り意識といった基本的本能の暴走を反映しているのだろうか？[47]

もちろん、恐れは保安政策や軍事政策よりずっと多くのものを動かす。恐れは物を売るのにも使える。社会学者バリー・グラスナーが記しているように、「恐怖を煽ることで、政治家は有権者に自分を売り込み、テレビやニュース雑誌は視聴者や読者に自分を売り込み、権利擁護団体は入会を勧誘し、やぶ医者は治療を、弁護士は集団訴訟を、企業は商品を売り込む[48]」。ボトル入りの水から抗菌石鹸まで、多くの製品のマーケティングに、細菌に対する私たちの生まれつきの恐れがうまく利用されている。

恐れにかかわる脳のバグには二つの大きな原因がある。一つ目は、私たちが何を恐れるかをあらかじめ決めておく遺伝のサブルーチンは、今とは別の時代と場所のために作られただけでなく、そのコードの大部分がまったく別の種のために書かれたことだ。私たちに大昔から備わっている神経系のオペレーティング・システムは、捕食者やよそ者がもう以前ほど危険ではないというメッセージも、これまで一度も受け取らなかった。だが今では私たちは、もっと真剣に恐れるべきものがほかにあるというメッセージも、捕食者や有害生物や自分と違う人々を前ほど恐れなくてもいいし、貧困の撲滅、病気の治癒、理にかなった防衛政策の立案、環境保護などに、もっと注意を向けることができる。

恐れにかかわる脳のバグが生まれた二つ目の原因は、観察を通して恐れを学習する準備が整いすぎていることだ。観察による学習が進化したのは、言語、文字、テレビ、ハリウッド映画の出現以前、つまり、別の時代や別の場所で起こったことについて学んだり、現実世界で起こってもいないことを見たりできるようになる前だった。他人の経験を通しての代理学習は、ある程度無意識のうちに行なわれるので、理性をはねつける嫌いがあり、事実と作り事を区別するのにふさわしくないようだ。そのうえ、現代の科学技術のおかげで、人々は同じ恐ろしい出来事を何度も何度も繰り返し見ることができるようになったので、おそらく私たちの神経回路の内部には、その出来事が誇張されて過剰に描写された話が形作られてしまう。

私たちの遺伝子に残るお荷物が生んだ結果の一つは、ヘビは危険だという結論に飛びつくように生まれつきできているサルと同じで、私たち人間も、ごくわずかな証拠さえあれば、自分の部族や国家に属さない人々は脅威であるとたちまち決めつけようとすることだ。不幸にもこの性向は、自ら実現に向かっていく。お互いの恐れが相手に対する敵意を煽り立て、それが当然、さらに恐れを募らせるからだ。だが、恐れの神経メカニズムとそのバグについて理解を深めるにつれ、自分の遺伝子が発する先史時代のささやきと、自分の幸福を本当に危くしそうな脅威をもっとうまく見分けることを、私たちは学ぶだろう。

第6章 無意識に不合理な判断をする

直感は当てにならぬことがある。そして直感は、人が人生において判断を下すときに使うものだ。

――マーク・ハッドン、『夜中に犬に起こった奇妙な事件』より

一八四〇年代、一部の病院では産婦の二割が出産後に死亡した。死因はほぼ例外なく産褥熱（さんじょくねつ）（産床熱とも言う）だった。産褥熱は、発熱、膿疱、気道と尿路全般の感染症を特徴とする。原因はおおむね謎とされていたが、ヨーロッパとアメリカで数人の医師が理由に思い当たった。その一人がハンガリー人の医師イグナーツ・ゼンメルワイスだった。一八四六年、ゼンメルワイスはある事実に気づいた。ウィーンの病院で医師と医学生が分娩処置にあたっていた第一産科では産後数日以内に死亡した産婦が一三パーセントだった（ゼンメルワイスの詳細な記録によれば、月によっては死亡率は三割に達した）のに対し、助産婦が分娩を担当する第二産科では死亡率は二パーセント余りだった。

著述家ハル・ヘルマンは次のように述べている。「ゼンメルワイスは、医学生と医学

部教授たちの手が原因ではないかと考えるようになった。彼らは膿んだ死体の内臓を触った手で、そのまま分娩処置を行なっているのかもしれない、と」[1]。ゼンメルワイスは衛生管理を徹底して自分の仮説を検証し、産褥熱の死亡者が激減するのを確かめた。今日、ゼンメルワイスの発見は医学上有数の発見とされているが、最初の研究から二年が過ぎても、彼が提唱した方法は本人が勤務する病院でさえ実行されていなかった。病院の任期を更新できなかったゼンメルワイスは故郷に戻らなくてはならなくなった。ゼンメルワイスの説をいち早く認めた医師もわずかながらいたが、彼らはその後も数十年にわたってほぼ黙殺された。ある推計によれば一八六〇年代にはパリの病院で産婦の二割が出産後に死亡したという。細菌学者ルイ・パスツールにより産褥熱の原因がほぼ特定されたのは一八七九年になってからだった。

なぜ、ゼンメルワイスの考えは数十年間も無視されたのか？[2] この疑問に対する答えには今なお諸説があるが、一つはっきりしていることがある。人体にこれほどの害を与える、目にはまったく見えない微細で邪悪な生命体が存在するという考え方は、当時の人にはまったく馴染みがなく、荒唐無稽に思われたのだ。また、ゼンメルワイスの説には、医師たちの判断を偏らせる感情的な重荷があったとも言われている。ゼンメルワイスの説が正しいのなら、医師たちは、自分こそが若い母親を死病に感染させた死の使いであったことを認めなくてはならない。当時、少なくとも一人の医師が、今日では細菌説として知られるものを認めた後で自殺したと伝えられている。たしかに、細菌説がすんなり受け入れられなかった理由はいくつもあるだろうが、そのほとんどは、私たちの合理的な判断に影響を与える無意識の力と不合理な力の融合に由来するのだ。

認知のバイアス

科学、医学、政治、商業の歴史には、古い習慣への頑迷な執着、不合理な信念、見当違いの方針、とんでもない判断の例が掃いて捨てるほどある。私たちが公私を問わず日常的に下す判断にも同様の傾向が見られる。お粗末な判断の原因には複雑で多くの要因が絡んでいるが、その一因として、人間の認知には盲点や先入観、感情の影響、固有のバイアスがつきものである事実が挙げられる。

私たちは、自分の判断は意識的な熟慮の産物だと固く思い込みがちだ。ところが実際には、クライアントの呆れた行状について苦し紛れの弁解をひねり出さなくてはならない広報担当に似て、私たちの意識は隠れた力によってすでに下された判断をしばしば正当化している。こうした力が、私たちの判断にどれほど影響しているのかを完全に把握するのは不可能だが、無意識の説得力がどれほど強力であるかは、錯覚によって生まれる意識的知覚と現実の明白な食い違いからはっきり説明できる。

図6・1に示したピサの斜塔の二枚の写真はまったく同じものだが、右側の写真の方が傾きが大きいように見える。この錯覚に疑問の余地はない。私はこれまで何十回もこ

の写真を見たが、いまだにこの二枚が同じ写真だと信じられない（最初にこの写真を見たときは、右の写真を切り取って左の写真に重ねてみなくてはならなかった）。この錯覚は、視覚系が物の遠近について立てる仮定から起こる。鉄道の線路のように平行な線は、網膜に投影されるとき、先の方ほど狭まり、収束していく（「視角サイズ」、すなわち、線路の幅が視野に占めるスペースが小さくなるからだ）。あなたの脳は、距離を推測するのにこの収束性を利用することをすでに学習しているため、紙の上に一点に収束する二本の線を引くだけで遠近感を生み出せる。**図6・1**の写真は建物の下から上向きに撮影されている。左右の建物の中心線は遠ざかっても（この場合は高くなっても）収束しないので、脳はこの二つの塔は平行ではないのだと解釈し、先ほど述べた錯覚が生まれる[3]。

ほかにもよく知られている錯覚がある。滝を三〇秒ほどじっと見詰めた後で、静止する岩に視線を移すと岩が上昇しているように見える。これは、動きが脳の違うニューロン群によって感知されるせいだ。すなわち「下向き」ニューロンは下向きの動きに、「上向き」ニューロンは上向きの動きに反応して発火する。ある物体が上に動いているのか、あるいは下に動いているのかという知覚は、二つの対立するニューロン群の活動の差で決まる。上向きニューロンと下向きニューロンが綱引きをしているようなものだ。動きがないときも、この二つのニューロン群はある程度自発的に活動しているが、両者の均衡は保たれている。滝が生み出す刺激を連続して三〇秒受けていると、下向きニューロンはどうしても「疲れる」（適応する）。そのため、静止する岩に視線を移すと、い

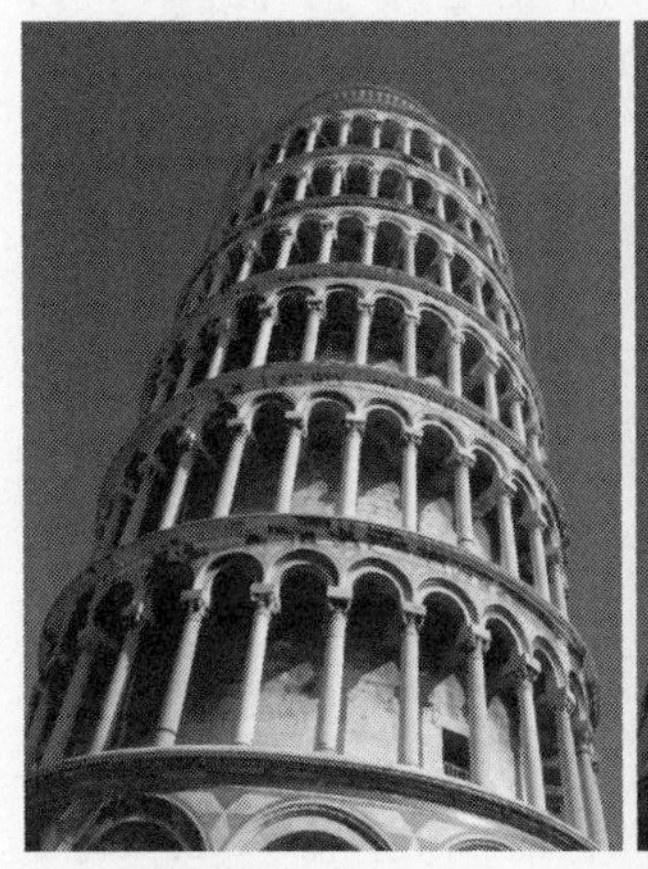
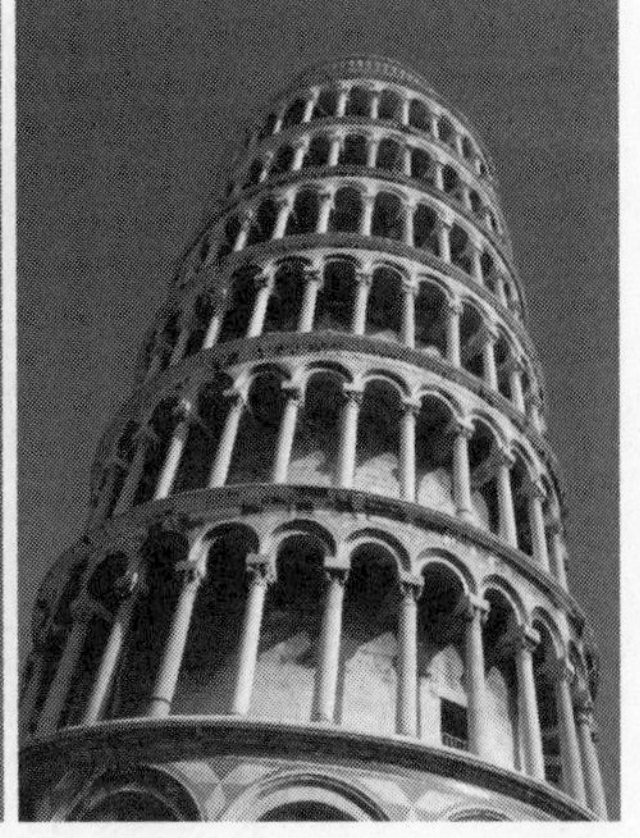

図6.1 斜塔の錯覚

左右どちらもまったく同じピサの斜塔の写真だが、右側のほうが傾きが大きいように見える（[Kingdom et al., 2007]より）。

つもの力の均衡が崩れて、上向きの動きを感知するニューロンが一時的に優勢になり、岩が上昇するような錯覚が生まれる。

視覚は、経験と、脳を構築するために使われる計算ユニットの両方から生まれる。斜塔の錯覚は経験から、つまり、角度、線、距離、二次元の画像について無意識に学習した推論から導かれる。滝の錯覚は、ニューロンと神経回路に組み込まれている特性から生まれる。そしてたいてい、意識的な熟慮がこの過程に入り込む余地はない。二つの塔は平行だと私がどれだけ意識的に主張しても、一方の塔がもう一方より傾いて見えることに変わりはない。私たちが下す判断には、意識的な熟慮に加えて、先行する経験の無意識の痕跡と脳のハードウェアの性質がかかわっている。ほとんどの場合、こうした複数の要素が連携して、私たちの要求にぴったりの判断が引き出される。とはいえ、視覚と同じで、「錯覚」やバイアスが起こることがある。

たとえば絵やロゴやアクセサリーといったものを好むかどうかという主観的判断について考えてみよう。あなたが、ある絵をほかの絵より好ましいと感じるかどうかは何が決めているのだろう? ある歌をだんだん好きになった経験がある人ならわかると思うが、私たちには慣れ親しんだものを好きになる傾向がある。多くの研究が立証しているように、顔であれ、画像であれ、言葉であれ、音であれ、人は接する機会が多いだけで、後にそれを魅力的だと感じるようになりがちだ。[4] 人は馴染み深いものを好むというこの「親近性バイアス」はマーケティングに利用されている。同じ広告を何度も目にしていると、私たちはその企業の製品に親近感を抱くようになる。親近性バイアスは考え方にも当てはまるようだ。意思決定にはこんな経験則もある。「疑わしいときは何もするな」だ。これは「現状維持バイアス」とも呼ばれる。ゼンメルワイスの主張が拒否された背景には親近性バイアスと現状維持バイアスがあったと考えられる。医師たちが細菌説を認めなかったのは、細菌説に馴染みがなく、現状を維持するのに不都合だったこともあるのだろう。

ここ数十年で、認知心理学者と行動経済学者は、フレーミング、損失回避、アンカリング、自信過剰、利用可能性バイアスといった数多くの認知バイアスを続々と紹介してきた[5]。こうした認知バイアスの結果や原因を理解するために、最も根強くてよく研究されているものをいくつか検討してみよう。

フレーミングとアンカリング

認知心理学者ダニエル・カーネマンとエイモス・トヴェルスキーは、人間の意思決定の欠陥や弱点を暴くことにかけては並外れて熱心だった。彼らの研究は、現在では行動経済学と呼ばれる学問の土台となった。その功績により、二〇〇二年、カーネマンはノーベル経済学賞を受賞した（トヴェルスキーは一九九六年に亡くなっている）。彼らが初めに紹介した認知バイアスの一つに、質問のフレーミングの仕方、つまり質問をどのような言い回しにするかによって、回答に影響が出るというものがある。

次に挙げるのは、カーネマンとトヴェルスキーの有名なフレーミング実験だ。[6] 彼らは被験者に、奇病が流行して六〇〇人が死亡することが予想される状況を提示した。そして、この病気の対策として二つの案を示し、どちらかを選んでもらった。

(A) A案が採用された場合、二〇〇人の命が救われる。

(B) B案が採用された場合、三分の一の確率で六〇〇人が救われ、三分の二の確率で一人も助からない。

ようするに、確実に二〇〇人が救われる結果を選ぶか、全員が救われるかもしれないし一人も助からないかもしれない結果を選ぶかという問題だ(ただし、B案が繰り返されると、平均してやはり二〇〇人が救われることに注意)。悲惨な状況への対応方法が違うというだけで、この問題には正解も不正解もない。

この研究では、被験者の七二パーセントが確実に二〇〇人を救うA案を選び、二八パーセントが全員が救われる可能性に賭けてB案を選んだ。次に、カーネマンとトヴェルスキーは、別の被験者たちに同じ選択肢を提示したが、表現は変えておいた。

(A) A案が採用された場合、四〇〇人が死ぬ。

（B）B案が採用された場合、三分の一の確率で一人も死なず、三分の二の確率で六〇〇人が死ぬ。

A案とB案は先ほどの実験のときと表現が違うだけで内容はまったく変わらない。ところが、二回目の回答では、形勢が完全に逆転した。被験者の大多数にあたる七八パーセントがB案を選択したのだ。最初の実験でB案を選んだ人が二八パーセントだったのとは対照的だ。つまり、選択肢を「六〇〇人のうち二〇〇人が救われる」ではなく、「六〇〇人のうち四〇〇人が死ぬ」というふうにフレーミングすると、人は賭けをする選択肢を選ぶ気になる。確実に三三パーセントの人を救うのならいいが、確実に六七パーセントの人命が失われるのは嫌だというわけだ。

フレーミング効果については何度も追試が行なわれた。被験者の脳をスキャナーで調べながら行なわれた研究もあり、そのなかに、賭けの決定を何ラウンドもやらせたものがある。ラウンドが始まるごとに被験者は決まった額のお金を渡された[7]。たとえばあるラウンドでは、被験者は五〇ドル渡され、次の二つの選択肢のどちらかを選ぶように言われた。

（A）三〇ドルもらう。
（B）賭けをする。五〇ドルもらえるか、五〇ドルまるごと失うかのどちらかで、その確率はそれぞれ六〇パーセントと四〇パーセント。

被験者は提示された金額を実際にもらうわけでも失うわけでもないが、賭けに勝てば謝礼が増額されることになっていたため、実験には真剣に取り組むことを促す強い動機があった。この二つの選択肢を示された被験者の四三パーセントが賭けをする（B案）を選んだ。次に、A案の表現を変えて同じ被験者に次のような選択肢を示した。

（A）二〇ドルを失う。

（B）賭けをする。五〇ドルもらえるか、五〇ドルまるごと失うかのどちらかで、その確率はそれぞれ六〇パーセントと四〇パーセント。

このようにA案を損失としてフレーミングした場合、被験者が賭けを選ぶ割合は六二パーセントだった。五〇ドルのうち三〇ドルもらうのも二〇ドルを失うのも同じなのだが、損失という観点からフレーミングすると、五〇ドルまるごと失うリスクを受け入れやすく思えるようになったのだ。損失という形で選択肢を示されると、実験に参加した二〇人全員で、賭けをしようとする傾向が強くなった。自分は何より合理的分析に基づいて判断すると主張した参加者はみな、ひどい誤解をしていたのは明らかだった。「もらう」より「失う」とフレーミングしたほうが、どの被験者も賭けに出る割合が増えたが、個人差もかなり大きかった。A案を「失う」とフレーミングしても、賭けに出る割合がわずかしか増えない人もいれば、目立って増える人もいた。「失う」フレーミングで賭けに出る割合が少ししか増えなかった人は、質問の言い回しにそれほど影響されていないので、より合理的に判断したと言える。面白いことに、被験者全体について「合理性」の程度と前頭前野の一領域（眼窩前頭野(がんかぜんとうや)）の活動に相関関係が見られた。これは、脳の前頭前野が合理的な判断に重要な役割を果たしているという一般的な見方と一致する。

ある治療法の生存率が一割と言われた場合と、死亡率が九割と言われた場合では、医師が二つの治療法のうちどちらを患者に勧めるかの判断に影響が出ることを、カーネマンとトヴェルスキーは別の研究で明らかにしている。[8]

二人が研究を始めるずっと前から、マーケティング担当者はフレーミングの重要性を理解していた。企業が自社製品を宣伝するとき、「価格はライバル社の九〇パーセントする」ではなく、「ライバル社より一〇パーセント安い」と言うべきだというのは昔から常識だ。同様に、販売促進キャンペーンでは「ダイエット・チョコフロスティ・シリアル新発売、カロリー五〇パーセントオフ」と宣伝する。けっして「新発売、カロリーは以前の五〇パーセントあり」とは言わない。一部の国の店では、クレジットカードで支払う客に対して現金で支払う客より請求額を割り増しするが（一般に、客の支払額の一パーセントから三パーセントをクレジットカード会社が徴収するため）、カード払いと現金払いの差は、つねに現金払いの客に対する値引きとしてフレーミングされ、クレジットカード払いの客に対する追加料金と言われることはない[9]。

カーネマンとトヴェルスキーは、別の有名な実験でフレーミングに関連した認知バイアスを取り上げた。アンカリングだ。この研究では、二人は被験者に、国連加盟国にアフリカ諸国が占める割合は次に示す数値より大きいと思うか、それとも小さいと思うかと質問し、一方のグループに対しては一〇パーセント、もう一方のグループに対しては六五パーセントという数字を示した（この数字はランダムに選んだと被験者には思わせておいた）。次に被験者に、国連に加盟しているアフリカ諸国の実際の割合を推定するように言った。一〇パーセントと六五パーセントという数字は、「アンカー（錨）」の役割を果たし、それが被験者の答えを偏らせた。低いアンカー（一〇パーセント）群の回答が平均二五パーセントだったのに対し、高いアンカー（六五パーセント）群の回答は四五パーセントだった[10]。このアンカリング・バイアスは、数に関する私たちの予測が無関係の数字に影響されうることを明らかにしてくれる。

正直なところ、私は前々からアンカリング効果のような認知バイアスがそれほど強固なものなのか少しばかり疑問に感じていたので、自分で簡単な実験をした。会う人全員に次の二つの質問をしてみたのだ。（1）ジョー・バイデン副大統領は何歳だと思いますか？（2）俳優のブラッド・ピットは何歳だと思いますか？　質問する人ごとに、質問1と質問2の順序を入れ替えた。つまり、ジョーの年齢を訊いてからブラッドの年齢を訊く「ジョー／ブラッド」グループと、ブラッドの年齢を訊いてからジョーの年齢を訊く「ブラッド／ジョー」グループの二つができた。最初の、そして何より意外な発見は、私には知人が五〇人もいたことだった。次の発見は、「ブラッド／ジョー」グループの推定年齢を平均すると、ブラッドは四二・九歳、ジョーは六一・一歳、一方、「ジョー／ブラッド」グループでは、平均してブラッドが四四・二歳、ジョーが六四・七歳になることだった（当時、ブラッド・ピットは四五歳、ジョー・バイデンは六六歳だった）。ジョー・バイデンの推定年齢は、ブラッド・ピットの年齢で「アンカリング」すると、かなり下がった。[11] ジョーの年齢でアンカリングするとブラッドの推定年齢は上がったが、この差は統計的に有意ではない。アンカリング効果は、当て推量をするときに現れる——アメリカ人にアメリカの州の数を質問するとき、何によってアンカリングしようと影響はない。ブラッド・ピットの年齢がジョー・バイデンの年齢に及ぼす影響は、その逆の影響より大きかったかもしれない。なぜなら私が質問した人たちは、ブラッド・ピットの実年齢についておおよその見当がついていたからだ（私はハリウッドがあるロサンジェルスに住んでいる）。

ジョー・バイデンの年齢を推定するときブラッド・ピットの年齢に惑わされるからといって、現実の生活にとくに影響があるわけではないだろう。だが状況次第では、アンカリング効果もつけ込まれやすい弱点となる。大企業を訴えて天文学的な賠償金を請求する人の話は、誰もが聞いた覚えがあるだろう——最近の裁判では、陪審がタバコ会社に対したった一人の原告に三億ドルを支払うように命じた。[12] こうした天文学的数字が導かれたのは、たんに陪審員がゼロのたくさん並んだ数字に疎いからではなく、裁判中、アンカリング効果を利用して陪審の心理に桁外れの金額を植えつけた起訴側の合理的戦略が功を奏したからだ。同様に、賃金交渉でもアンカリング効果が果たす役割は大きいようだ。とくに、雇用者と被雇用者がともに、当該の仕事の価値に明るくない場合はそうだ。どちらかが先に提示した賃金の額が、そのままその後の交渉のアンカーとして機能することになる。[13]

フレーミング・バイアスもアンカリング・バイアスも、質問の言い回しや、特定の数値の提示といった先行する出来事がその後の判断に影響を与えることを特徴とする。進化の観点に立てば、ここに挙げたバイアスが出現したのが最近なのは明らかだ。というのも、言語や数字そのものが生まれてからまだ日が浅いからだ。だが、フレーミングとアンカリングは、コンテクストが結果に影響を及ぼすという、もっと一般的な現象の例にすぎない。人間がコンテクストに依存する生き物であるのは間違いなく、言語は私たちがコンテクストを判断するもととなる多くの情報源の一つだ。音節の「意味」は先行する音節次第の部分もある。たとえば、「today（きょう）」と「yesterday（昨日）」の「day」という音節や、「belay（やめる）」と「delay（遅れる）」の「lay」という音節がそうだ。単語の意味は先行する単語によって決まる場合が多い。たとえば、「bed bug（トコジラミ）」と「computer bug（コンピューターのバグ）」の「bug」や、「big dog（大きな言った（Fcmdの英語）」と「hot dog（ホットドッグ）」の「dog」がそうだ。文の意味は、誰がどこで言ったのかに影響される。たとえば「He fell off the wagon.」という文は、公園では「おもちゃの乗り物から落ちた」といった意味になるだろうが、バーでは「禁酒の約束を破った」という意味になる。あなたが、紙で指を切ったとき、家に一人でいるか商談中かでは反応の仕方が変わるだろう。誰かに「まぬけ」と言われたとき、相手が親友か、上司か、通りすがりの人かであなたの反応は変わるだろう。コンテクストが肝心なのだ。

選択肢が「三分の一の人が救われる」とフレーミングされるか、「三分の二の人が亡くなる」とフレーミングされるかによって意見が左右されるのは理屈に合わない。だが、こうした交換可能な筋書きはむしろ例外だ。ほとんどの場合、言葉の選択は気まぐれによるものではなく、コンテクストを伝え、伝達経路を増設するために意図的に行なわれる。二つの選択肢を「三分の一の人が救われる」と「三分の二の人が亡くなる」という言い回しにするとき、質問者は私たちに、先の選択肢のほうが良いと暗に伝えているのかもしれない。実際、私たちはみな無意識のうちに自動的にフレーミング効果を利用している。たとえば、父親が緊急外科手術を受けた人が、動揺している兄弟にどんな結果が予想されるかを伝えなくてはならないとき、いったい誰が「親父が助かる可能性は五〇パーセントだ」と言わず、「親父が亡くなる可能性は五〇パーセントだ」と言うだろう？　ほとんどの人は、自分が質問や意見をどのようにフレーミングしているか意識して考えないが、誰もがフレーミングの重要性を直感的に理解している。幼い子供でさえ、父親に野菜を食べたかと訊かれれば、「ほとんど全部食べた」と答えをフレーミングするほうが「ちょっと残しちゃった」とフレーミングするより良いことを理解しているようだ。

フレーミング・バイアスとアンカリング・バイアスは、私たちがコンテクストに引きずられないほうがいい状況の端的な例なのだ。

損失回避の心理

もしあなたが私と同じような人間であれば、一〇〇ドル札を見つけたときの喜びより、一〇〇ドル札をなくしたときの落胆のほうが大きい。同様に、あなたが一〇〇〇ドルで株式投資を始めたら、一週間で一二〇〇ドルに値上がりし、その一週間後にまた一〇〇〇ドルに戻ったとすれば、上がったときのうれしさより下がったときの悔しさのほうが強い。同等の利益より損失のほうに大きな感情的負担が伴う。このような心理に基づく行動を「損失回避」という。

ある典型的な実験では、クラスの半分の学生が自校のロゴ入りコーヒーマグを与えられ、その売値を設定するよう求められた。残りの学生は、そのマグにいくら払う気があるかを訊かれた。[14] マグの売値の中央値は五ドル二五セントで、買値の中央値はおよそ二ドル五〇セントだった。マグをもらった学生は、少なくともマグをもらわなかった学生が想定した価格に比べれば、自分が手に入れたばかりのマグの価値を過大評価した。損失回避（「保有効果」と呼ばれるほかの認知バイアスにも関係がある）は、私たちがすでに所有している物のほうに高い価値を置くために起こる。つまり、それが自分のマグだという事実によってマグの価値が高まり、手放しがたくなるのだ。[15]

現実の世界では、損失回避は不合理な判断の原因となる。株価が初期投資額より下がったとき、投資家に見られる典型的な反応は「また上がったらすぐ売ろう」で、これは「チェイシング・ア・ロス（損失追い）」と呼ばれる。この行動が場合によってはさらに甚大な損失を招くことがある。それは、投資家が比較的小さな損失を受け入れ、最初に危険な徴候が見えた時点で売っていれば避けられるはずのものだ。[16]私たちが納税を嫌がるのも、損失回避が一因かもしれない。税制がなければ国は成り立たないし、アメリカの税金は先進国の平均よりずっと少ないのだとわかっていても、自分が苦労して稼いだお金を手放すのは深い痛手となりうるのだ。

大半の人は、一〇〇ドルを失う可能性と一五〇ドルを得る可能性が半々という、かなり条件の良い提案をされても応じない。[17]標準的な経済理論では、この場合賭けに出るのは合理的な選択だとされるし、自分の潜在的な純資産を最大化するのが目的ならそのとおりだ。とはいえ、投資して富を蓄えるという考え方は現代の産物であり、今でもおもに、次の食事の調達先のことなど少しも心配しなくていい人々に限られている。

貨幣は比較的新しい文化的創造物で、価値を簡単に定量化できる、線形の尺度となる。

だが、私たちの神経系のオペレーティング・システムは、数字で表現された判断や、誰もが価値があると信じるからこそ価値のある紙きれの交換にかかわる判断を行なうようには進化してきていない。

生態学の観点から現実に即した筋書きを考えるとすれば、食べ物のようなもっと具体的な資源にまつわる提案を検討するといい。食べ物がかかっていれば、損失回避にもう少し合点がいきやすくなる。仮に、アフリカのサバンナに住んでいたウグという名の私たちの先祖が、数日分の食べ物を隠し持っていて、そこへ火星人の人類学者が不意に現れ、二対一というウグに有利な割合でその食べ物を賭けようと提案したとする。ウグが賭け率に見合わないほどまで手持ちの食べ物に執着したとしても、じつに合理的に見えるだろう。まずウグが空腹で食べ物も乏しいならば、食べ物を失うことは死につながりうる。また貨幣とは違って、食べ物は「線形」の資源ではない。二倍の量を持っていても、その価値は必ずしも二倍ではない。食べ物は傷みやすいし、一人が食べられる量には限りがある。[18] 最後に、相手のいる賭けのような取引は、当事者間に絶大な信頼があることを前提とする。それは、私たちがくじを買ったり、カジノに行ったりするときは当然と思っているが、人間の進化の初期段階ではありそうにないものだ。脳に組み込まれた損失回避バイアスはおそらく、私たちの霊長類の祖先が、金銭的資産が示すきれいな線形の関係も、多ければ多いほどいいという単純な格言も当てはまらない資源に関する判断を下していた時代から持ち越されたものだろう。

脳は確率が苦手

私が普通の六面のサイコロを持っていて、二面を赤（R）、残る四面を緑（G）に塗り、二〇回振ったとする。以下に、出る可能性のある面の順番を三通り、途中まで書き出してみた。その一つは実際に出た順番だ。現実に出る可能性が最も高そうに思える順番を被験者に選んでもらう。

1　R－G－R－R－R
2　G－R－G－R－R－R
3　G－R－R－R－R－R

あなたならどれを選ぶだろうか？　カーネマンとトヴェルスキーがこの実験を行なうと、調査した大学生の六五パーセントが2を選び、正解の1を選んだのは三三パーセントにすぎなかった。[19] 私たちは、サイコロを振ればGの出る可能性のほうが大きい（Gは2/3、Rは1/3の確率）のがわかっているので、当然、Rのほうが少ないと考える。少なくとも2にはGが二つあるので、たいていの人が2を選ぶようだ。だが、1は構成要素が少ないという事実の重要さは見過ごされることが多い。五回振ってどんな順になろうとその順になる確率のほうが、もう一回振ってどんな順になる確率よりも高いのだ。そして、2は1の先頭にGがついたものだ。だから1の確率を計算すると、$P(1) = \frac{1}{3} \times \frac{2}{3} \times \frac{1}{3} \times \frac{1}{3} \times \frac{1}{3}$なのに対して、2が起こる確率は$\frac{2}{3} \times P(1)$なので、1の確率より低くなる。

これと同じことが言えるのが「連言錯誤」だ。何であれ事象Aと事象Bが同時に起こる確率は、事象Aだけが起こる確率より低く（あるいはそれと同じで）なければならない。だから、明日の抽選でロトが当たる確率は、ロトが当たり太陽が昇る確率よりごくわずかながらやはり高い。だが、私たちは連言錯誤に陥りやすい。あなたは私の友人ロバートについて、次のどちらが本当らしいと思うだろう？（A）彼はNBAのプロバスケットボール選手だ。（B）彼はNBAのプロバスケットボール選手で、身長が六フィート以上ある。どういうわけかBのほうがもっともらしく思える。Bの確率はAの確率より低く（あるいはそれと同じで）なければならないのだが。[20] バスケットボールに限らず、スポーツ界には連言錯誤が蔓延している。たとえばスポーツキャスターは、事実らしきものを延々とまくし立てる。[21]「彼は一〇代では三三年ぶりに一シーズンで三塁打を三本打ち、二回敬遠された選手です」とか、「彼はダウ平均株価指数が一〇〇ポイント以上下がった満月の月曜日のナイトゲームでタッチダウンパスを三本決めた初の選手です」という具合だ。いや、二番目は私が勝手に作ったものだが。とにかく私が言いたいのは、記述に条件が加わる（連言が増える）につれ、それがどんな出来事の組み合わせであっても起こりにくくなるということだ。スポーツキャスターが連言錯誤を利用し、ほとんど無関係な連言を加えていけば、視聴者に二度とない出来事を目撃しているような錯覚を起こさせることができる。そして、視聴者がその番組を見続ける可能性を高めることもできるのだ。

　モンティ・ホール問題は、確率論につきものの、直感に反する性質を示す最も有名な例かもしれない。九〇年代の初め、この問題は全国的な論争を、いや少なくとも、クイズの難問をめぐるものとしてはかつてなかったほどの論争を巻き起こした。一九九〇年、「パレード」誌の読者が同誌のコラムニスト、マリリン・ヴォス・サヴァントにある質問を投げかけた。それは、モンティ・ホールが司会する「仰天がっぽりクイズ（レッツ・メイク・ア・ディール）」というクイズ番組に基づくものだった。この番組では、出場者が三つのドアのうち一つを選ぶことを求められる。一つのドアの向こう側には豪華賞品があり、ほかの二つのドアの向こう側にはヤギがいる（出場者たちがそのヤギをもらうことができたかどうかは知らない）。このゲームでは、出場者に自分の選んだドアの後ろを見せる前に、モンティ・ホールがいつも別のドア（いつもヤギがいるドア）を開けて、「選ぶドアを変えますか？」と必ず尋ねる。あなたなら変えるだろうか？

　最初にあなたが外れのドアを選ぶ可能性は$2/3$ある。仮に賞品はドア3の向こうにあり、あなたはドア1を選んだとしよう。もし司会者がドア2を開けてヤギを見せてからドアを変えたいかと訊いたなら、あなたは変えるべきだろう。なぜなら残ったただ一つの選択肢が当たりのドア（3）だからだ。もしあなたが初めにドア2を選び、司会者がドア1を開けても同じことが言える。だからドアを変えれば2/3の確率で賞品がもらえる。残る1/3の場合、つまり初めに当たりのドアを選んだ場合は、ドアを変えればヤギと対面することになる。とはいえドアを変えるべきなのは明らかだ。賞品を受け取る確率は六六・七パーセントで、ヤギが向こう側にいる確率は三三・三パーセントなのだから。この問題が直感に反するのは、私たちの選択はランダムなのでドアを変えても関係ないように思えるからだ。残るドアは二つしかないから、ドアを変えようが変えまいが当たる可能性は五分五分のはずではないか。ミスター・ホールがいなければ、たしかにそのとおりだろう。落とし穴は、彼がドアを開けることで、確率についての基本的な前提の一つを無効にしている点にある。彼はランダムでないことをしているのだ。出場者はランダムにドアを選ぶが、彼はランダムにドアを開けてはいない。開けるのはいつもヤギのいるドアで、賞品のあるドアではない。彼は私たちにルールは変わっていないと思い込ませたまま、ゲームに新しい情報をつけ加えているのだ。

マリリン・ヴォス・サヴァントはコラムに正しい答えを書いたものの、彼女のもとには投書が殺到した。それには、数学に対する無理解を広めたと非難する（多くは数学や統計学の）博士号保持者からの約一〇〇〇通も含まれていた。[22]この論争は驚くほど国民の注目を集め、「ニューヨークタイムズ」紙の第一面にも載った。

心理的盲点や認知バイアスという点で言えば、確率は別格のようだ。私たちの直感は確率論に基づく見方と完全に食い違っているように見える。一つには、確率論の拠り所となる前提は自然環境では満たされそうにないからかもしれない。[23]「賭博者の錯誤」と呼ばれるものを考えてみてほしい。ルーレット盤でこれまでに続けて五回赤に球が止まっていれば、直感に従えば、次はそろそろ黒に止まる「はず」だから黒に賭けるべきだということになる。だが考えてみると、私たちはカジノで賭けを最適化するようには進化していない。スティーヴン・ピンカーはこう指摘している。「カジノ以外の世界で、賭博者の錯誤が錯誤であることはめったにない。それどころか、ギャンブル機に通じないからといって、私たちの直感的予想を錯誤と呼ぶのは論理が本末転倒だ。ギャンブル機は当然ながら、私たちの直感的予想の裏をかくために作られたマシンなのだ。それは、私たちの手が手錠から抜けにくいからといって、手のデザインが悪いと言うようなものだ[24]」

ルーレット盤で球が止まるのが黒か赤かという確率を特定するには、ルーレットを何度も回す必要がある。同様に、コインの表が出る確率を計算するにも、コインを何度も投げ上げることが必要だ。だがそこにはもう一つの暗黙の了解がある。ルーレット盤やコインの特性は時がたっても変わらないということだ。コインは適応も学習もしない。つまり定常性という条件を満たしている。コインの「振る舞い」はきょうも明日も同じだと思って差し支えない。ところが自然界では物事はたえず変化している。もし敵が私めがけて一〇本の矢を放ち、それが全部大きく逸れたとしても、次の一〇本の矢も同じく危険ではないと思うのは浅はかだ。自然は変わり、人間や動物は学ぶ。きょうは妥当な前提が必ず明日も妥当とはかぎらないのだ。さらに生態学的現実に即した状況では、何かが起こる確率などどうでもいいことが多い。私たちが何に関心があるかと言えば、今このときにそれが起こるかどうかだ。ワニだらけの川を泳いで渡ったら、自分は生きていられるだろうか？　今、行く手を横切ったヘビに咬まれても、命は助かるだろうか？　たとえ現実に即した確率が推定できるようになるためであっても、わざわざ何度も挑戦したくないことはたくさんある。

確率バイアスが働く例でも有名なのは、人が未知の確率をほかの既知の確率に基づいて推測あるいは計算するよう求められる場合かもしれない。この手の研究はあれこれあるが、その一つで、ドイツ人の認知心理学者ゲルト・ギーゲレンツァーは、一六〇人の婦人科医に次のような情報を与えた。[25]

1　ある女性が乳癌にかかっている確率は一パーセント。

2　ある女性が乳癌にかかっているとき、X線撮影で陽性と出る確率は九〇パーセント。

3　ある女性が乳癌にかかっていなくても、X線撮影で陽性と出る確率（偽陽性率）は九パーセント。

次に彼はこう質問した。もしある女性が検査で陽性と出たとして、実際に乳癌を患っている可能性はどれぐらいか？　これは机上の筋書きではない。この質問に対する答えを理解することが医師と患者の双方にとって重要なわけは、誰にでもすぐわかる。ギーゲレンツァーは医師たちに四つの選択肢を与えた。

（A）八一パーセント
（B）九〇パーセント
（C）一〇パーセント
（D）一パーセント

医師のうち正しい選択肢C（一〇パーセント）を選んだのは二割だけで、一四パーセントはAを、四七パーセントはBを、一九パーセントはDを選んだ。だから医師の半数以上が、この患者が乳癌を患っている可能性は八〇パーセント以上と見なしたことになる。ギーゲレンツァーは、乳癌を患っている可能性がとても高いという誤った思い込みから来る患者の無用の不安を指摘している。

では正しい答えはどう導かれるのか？　一〇〇〇人の女性がいるとして、その大多数（九九〇人）は乳癌を患っていないが、偽陽性率が九パーセントなので（これは医学検査にしてはかなり高い）、この九九〇人の女性のうち、癌でなくても八九人の女性（九九〇人の九パーセント）には検査で陽性が出る。これは多い。この病気になっていると見込まれる女性は一〇人（一〇〇〇人の一パーセント）にすぎないからなおさらだ。癌を患っている一〇人のうち九人が検査で陽性と出る。だから合計九八人の女性が陽性とされるが、そのうちの九人の結果（ほぼ一〇パーセント）だけが正しく病気を反映していることになる。ギーゲレンツァーは続けて、この筋書き全体をもっと自然な形で表現すると、正答率が劇的に上がることを明らかにした。たとえば条件を頻度に置き換えて表現すると（1は、「一〇〇〇人の女性のうち、一〇人が乳癌にかかっていると見込まれる」というふうに書き換えた）、ほとんどの医師（八七パーセント）が正しい答えを選んだ。つまり、問題の提示に使われるフォーマットが決定的に重要なのだ。私たちが確率論とぎこちない関係にあるのは、必ずしも推論の技能に乏しいからではなく、生態学的現実に即した状況では確率と遭遇することがあまりないため、確率というものが脳に合う自然な入力フォーマットになっていないせいだと、ギーゲレンツァーは論じている。とはいえ、私たちが確率の判断に不向きである事実に変わりはない。

バイアスの神経科学

認知バイアスの例をいくつか見てきたので、心理学者と経済学者が数十年来、そして哲学者が何世紀にもわたって思案を重ねてきた疑問に、いよいよ私たちも取り組むことができる。人間はおおむね合理的な生き物なのか、それとも非合理的な生き物なのか？この疑問もここまで単純化してしまうと、人間は暴力的な動物か、それとも平和的な動物かと尋ねる程度の意味しか持ちえない。私たちは暴力的でも平和的でもあり、合理的でも非合理的でもある。だが、それはなぜか？　人間は月まで行って帰ってきたり、原子を分裂させたり、生命そのものの謎を解きほどいたりしてきたというのに、その一方で、物事の判断を下す際に根拠も関係もない要因に影響されるのはなぜか？　クイズ番組で選ぶドアを変えるべきかどうか判断する能力を生まれつき備えていないのは、どうしてだろう？　この矛盾が起こるのは、一つには、脳が実行する仕事の多くが、それぞれたった一つの専用システムによって処理されるのではなく、いくつかのシステム間の相互作用によって成し遂げられるからだ。だから私たちの判断は、脳内の各システムをメンバーとする委員会活動の受益者であると同時に被害者でもあるのだ。

図6・2で、左右の図のそれぞれで、仲間外れ（一つだけほかと違うもの）をできるだけ速く見つけ出してください。

ほとんどの人は、右図よりも左図の仲間外れをはるかに速く見つけられる。右図は左図を時計回りに九〇度回転させただけなのに、なぜそうなるのだろうか？　左図の記号は、数字の2と5という馴染みのある形だ。あなたはこれまでの人生でこの二つの記号

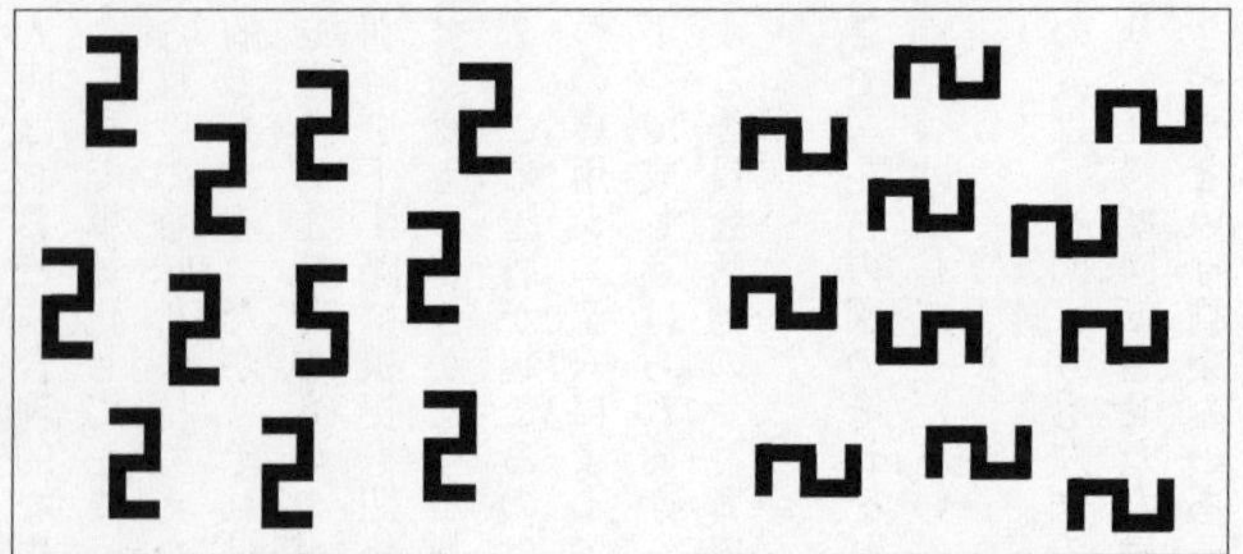

図6.2 並行検索と逐次検索

にずっと親しんできたが、数字はたいてい立っている状態だった。このため視覚系のニューロンが「2」と「5」を感知するように特殊化し、そのおかげで仲間外れをすばやく自動的に見つけられる。一方、右図での作業は注意を必要とし、あまり馴染みのない記号のなかを努力して探さなければならない。[26]

私たちは視野の中でものを見つけるときに、二つの戦略（二つのシステム）を使える。「並行検索」と呼ばれる自動的な戦略と、「逐次検索」と呼ばれる意識的な戦略だ。私たちの下す判断を左右するのも、おおざっぱに言って、やはり独立しているが相互に作用する二つのシステムだ。この二つはそれぞれ「自動システム（連合システム）」「熟慮システム（規則準拠システム）」と呼ばれてきた。[27]自動システムは、私たちが直感と考えているものに関係し、無意識的ですばやく、連合的で努力がいらない。コンテクストと感情にとても敏感で、結論に飛びつきたがり、多くのバイアスと先入観に基づく臆測を含んでいる。だが、その自動システムこそが、周囲の人の話や意図を理解するのに必要なのだ。自動システムのおかげで、黄信号で止まるべきか進むべきか即断できる。マルコム・グラッドウェルは著書『第1感——「最初の2秒」の「なんとなく」が正しい』で、自動システムの賢さと愚かさを検討し、訓練によって自動システムを活用し、優れた判断を下せるようになるとしている。[28]美術商や運動コーチ、軍人、医師といった人々は、幅広い経験を通して学び、情報であふれている状況をさっさと見極めて、有効な評価にたどり着く。

自動システムとは対照的に、熟慮システムは時間がかかり、努力と意識的な思考を必要とする。間違いに対して迅速な対応ができて、融通が利き、慎重だ。このシステムは、私たちが問題解決をしているとき、たとえばどの住宅ローン計画が最適かを判断しようというときに使いたいものだ。ゼンメルワイスもまさにこのシステムを使って、第一産科のほうが産婦の死亡数がずっと多い理由を見つけ出した。モンティ・ホールから機会を与えられたときにドアを変えるべき理由は、最終的にはこの熟慮システムが理解するのだ。

「牛は何を飲みますか?」と訊かれた途端に「牛乳」と口を滑らせたくなるような衝動はすべて、牛と牛乳を結びつけている自動システムの結果だ。だが、その最初の衝動に逆らえば、熟慮システムが「水」という答えを出す。別の例を挙げよう。プラスチックの野球のバットとボールの値段は合計一ドル一〇セントだ。バットはボールより一ドル高い。バットはいくらか?[29] 私たちのほとんどは、反射的に一ドルと口を滑らせたくなる。おそらく自動システムは、一ドルと一〇セントを足せば一ドル一〇セントという合計に合うという事実を捉えるが、バットはボールより一ドル高いという条件をすっかり無視しているのだ。そこで熟慮システムに登場願って、五セント足す一ドル五セントも合計は同じ一ドル一〇セントで、しかも、バットはボールより一ドル高いという条件を満たしていると指摘してもらわなければならない。

私たちは自動システムと熟慮システムを考えるとき、コンピューターに入っている二個のICチップのように重複していない、脳の別々の部分として想定するべきではない。とはいえ、脳の進化上古い部分が自動システムの中心的存在で、これに対し、比較的最近に劇的拡張を経た大脳皮質領域が熟慮システムの中枢だと思われる。

私たちの認知バイアスの多くは、自動システムが源だ。これはつまり、自動システムがもともと欠陥品、すなわち進化が設計を誤った失敗作ということだろうか？　答えはノーだ。第一に、自動システムのバグは、設計がまずかったということではなく、私たちが今暮らしている世界とはまったく違う時間と場所のための設計だったという事実をまたしても反映しているのだ。この観点から言えば、私たちは「生態学的に合理的」であり、進化上の現実に即したコンテクストではたいてい良好で最適に近い判断をする、ということだ。[30]第二に、強力な機能はバグにもなることがある。たとえば、ワープロや携帯メールのソフトなどは、「オートコレクト（自動修正）」や「オートコンプリート（自動補完）」の機能を備えていて、誤字を修正してくれたり、二、三字入力するだけでよく使う単語を完成してくれたりする。だが、用心しないと、ときどき余計な単語が交じったり、文意がずれたりするのは避けられない。同様に、認知バイアスには脳の最も重要な機能の裏返しにすぎないものもある。

いくつかの手がかり

認知バイアスは熱心に研究され、その影響についても活発に議論されてきたが、神経系のハードウェアのレベルでは何が実際の原因かについては、ほとんど知られていない。脳画像研究では、フレーミング効果や損失回避性の影響が出ているとき選択的に活性化する脳領域を探してきた。[31] こうした研究では、認知バイアスにかかわるかもしれない脳の部位が明らかになるのがせいぜいで、その根底にある原因はわからない。脳がなぜ、どうやって良い判断や悪い判断をするかを私たちが理解するのはまだずっと先のことだが、脳の基礎構造についてわずかながらわかったことを総動員すると、いくつか手がかりが得られる。たとえば、認知バイアスとプライミングは似ているから、ともに脳の連合アーキテクチャー全般の直接的結果、とくに脳の自動システムの直接的結果ではないかと思われる。[32]

私たちは、脳がまわりの世界に関する情報を保管する方法について二つの原理を論じてきた。一つは、知識は関連する概念を表すノード（ニューロン群）間のつながりとして貯蔵されること。もう一つは、ノードがひとたび活性化するとそれが「拡がって」、つながっているいくつものノードが活性化する可能性が高まることだ。だから、誰かに寿司が好きかどうかを尋ねておいてから、国の名前を一つ挙げてもらうと、その人は日本を思い浮かべやすくなる。いったん「寿司」ノードが活性化したら、それが「日本」ノードの活性化を促すのだ。また、特定の単語を見せるだけで人々の行動に影響を与えられることも、すでに見た。「礼儀にかなった」単語の割合が高い単語パズルを完成させた人は、「無礼な」単語を使ったパズルを完成させた人よりも、話し込んでいる人を長時間待つことができた。「忍耐」や「粗暴」の概念を表す言葉は、どういうわけか私たちの意味ネットワークをすり抜けて、私たちがどれほど礼儀正しく振る舞うか、あるいは無礼に振る舞うかを実際に制御する脳領域に入る（行動プライミング）。別の実験では、被験者は怒っている状態に関係する単語（つまり「頭から湯気を立て」ている状態を連想するような単語）のことを考えるように求められたときのほうが、外国の都市の気温を高く見積もった。[33]

行動のプライミングとフレーミングの関係を理解するために、仮想のフレーミング実験を考えてみよう。被験者に五〇ドル渡してから、二つの選択肢を示す。

（A）五〇ドルのうち四九パーセントを*もらう*。

（B）五〇ドルのうち四九パーセントを*失う*。

もちろんあなたは（B）を選ぶだろうが、仮に熟慮システムが介入して（A）を拒否するまでの間、自動システムは「四九パーセントをもらおう」とつい言いたくなるとしよう。私たちの意味ネットワークの中では「もらう」という言葉は、関連する概念（「蓄える」「確保する」「所有する」など）との結びつきを発達させていて、それらの概念はおおむね感情的にポジティブで、「良いこと」と言える。対照的に、「失う」という単語は、一般的にネガティブな感情に関係する概念（「なくす」「負ける」「失敗する」など）、つまり「悪いこと」に結びつく。私たちの意味ネットワーク内の「もらう」ノードと「失う」ノードに相当するニューロンからのつながりは、意味ネットワークの回路を越えて、感情と行動の制御を司る脳の中枢に直接的あるいは間接的に達しているはずだ。（A）には、「もらう」という単語が含まれるので、「良いこと」にかかわる回路が刺激され、けっきょく自動システムは（A）を選択するよう促されるのだろう。

意味ネットワークと、感情や行動を司る回路とのつながりは、次のような研究によって実証されている。まずコンピューター画面に一七ミリ秒間（短すぎて意識的に記憶にとどめられない時間）だけ、ポジティブあるいはネガティブな言外の意味を含む単語を表示して、被験者たちに見せた。その一秒後に絵を見せて、その絵がどのぐらい気に入ったかを評価してもらった。ポジティブな単語（「素晴らしい」「元気な」「生き生きしている」など）の後に見せた絵は、ネガティブな単語（「野蛮な」「残酷な」「怒っている」など）の後に見せた絵よりも、好感度が高かった。[34] ここでも、脳内での言葉の表象が、脳のほかの部分で行なわれている計算処理を偏らせているのだ。

アンカリング・バイアスについてもっと詳しく見てみよう。すでに気づいたかもしれないが、ブラッド・ピットの年齢を考えた後ではジョー・バイデンの年齢を若く見積もる結果になった先ほどの非公式の実験は、見積もりをプライミングするのが数字だという ことを除けば、プライミングの研究に似ている。アンカリングの一部は、数によるプライミングの一形態なのかもしれない。[35]つまり、「寿司」のことを考えておくと「日本」のことを考える可能性が高まるのと同じように、「四五歳」を思い浮かべてからジョー・バイデンの年齢を見積もると、「七〇歳」よりも「六〇歳」だと考える可能性が高まるということだ。

すでに見たように、いくつかのニューロンがジェニファー・アニストンの写真やビル・クリントンの写真に選択的に反応することが研究によって明らかになっていて、これらのニューロンはそれぞれ、「ジェニファー・アニストン」ノードと「ビル・クリントン」ノードのメンバーと考えられる。だが、脳の中で数字はどのように表されているのだろう？　科学者は数字に、より正確には数量（画面上の物の数）に選択的に反応するニューロンからも記録をとった。意外にも、こうした実験はサルに実施された。神経科学者のアンドレアス・ニーダーとアール・ミラーはサルを訓練して、ある個数（一個以上三〇個以下）の小さな丸印を表示した画面を見るようにさせた。一秒後に丸印が同じ個数の画像か違う個数の画像を見せ、ジュースを報酬として与えて丸印の個数が最初と二回目で同じか違うかを判断させた。[36]サルは両手でレバーを握り、二回とも同じ個数ならレバーを放し、違う個数なら押さえ続けなければならない。訓練をたっぷりさせると、サルたちはかなり正確にこの課題をこなせるようになった。八個に続いて四個の丸印が画面に出ると、数が同じと判断する割合は一〇パーセントしかなかったが、八個の丸印の後にまた八個の丸印が画面に表示されると、九〇パーセントの割合で同じ個数と判断した。サルが丸印を数えているとは誰も言っていない（画像は〇・五秒ずつしか表示していない）。サルは数値近似（印を実際には数えずに自動的に個数を見積もること）をしているのだ。ニーダーらが、前頭前野の個々のニューロンの記録をとると、いくつかのニューロンが画面の印の個数に「同調」していることがわかった。たとえばあるニューロンは、印が四個の画面をサルが見ていたときに強く反応するが、印が一個や五個の画面では反応が有意の減少を見せる（**図6・3**）。全体に、同調曲線はかなり「幅広い」ものだった。つまり、八個の印に最大の反応を示すニューロンは、一二個の印にも反応して発火し、逆に一二個の印に最大の反応を示すニューロンは、八個の印にもそれほど強くはないが反応した。したがって、八という数と一二という数は、それぞれ別ではあっても重複のあるニューロン群で表されるのだろう。それは書かれた数字の32768と32704が、いくつか桁数字を共有しているのと同じようなものだ。

数のプライミングでは、一つの数によって起こった活性化がほかの数に「拡がる」。第1章で見たように、この活性化の拡がりがニューロンのレベルで何に相当するのかはわからない。ある仮説によると、それは弱まっていくエコーであり、刺激が消えた後に減衰していくニューロンの活性度だという。これと両立可能な仮説に、関連概念を表す

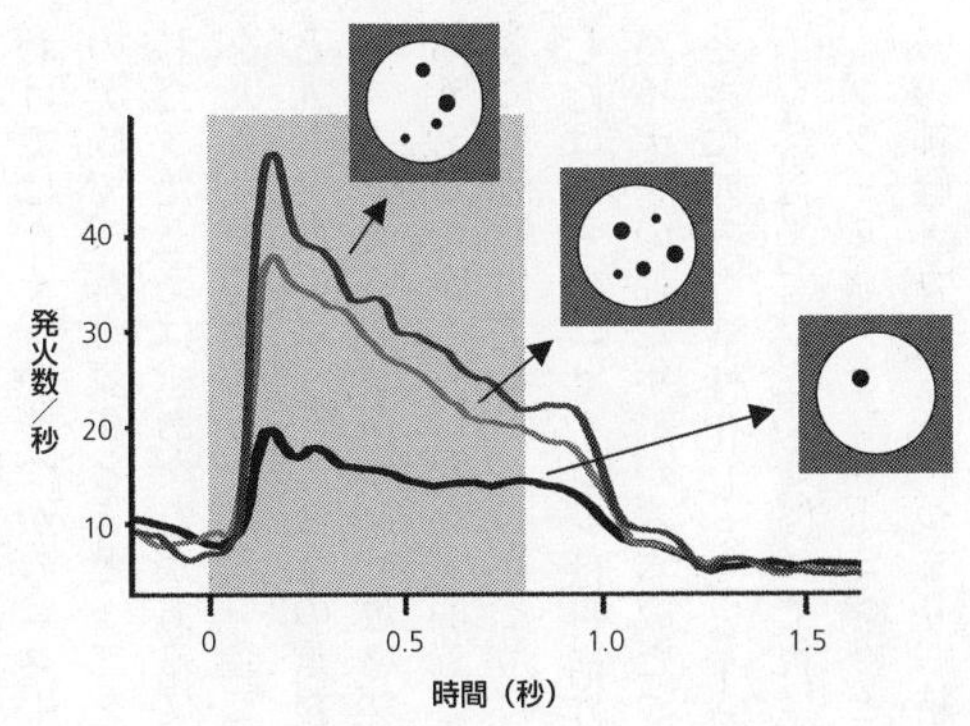

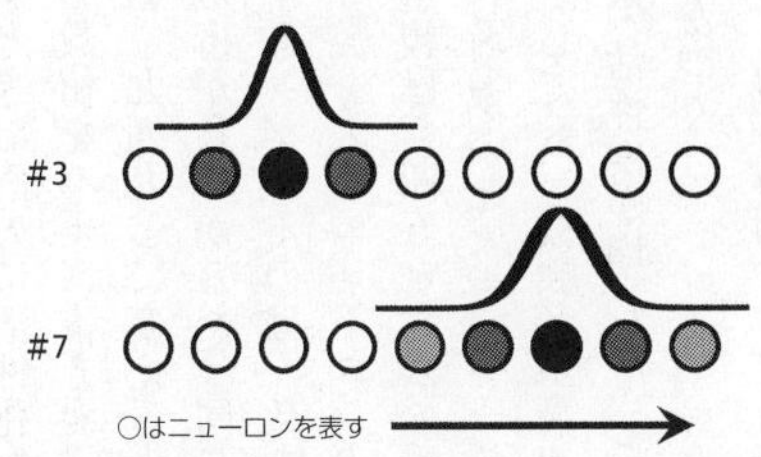

図6.3 ニューロンによる数の表し方

(上)サルは、コンピューター画面に表示されている物の個数を識別するように訓練できる(図は、印が1個、4個、5個の場合を示している)。課題をこなしている間の前頭前野の記録から、いくつかのニューロンは印の個数に同調していることが明らかになった。3本の曲線は、3つの表示画面それぞれに反応した発火数(発火の頻度)を表している。グラフの灰色で示した領域は、印が表示されていた時間の範囲。このニューロンは印1個や5個より、4個に多く反応して発火したので、4という値に「同調」していることに注意。

(下)脳は、数量をニューロン群コードの形でコード化するのかもしれない。というのも、ニューロンごとに、特定の数に反応して示す活性度が違うからだ。ここでは、3と7という数に反応して発火した回数を濃淡のレベルで表してある(Nieder, 2005 より許可を得て改変)。

際の重複の結果としてプライミングが起こるのかもしれないというものがある。この説によると、活性化が「寿司」を表すニューロンから「日本」を表すニューロンに拡がるわけではなく、いくつかのニューロンがどちらを表すときにも活性化するという。サルの実験で、八を表すときと一二を表すときの両方に活性化するニューロンがあるのと同じだ。たとえば、あなたがある文書の数値を不正に書き変えているとしよう。九九〇〇を九九九〇に変えるのは、一〇二〇七を九九九〇に変えるよりずっと易しい。九九〇〇と九九〇〇のほうが、数字の重複する桁が多いからだ。同じようにアンカリング・バイアスで、ある数が別の近い数をプライミングするのは、数を表す神経コードに重複があるからなのかもしれない。四五という数を表すニューロンの多くは六〇と六六を表すときにも活性化するが、四五と六〇の重複は、四五と六六の重複より多いだろう。活性化したばかりのニューロンは再活性化しやすいとすると、「バイアスのかかっていない」バイデンの推定年齢が六六歳だったとしても、被験者が最初にピットの年齢を訊かれたときに四五で活性化したニューロンの活性度が増したことによって、六六という値が「引き下げられる」だろうことは予想がつく。

プライミングとフレーミングとアンカリングはすべて互いに関連した心理現象で、同一の神経メカニズム、つまり、結びついている概念や感情や行動を表すニューロン群の間で活動が拡がる仕組みが原因かもしれない。すでに見たとおり、プライミングは、コンテクスト感受性の一形態を発揮する。コンテクストに左右されるのは私たちの判断と行動だけではない。驚くまでもないが、コンテクスト依存性は個々のニューロンのレベルでも見られる。脳の聴覚野や視覚野などの感覚野では、ニューロンがしばしば特定の「好みの」刺激、たとえばある音節や傾きの線といったものに反応して発火する。多くのニューロンの反応は、好みの刺激が与えられるコンテクストによって調節される。コンテクストというのは、先行する刺激と、同時に与えられるほかの刺激の両方を含む。たとえば鳴き鳥の聴覚系では、いくつかのニューロンは、さえずりでAという音節が先行する場合にだけBという音節に対して発火する。また、哺乳類の視覚野のニューロンは普通、視野の特定部分にある、特定の傾きの線に反応する。これらのニューロンがどの傾きに同調するかは、コンテクストに影響されることもある。たとえば、何もない画面上で視野のちょうど中央に一本の線だけが表示される場合、「垂直ニューロン」は名前のとおり「スラッシュ線（／）」よりも垂直線（｜）に対して発火しやすいだろう。だがこのニューロンは、画面全体に「バックスラッシュ線（＼）」が描かれているというコンテクストでは、「スラッシュ線（／）」に対してのほうが発火しやすいかもしれない。[37]

人間がコンテクストを利用し、感覚器官が大量に浴びる情報の意味することをすばやく理解できるのは、けっきょくはニューロンレベルでのコンテクスト感受性のおかげだ。だが、私たちの鋭敏なコンテクスト感受性が、三分の二の人が死ぬという選択肢よりも、三分の一の人が助かるという選択肢を好むように仕向けるのは必然のことだ。なぜなら、生は死よりも心地良いコンテクストをもたらすのだから。

私たちの生活を形作る判断には、とても相補的な二つの神経システムの産物という面がある。一方の自動システムはすばやく無意識に働き、脳の連合アーキテクチャーに大きく依存している。このシステムのほうが感情的だ。良いか悪いか、公正か不公正か、妥当か危険かといった、物事の与える印象に注意を向ける。[38] もう一方の熟慮システムは意識的なもので、努力が必要で、長年の教育や訓練の恩恵を積み上げたときに最善の状態になる。

自動システムは、定着した思い込みを見直すことを学習できるが、それには熟慮システムの指導を必要とすることが多い。子供のころは、ずんぐりとした形のコップよりもほっそりして高さのあるコップのほうが牛乳がたくさん入っていると自動的に考えた。正常な認知的発達の一環で、こうした自動システムの誤認の数々は修正されるが、残るバグもある。

たしかに私たちの不合理なバイアスの原因の一端は、脳機能がプログラムされた環境が現在私たちの暮らす環境とは劇的に違っていたことにある。だが、フレーミングやアンカリングといったいくつかの認知バイアスは、自動システムのおもな仕事、つまり判断に必要なコンテクストをすばやく手軽に提供する仕事が招く、避けられない結果なのかもしれない。たいていコンテクストは価値ある情報の源だ。コンテクストに対して感受性があるので、人間の脳は見事なまでに柔軟で適応性のある計算装置であるとも言える（今のコンピューター技術のとくに悪名高い欠点は、コンテクストへの感受性のなさだ。私のスペルチェッカーはコンテクストなどおかまいなしで、「I will alot half of my time to this project.」を「I will a lot half of my time to this project.」に直してしまう）。コンテクストに対して脳が素晴らしい感受性を持っているのは、脳のハードウェアのおかげにほかならない。脳という装置は相互連絡性に富むという特徴を持つので、一つのニューロン群の活動は、ほかのニューロン群で起こっていることにも影響するはずだ。コンテクスト感受性は無意識的なもので、神経系のハードウェアの中核にあるので、コンテクストから得られる手がかりを無視したほうがいい場合でさえ、感受性機能を「オフ」にするのは、不可能ではないにしても難しい。とはいえ、熟慮システム利用のタイミングを学んで、認知バイアスを悪用されて不利益を被ることはしっかり防ぐべきだ。次の章では、そうした悪用が頻発するマーケティングを取り上げる。

第7章 広告にすっかりだまされる

一般大衆の受容力は極度に限られており、その知性は微々たるものでありながら、忘却の力は計り知れない。こうした事実に鑑みれば、効果的なプロパガンダはすべて、ごく少数の要点に絞り込み、それをスローガンの形で繰り返さなければならない――そのスローガンで理解させたいことを、大衆が一人残らず理解するまでは。

――アドルフ・ヒトラー

多くの子供と同じで、私は資本主義の根本原理を幼いころに学んだ。キャンディ、スケートボード、映画、テレビゲーム、自転車といった、人生の良いことのほとんどは、なかなか手に入らない小さい長四角の緑色の紙（紙幣）と交換でしか獲得できないのだ。だが、私をとまどわせたのはテレビだ。面白くて、何時間も娯楽を提供してくれて、私の知るかぎりでは全部ただだった。放送局の人たちって、なんでみんなこんなに親切で、わざわざ番組を作ってテレビで流して、僕を楽しませてくれるの？　そう尋ねると、ただというわけではないことを父は辛抱強く説明してくれた。企業がテレビ局にお金を払ってコマーシャルを放送してもらい、視聴者が製品を買う気になるのだ、と。それを聞いて私は思った。カモばっかりなんだな！　僕はテレビで見た品物なんて、一度も買ったことがない。やつらの極悪非道なマインドコントロールのたくらみを知った以上、金輪際買うものか。あいにく、当時も今も私の好みや欲望は、もちろんマーケティングと広告によって形作られている。

多くの男性と同じで、私も妻に求婚したとき、ダイヤモンドのエンゲージリングを贈った。そうすることで、私は古い伝統に倣っているのだと心の奥底で思い込んでいた――恋に悩む中世の求婚者が、自分の愛情の対象の心を宝石で動かせると、何かの理由で期待したのが、その伝統の始まりかもしれない、と。だが、それはとんだ思い違いだった。結婚を誓うために婚約指輪を贈るのが古い伝統なのは確かだが、今ではお馴染みの、ダイヤモンドのエンゲージリングを贈る習慣は、史上指折りの効果的なマーケティング・キャンペーンによって生み出されたようなものだ[1]。

二〇世紀の初め、ダイヤモンドの売り上げは急速に減っていた。ダイヤモンドは実用的な用途がほとんどなかったし、金銭的な価値は、ダイヤモンドは珍しくて望ましいという思い込みが頼みだった。これはそのダイヤモンド市場を事実上完全に掌握していたデビアスという企業にとっては深刻な問題だった。そこでデビアスは一九三八年、N・W・エアーという広告代理店にこの問題にあたらせた。エアーは、ダイヤモンドに対する社会の態度を変えれば売り上げを伸ばせると主張した。それには、ダイヤモンドと愛の結びつきを大衆の普遍的な心に焼きつけ、若い男女にダイヤモンドのエンゲージリングをロマンティックな求婚の主役と見なすように仕向ければいい。エアーはダイヤモンドと映画スターの見開き広告を雑誌に載せ、さらに手を回してハリウッド映画のシナリオにダイヤモンドのエンゲージリングを組み込ませた（映画を使った製品広告は、ハリウッドで最近開発されたものではないのだ）。このキャンペーンは、エアーのコピーライターが「ダイヤモンドは永遠の輝き」という不滅のスローガンを考え出したときに最高潮に達したと言える（エアーはアメリカ合衆国陸軍のために、「最高の自分たれ」というスローガンも生み出している）。

この手法は当時はまだ珍しいものだった。デビアス社は特定のブランドを、いや、製品さえも推奨していたわけではなく、目的は、ダイヤモンドは永遠の愛のシンボルという考えを社会の心理に根づかせることだった。言ってみれば、脳の連合アーキテクチャーを利用すること、つまり、「愛」と「結婚」という概念で活性化するニューロンに、「ダイヤモンド」ニューロン（「ダイヤモンド」の概念をコード化するニューロン）への直通のコミュニケーション経路を開かせることを目指していたわけだ。一九四一年までにはダイヤモンドの売り上げは五五パーセント増え、二〇年後、エアー広告代理店はこう結論した。「この新世代のほぼ全員が、ダイヤモンドの指輪は婚約に必須であると考えている」[2]。時の流れとともに、デビアス社のキャンペーンは新たな状況に調子を合わせていった。初期のキャンペーンはダイヤモンドの大きさに力点を置いていた。大きければ大きいほどいいという発想だ。だが、六〇年代にはシベリアで新しいダイヤモンドの鉱床が見つかり、比較的小ぶりのダイヤモンドが大量に産出された。そこで、愛を確かめ直すシンボルとして小粒のダイヤモンドを切れ目なくはめ込んだ「永遠のリング（エタニティ）」と呼ばれる指輪を売るという解決策が採用された。指輪の二本立てというデビアス社のキャンペーン戦略は輝かしいものだった。同社はダイヤモンドを永遠の愛の象徴にすることで、ダイヤモンドの売り上げを伸ばせたばかりか、ダイヤモンドの中古市場を劇的に縮小できた。永遠にもつ製品の泣き所は、永遠にもつ点だ。将来、その製品を新品同然に売ることができる。だが、宝石箱に収まったダイヤモンドは、何十年にもわたって愛を象徴してきた。愛のシンボルを売り払う人などいるだろうか？　そして、中古の愛を買いたいなどと思う人がいるだろうか？

広告と、イデオロギーの分野でその兄弟分にあたるプロパガンダは、けばけばしく明滅するネオンサインから、映画の場面や筋にさりげなく埋め込まれた製品、候補者やイデオロギーを売り込む政治キャンペーンまで、じつにさまざまな形や趣で登場する。どの場合にも目的は私たちの習慣や欲望、意見を形作ることだ。現代都市の平均的な住民は、複数の感覚を利用した容赦ないマーケティングの集中砲火にさらされている。映画館やインターネット、道路沿いの広告板、バス、地下鉄、はてはエレベーターの中やガソリンポンプの上に設置された液晶画面での広告まで、私たちの視覚系を狙って殺到する情報を遠い先祖が受け止めたら、疑うことを知らない彼らの脳は発作を起こしかねないだろう。同様に、聴覚系もテレビの広告やラジオのコマーシャル、電話による販売活動の餌食だ。そこまでは目立たないが、嗅覚も、私たちに服を買わせたりカジノに長居させたりする目的で念入りに調合されたバニラや柑橘類の香りの標的にされている。テレビのコマーシャルや広告板、ダイレクトメールのような直接広告の場合、何であれ市場に出されたものを、マーケティング担当者が甘言を使って消費者に買ったり食べたり身につけたりさせようとたえず画策していることに、私たちはたいてい気づいている。だが、マーケティング・キャンペーンがどれほど長期的な展望を持っているかは、なかなか完全に把握しづらい。なかには、何週間あるいは何か月ではなく、何年、何十年のうちに見返りを得ることを目指しているものもある。一部の人に現代的な広告の技法の父と見なされているエドワード・バーネイズは、一九二八年に著書『プロパガンダ』で次のように説明している。

もし私がピアノを売りたかったら、たとえば、「今こそモーツァルト・ピアノを買いましょう。廉価ですし、一流のピアニストも使っています。何年でも弾き続けられます」といった直接的な訴えを全国で行なうだけでは不十分だ。……したがって現代の宣伝者は、習慣を変えるような状況を生み出しにかかる。宣伝者は住居にまつわる本能という根本的なものに訴えるかもしれない。そして、住宅に音楽室を持つという考えを一般大衆に受け入れさせるように努力する。たとえば、自らも購買層に影響力を揮うような名の知れたインテリアデザイナーが設計した昔風の音楽室の展示会を開く。……古い販売技術の下では、製造業者は購買者になってくれそうな人に「ピアノを買ってください」と言った。新しい販売技術はその過程を逆転させ、購買者になってくれそうな人に「どうぞ、ピアノを売ってください」と製造業者に言わせるようになった。[3]

バーネイズはジグムント・フロイトの甥で、人間はみな無意識の欲望を内に抱えているというフロイトの見方を、大衆に物を売ったり、彼らを操ったりする道具として利用した。人間は自分が何を望んでいるかを必ずしも知らないというのがバーネイズの根本的な見識だった。私たちの好みや意見は形作ることができ、自分はもっと良い服やタバコ、台所用品、ピアノなどを必要としているとかほしいとか私たちに思い込ませることも可能だった。バーネイズの原理は、マーケティングと政治の両分野で絶大な影響力を揮った。現に、ナチス・ドイツのヨーゼフ・ゲッベルス国民啓蒙・宣伝相は、バーネイズに強く影響されたと言われている。[4]

アメリカだけでも、企業は何兆ドル分も製品を買ってもらうために毎年一〇〇〇億ドル以上投資している。こうしたキャンペーンは、効果を測定するのは難しいが、「ダイヤモンドは永遠の輝き」というキャンペーンの例を見ればわかるとおり、大成功を収めて社会の構造さえ変えてしまうことがある。二〇世紀初めのタバコのキャンペーンと二〇世紀末のボトル入り飲料水のキャンペーンも、マーケティングがどれほど成功しうるかという格好の例になっている。タバコの場合は、実際的な機能も恩恵もほとんどないばかりか、長期的には致命的であることが判明した製品を、私たちは買うようにまんまと仕向けられた。飲料水について言えば、ただ同然で手に入る製品に、私たちはお金を払う気にさせられたわけだ。ほとんどの人は、ボトル入りの飲料水と水道水の違いがわからない。ボトル入り飲料水のブランドごとの違いは、なおさらわからない。だからこそ、ボトル入り飲料水の製造業者が目隠しの飲み比べテストを実施するという話は聞いたためしがないのだ[5]。

現代社会の隅々までマーケティングが浸透しているのは、マーケティングが成功しているから、つまり私たちがマーケティングの影響を受けやすいからにほかならない。そして、マーケティングをする側にとって最善のことは、私たち個人にとっては最善でないことが多い(二〇世紀にはタバコ関連で一億人が亡くなった事実[6]がそれを裏づけている)ので、マーケティングはマインドコントロールの技法としてなぜこれほど効果的なのかを問うのは理にかなっている。答えは複数あって複雑だが、この章では、マーケティング担当者が利用する神経系オペレーティング・システムの二つの機能を取り上げよう。一つ目は模倣にかかわるもの、二つ目はまたしても脳の連合アーキテクチャーにかかわるものだ。

動物もマーケティングに弱い？

哲学者と科学者は、理性、言語、道徳性、共感、神を信じる気持ち、野球への興味……という具合に、人間を動物と隔てる知的能力を取り替え引き換えたっぷり示してきた。心理学者のダニエル・ギルバートは、何が私たちを人間という独特の存在にしているかについての理論を提示するという真剣な誓いを心理学者は一人残らず立てていると、冗談半分に言っているほどだ。[7] ギルバート自身は、将来について考え、計画し、心配する能力が人間だけの特権（あるいは禍）だとしている。人間を際立たせているのは、ポルトガルなど一部の国ではくっきりした文字ででかでかと「Fumar Mata（喫煙は命を奪う）」という警告が書かれたパッケージ入りの製品を、[8] 自分の限られた資産と引き換えに手に入れるほど間抜けな、地上で唯一の種であるというのが私の持論だ。

私たちは実験室のラットを訓練し、レバーを押して食べ物を取るようにさせたり、ただの水ではなく美味しいジュースを得るために余分に課題をこなすことまでさせたりできるが、ニューヨークの水道水ではなくボトル入り飲料水のフィジーウォーターを得るためにラットが進んで余分に仕事をするとは思えない。とはいえ、人間の行動の大半は、少なくとも何らかの名残りの形で、動物界に見られる。したがって、広告に影響を受けやすいという人間の性質に相当するものが動物にもあるかどうかは、検討に値する。

実験用のラットに、たとえばココア・パフとキャップテン・クランチのような、二種類のシリアルをそれぞれ別の小さなボウルに入れて与えたとする。平均すると、ラットはどちらもほぼ同じ量を食べる。ここでラット向けのマーケティング・キャンペーンを展開して、ラットの好みを一方のシリアルに偏らせることができるだろうか？　じつは、できるのだ。（キャップテン・クランチの入ったボウルはもらえなかったので）一日中ココア・パフを食べていた別のラットといっしょに過ごさせると、二種類のシリアルを与えられたとき、そのラットはココア・パフを好むようになる。これを「仲間の圧力（ピアプレッシャー）」とか「物真似」とか「模倣」と呼んでもいいが、心理学者は「社会的に伝達された食物の嗜好性」[9]と呼んでいる。この形態の学習が持つ適応上の価値は明らかだ。私たちの祖先が赤い実のついた木と黒い実のついた木に出くわしたとき、どちらの実を（あるいは両方とも）食べても大丈夫か知らないと、ジレンマに陥ったのではないか。だがその祖先が、川沿いに少し下った所で仲間のウグが顔一面に何か赤いものをつけていて、元気で満足そうにしていたことを思い出したら、ウグに倣って赤い実を食べるのが賢明だろう。

観察と模倣による学習は、途方もなく貴重な脳の機能だ。私たちは模倣によって、コミュニケーション、運動技能の発揮、食物の獲得、他人との相互作用をはじめとする、生存に必要な課題のやり方、さらには、日々直面する小さな問題の数々を解決する方法を学ぶ。私が東京で切符を買って地下鉄を乗りこなすのに苦労していたときには、一歩下がってまわりの人を観察し、券売機のどのボタンを押せばいいのか、クレジットカードは使えるのか、改札を抜けた後、切符を回収するべきなのかといったことを学んだ（切符を回収するかどうかに注意を払うことを学んだのは、パリの地下鉄で切符なしで駅を出ようとして一時的に拘束されたことがあったからだ）。

人間もほかの霊長類も、他者を観察してさまざまな形で学習する。そうした学習は、「模倣学習」「社会的学習」「文化伝達」などと呼ばれる。霊長類の文化的学習の事例を最初に記録したと多くの人が見なしている研究は、幸島（こうじま）のニホンザルのコロニーに住む一頭の賢いサルから始まった。そのメスのサルは、泥まみれの芋を川に持って行き、洗ってから食べることを思いついた。それを見た頭の柔らかいサルが何頭か同じことを始めた。やがて、芋洗いは少なくともサルの基準では急速に広まり、数年のうちにほとんどのサルがきれいに洗った芋を食べるようになった。幸島のサルの芋洗いが本当に文化伝達の例と言えるかどうかは異論があるものの、模倣と社会的学習をするのが人間だけではないことは明らかだ[10]。

見栄えの良い人たちが特定のブランドのビールを楽しんでいるコマーシャルを目にした私たちが「実演者」の真似をするというのが、マーケティング担当者の願いであることは間違いない。マーケティングが模倣を促すのであれば、ほかの動物も「マーケティング」によって操作できると言える。先ほどのラットの例では、ラット向けのココア・パフのマーケティング・キャンペーンと社会的に伝達された食物の嗜好性との違いは、「実演者」のラットがココア・パフをラットに売り込もうとしている会社から「支払い」

を受けている点ぐらいだろう。

広告には、模倣と社会的学習をする脳の自然な性向を利用するマーケティング担当者の能力次第の部分がある。だがマーケティングには、たんに人真似を期待するよりははるかに複雑なものがある。ほんの一瞬でもテレビを見た人なら誰もが知っているとおり、広告の登場人物には、魅力的で、幸せそうで、見るからに人生を謳歌している人がやたらに多い。もし誰かを模倣するのなら、人気があって、成功していて、望ましく見える人を真似るのが理にかなっている（ホームレスの人がコマーシャルに出たり、新しい流行を起こしたりすることは稀だ）。たとえば昔からタバコのコマーシャルには、若くて魅力的で真剣な成功者たちや、権威ある、信頼に足る知的職業人たちが出てきた。一九五〇年代までは、医師がタバコのコマーシャルによく出ていたほどだ。喫煙が健康的だと請け合ってくれるのに、医師ほどふさわしい人がほかにいるだろうか？

私たちには、自分より社会的階級の高い人により多くの注意を払い、彼らの模倣をする生まれつきの性向が本当にあるのだろうか？　ほかの動物は、自分の集団で「成功を収めている」仲間を模倣する可能性が高いのか？　社会的階層を確立し、その中では一部の個体が残りの個体よりも優位に立つ種は多い。ラットの場合、優位な個体は最初に餌と繁殖相手にありつける。チンパンジーの場合は、優位な個体は多くの食べ物と配偶者を手に入れ、優先的にグルーミングを受けられる（そして、たえず背後に気を配っていなければならない）。まだ決着はついていないものの、自分の集団の優位なメンバーを観察して模倣する可能性が実際に高い動物がいることを多くの研究が示している。たとえば、社会的に伝達された食物の好みについて言えば、観察者のラットは、下位の「実演者」よりも優位の「実演者」の息から感知する食べ物の匂いを好むことが多い[11]。言い換えれば、ラットは人間と同じで、上層階級が食べるものを好んで食べるようだ。

霊長類学者のフランス・ドゥ・ヴァールは、チンパンジーのコロニーに見られる、選好性に基づく模倣の事例を紹介している。このコロニーの最上位のオスが片手を痛め、その手を引きずるようにして四足歩行していた。間もなく、コロニーの感じやすい年少のオスたちがその歩き方を模倣し始めた。これは一種のへつらいで、怪我をしたのが上位のオスでなければ、おそらく見られなかっただろう[12]。もし霊長類には社会集団の上位の個体を選択的に模倣する性向が本当にあるのなら、金持ちや有名人の生活を選択的に真似る傾向もあると考えてもいいかもしれない。

事実、これは正しいようだ。アカゲザルを使った巧妙な研究でそれが実証されている。アカゲザルはほかの多くの霊長類と同じで、訓練すれば、ブドウジュースとオレンジジュースといった二つの選択肢を与えられたときに、自分の自由意志に従って行動できるようになる。アカゲザルにコンピューター画面の中央をじっと見詰めさせ、そこが光ったら、目を右か左に向けるように訓練する。左を見やるとブドウジュースが一口もらえ、右を見ればオレンジジュースが一口もらえる。何度もやって、右を見る傾向がはっきり現れれば、そのサルはブドウジュースよりオレンジジュースが好きだと結論できる。

この二者択一強制選択手順の一種を使って、サルが仲間を見るのが好きかどうかを調べた研究がある。まず、一方を見ると、もう一方を見たときよりも多くジュースがもらえるようにした。当然、サルは報酬の多いほうに強いバイアスを見せた。次に、少ないジュースにほかのサルの写真を組み合わせた。つまり、サルが左を見れば、たくさんジュースがもらえ、右を見れば、ジュースが少しもらえ、あわせて、写真が見られた。写真はたんにほかのサルの顔の場合もあれば、サル版ポルノ（メスのサルの臀部）の場合もあった。ジュースをたくさんか、ジュース少しと写真かという選択肢を与えられたサルは、後者を好んだ。ただし、なんとも興味をそそられるのだが、それは顔の写真の場合、上位のオスが写っているときに限られた。サルたちは、社会的階層が自分より上の個体の顔が見られるなら、進んでジュースを多少犠牲にしたが、自分より下位の個体の顔を見るために犠牲を払うことはなかった。[13] 私たち人間も、有名人のゴシップを追う雑誌やタブロイド紙で金持ちや名の知れた人の写真を見たりニュースを読んだりするためなら、自分の「ジュース」を差し出すことが知られているから、サルとの類似を感じずにはいられない。社会的地位が自分より上の個体から学習するための前提条件は、観察することだ。サルが進んでジュースを多少犠牲にして集団の上位のメンバーを見るのは、社会的学習と選好性に基づく模倣のお膳立てになっているのだろう。

同胞を観察して学習するのは、さまざまな種に見られる能力だ。ラットの食習慣は、集団のほかのメンバーが何を食べているかの影響を受けうるし、鳴き鳥は父親の鳴き声に耳を傾けて歌を完璧なものにすることを学ぶ。だが、どちらの場合にも、本当は行動を学習しているのではなく、もともとあった行動を観察によって調節したり調整したりしているのだ。ほかの個体が食べているところを一度も目にしたことのないラットも、もちろん餌を食べるし、ほかの鳥の鳴き声を一度も聞いたことのない鳴き鳥も鳴くが、ただそれほどうまく鳴けないだけだ。霊長類では、それもとくに人間では、模倣学習は独特の形をとる。たいていのサルは自分から芋を洗い始めはしないし、オーストラリアの奥地の子供にしても、観察と模倣をたっぷりせずに、首尾良く食料を手に入れたり、言葉を話したりすることを学びはしない。

例外はあるかもしれないが、まったく新しい行動を本当に社会的に学習できるのは、霊長類に限られている。そして、イタリアの神経科学者ジャコモ・リゾラッティらの研究が示しているとおり、霊長類の脳は模倣と社会的学習のために特化した神経系のハードウェアを備えているかもしれない。リゾラッティらが行なったある一連の実験では、目の覚めているサルの前頭皮質の一部にあるニューロンの活動を記録した。脳、それもとくに未知の領域を調べるときに難しいのは、記録をとっているニューロンがどんな働きをしているのかを突き止めることだ。それらのニューロンは何に反応して発火するのか？　一説によると、ある日、実験者が物をつかもうと手を伸ばしたときに、彼らが記録をとっていたニューロンが発火し始めた。この観察結果が、やがて一群のニューロンの発見につながった。そのニューロンは、カップを口に持ってくるといった行為を他者が行なっているところを、当の動物が目撃すると発火する。驚くべきことにそのニューロンは、動物が自ら同じことをするときにも発火する。そのため、この種のニューロンは「ミラーニューロン」と名づけられた[14]。霊長類の脳でミラーニューロン系が発見されたので、模倣する能力と模倣によって学習する能力が人間の進化の過程で決定的な役割を果たしたという見方が強力に裏づけられ、私たち人間はほかの人間を模倣するように生まれつきできているという考え方はいっそう説得力を持つようになった[15]。

模倣が人間の脳にどれほど深く根づいているかは、過小評価されやすい。重要ではないからではなく、呼吸のようにあまりに重要なので無意識のうちに自動的に行なわれているからだ。赤ん坊はなだめたりおだてたりするまでもなく、親の模倣をする。親がたまたま床をごしごし磨いていようが、携帯電話で話していようが関係ない。誰かがあくびをするのを目にすると、自分もあくびをすることが多い。だから、あくびは伝染すると言う。私たちは、お互いのしゃべり方も模倣する。新しい土地に移ると、もともとの訛りが少しずつ消える。私たちは会合のとき、無意識のうちにお互いの姿勢さえ真似る[16]。また、自分と文化や人種や関心を共有する人の行動に、より大きな注意を払う傾向がある。広告代理店は、対象に合わせて広告に使う俳優を選ぶので、黒人女性にタバコを売り込むコマーシャルに出てくる役者と、白人男性をターゲットとした広告に出てくる役者とは共通点がほとんどない。

私たちがこれほどうまく物真似できなければ、現代の文化や社会は存在してさえいなかっただろう。というわけで、模倣は脳の貴重な機能だが、模倣する性向のせいで私たちは無差別に一般化することが多く、それがお粗末な判断につながったり、好き勝手に私たちの行動を操作する機会を他人に与えたりする結果になるという事実を見ればわかるとおり、そこには脳のバグが潜んでいる。芋洗いの発明者から芋を洗うことを学んだサルたちは賢かったので、関係のある行動だけに的を絞り、発明者の尾の位置や柔毛のファッションまで模倣することはなかった。私も東京で地下鉄の乗客を模倣するときに、目に入る男性が全員スーツを着ていたからといって、切符を買う前にわざわざスーツを買いに行ったりしなかった。同様に、一九六八年にディック・フォズベリーが背面跳びを導入して走り高跳びに革命を起こしたとき、模倣者たちはたちまち彼の跳び方を真似はしたが、彼が履いていたスニーカーや、彼のヘアスタイルまで取り入れたりはしなかった。それなのに現代の広告は、マイケル・ジョーダンやロナルディーニョやタイガー・ウッズを使って製品の売り込みをするとき、こうした有名スポーツ選手が愛用しているという触れ込みの肌着やノートパソコン、スポーツ飲料を買ってくるように私たちに訴えているのだ。マイケル・ジョーダンが成功したのは肌着とは何の関係もないことは、私たちも頭ではわかっている。だから売り込まれた製品を買うという私たちの性向は、社会的序列の上にいる人を模倣するように促すために進化した神経系のプログラムの気まぐれに負うもののほうが大きいようだ。

私たちはみな、パヴロフの犬

第4章で見たとおり、パヴロフはベルと食べ物を繰り返し組み合わせ、ベルの音と食べ物の結びつきを犬の脳に焼きつけることで、古典的条件付けの原理を初めて立証した。マーケティングの世界を見てみると、私たちはみな、パヴロフの犬ということになる。

古典的条件付けがマーケティングに果たす役割を強調する研究は、これまでたくさん行なわれてきた。製品は条件刺激と見なせるし、美しい風景や心地良い音楽、セクシーな芸能人のように、自然にポジティブな態度を引き出すものは無条件刺激にあたる。[17] もっとも、マーケティングでは刺激や感情、期待、以前に獲得した知識などの複雑な組み合わせを利用する。だから、これ以上ないほど単純なマーケティングでさえ、昔ながらの古典的条件付けの枠組みにうまく収まるのかどうかは疑わしい。とはいえ、マーケティングのキャンペーンが利用する学習の厳密な種類は別として、結びつきを生み出すという脳の能力をマーケティングがおおいに頼みとしていることは明らかだ。[18] マーケティングが目的を果たす上でどれだけうまくいったかを調べるには、また自由連想ゲームをするという手がある。「JUST DO IT」という言葉を聞いたら、何を思い浮かべるだろう？　もしスポーツウェアの会社が頭に浮かんだとしたら、それはナイキがあなたの脳のシナプスの「環境設定」をしてのけたからだ。

一九二九年、バーサ・ハントという名の女性が、ニューヨークの人気行事の復活祭パレードで若い魅力的な女性たちにタバコを吸わせた。当時、喫煙は男性のすることというのが常識で、人前でタバコを吸う女性はほとんどいなかった。そのため、このパフォーマンスが報道機関の注意を惹き、翌日「ニューヨークタイムズ」紙が第一面で取り上げた。[19] バーサ・ハントはインタビューの中で、パレードでの出来事はフェミニズムの表現だとし、タバコは「自由の松明(たいまつ)」だという有名な言葉を残した。私はこの出来事は平等を目指す行為としては見当違いだったと思うが、そもそも男女同権運動を進めたいという願いから生まれたものではなかった。じつは、バーサ・ハントはエドワード・バーネイズの秘書であり、バーネイズは、アメリカンタバコ会社のジョージ・ヒル社長に雇われたばかりだった。タバコがおもに男性に吸われており、女性の喫煙に対して社会的なタブーがあるという現実に対処するためだ。このタブーを覆せば、当然、アメリカンタバコ会社は潜在購買層を一瞬にして倍増させられる。バーネイズの人目を惹く宣伝行為は大成功を収めた。一般大衆の頭の中で喫煙が女性解放運動と、タバコが自由と、それぞれ結びつくと、女性へのタバコの販売数が急増した。

私たちの学習のほとんどは、同時に現れる概念を結びつける脳の傾向の結果、無意識のうちに起こる。第1章で述べたように、脳は関連する概念の間にリンクを創ることで、まわりの世界についての意味的知識を整理する。そして、二つの概念が互いに関連しているかどうかの有力な手がかりは、両方がいっぺんに経験されるかどうかだ。マーケテイングは脳がこうした結びつきを構築する性向を利用するが、企業は自社の製品とポジティブな概念との結びつきが自然に現れるのを待ってはいられないので、私たちに人為的な手段で、つまり広告を通して、確実に結びつきを経験させる。私はフロステッドフレークが「おいしい(グレート)」ことや、バドワイザーが「ビールの王様」で、「ダイヤモンドは永遠である」ことを「知っている」。だが、この「知識」はどれ一つとして自分の経験から得たものではなく、マーケティングのスローガンに繰り返しさらされているうちに、いつの間にか私の頭に染みついてしまったものだ。

架空の製品を心地良い刺激と組み合わせれば、その製品の好ましさが増すことが、研究からわかっている。ある研究では、被験者の学生たちにある音楽がペンの広告キャンペーンにふさわしいかどうか尋ねた。学生の半数には、彼らが楽しめそうな音楽(ポピュラー・ミュージック)を、残る半数には、彼らが嫌うと思われている音楽(インドの古典音楽)を聞かせた。そしてその間に、色のついたペン(青かベージュ)の画像を見せた。音楽の評価が終わると、実験に参加したお礼として、好きなほうの色のペンを選ばせた。つまり、どの学生も、音楽と組み合わせになっていた色のペンか、違う色のペンのどちらかを選ぶことができた。聞いた音楽と選んだペンの組み合わせは次のとおりだ。

	組み合わされた色	違う色
ポピュラー・ミュージック	78%	22%

インドの古典音楽　30%　70%

ポピュラー・ミュージックを聞いた学生のうち七八パーセントが、聞いているときに目にした色のペン（グループによって、青またはベージュ）を選んだ。それとは対照的に、インドの古典音楽を聞いた学生のうち、実験中に目にした色のペンを選んだのは三〇パーセントだけだった。[20]

あなたはお気に入りのスナックのコマーシャルソングを聞いたり、ブランドネームを目にしたりした後、思わず冷蔵庫やお店、レストランへ向かったことはないだろうか？　ことによると、唾が湧いてきたことさえあるかもしれない。企業が使うキャッチフレーズやパッケージ、コマーシャルソングが私たちの購買習慣を効果的に形作っていることを立証するには、科学的な研究など必要ないかもしれない。それでも、私たちの好みや認識が結びつきによって形作られることを示す研究をいくつか見てみると役に立つ。ある研究では、被験者に最初、五種類の味の飲み物を与え、各自の好みに従って順位をつけてもらった。その間、被験者は脳スキャナーに入っていたので、彼らの脳活動の変化が測定できた。実験者の予想どおり、気に入った味の飲み物を味わっているときに、興奮にかかわる腹側中脳という脳の部位の活動が盛んになった。[21]次に被験者に古典的条件付けを行なった。実験者は画像（それぞれ違う色のついた図形で、ここでは「ロゴ」と呼ぶことにする）を一つひとつの味と組み合わせた。どのロゴも五秒間映し出され、ロゴが消えた後、被験者に飲み物の一つが一口与えられた。たとえば、緑色の星形はニンジンジュースと、青い円はグレープフルーツジュースと組み合わせるという具合だ。当然予想されるとおり、被験者はそれぞれのロゴをそれぞれの味と結びつけることを学習した。だが、「緑色の星形が見えたから、ニンジンジュースが来る」という具合に意識的な陳述的連想の学習が起こっただけではなく、気に入った味の好ましさの一部を、それに対応する図形がニューロンのレベルで獲得したようだった。たとえば、ロゴが映し出されてから被験者がボタンを押すまでの反応時間は、いちばん高い評価の味と組み合わされたロゴのときが最短で、腹側中脳の活動（飲み物が与えられる前に測定した）も、被験者のお気に入りの飲み物と組み合わされたロゴのときが最も盛んだった。言い換えれば、任意の感覚刺激が、脳の連合アーキテクチャーにふさわしい形で、現に好ましいものが生み出す独特のニューロン活動に似た活動を引き起こす能力を獲得したのだ。被験者はお気に入りのジュースと結びつけられたロゴに、よりポジティブな態度あるいは気持ちを育んだと言ってもいいだろう。

この実験は「一次の」連合学習に頼っている。つまり、もともとは中性刺激だったもの（ロゴ）と快い刺激（好みの味）との間に作られた結びつきに基づいているのだ。だが、多くの場合、パッケージやブランド、ロゴ、キャッチフレーズと、それに対して認識される好ましさとの間の関係はもっと複雑で、いわゆる「二次の連合」に頼っている。二次の連合では、一つの刺激の「ポジティブさ」が、仲介役の刺激を通して別の刺激に転移する。五歳児に行なった「転移」実験の概略が**図7・1**に示してある。この実験では、正方形や三角形のような中立的な画像を、テディベアや泣いている赤ん坊のような、何らかの意味を持つ写真と組み合わせた。テディベアの写真（実際の実験では「セサミストリート」に出てくるアーニーの写真が使われた）ではポジティブな刺激を、泣いている赤ん坊の写真ではネガティブな刺激を表現するのが狙いだった（ただし、子供の好き嫌いは予測できないので、後でどちらの写真のほうが好きか尋ねた）。子供たちは、正方形と三角形を別の二つの中立的な記号と結びつけることも学習した。この記号もロゴと考えればいい。たとえば、正方形を見せられ、テディベアの写真と泣いている赤ん坊の写真のどちらかを選ぶように言われたら、テディベアを選ばなければならない。こうして子供たちは、正方形→テディベア、三角形→泣いている赤ん坊、ロゴA→正方形、ロゴB→三角形という関係を学習した。最後に、同じレモネードの入ったグラスのどちらかを選ぶように言われた。グラスの一方にはロゴA、もう一方にはロゴBが描かれていた。すると、九一パーセントの子供が、自分が気に入ったほうの写真（たいてい、テディベア）と組み合わされていたロゴの描かれたグラスを選んだ。[22]

人間の脳がマーケティングの餌食になりやすい理由を理解するのに、これらの研究が関係あることは見て取れるだろう。子供たちの脳のどこかで、神経回路が正方形とテディベア、ロゴAと正方形の間にそれぞれリンクを張り、ロゴA→正方形→テディベアという二次の関係を創り出したのだ。これらの結びつきができ上がっていたので、どちら

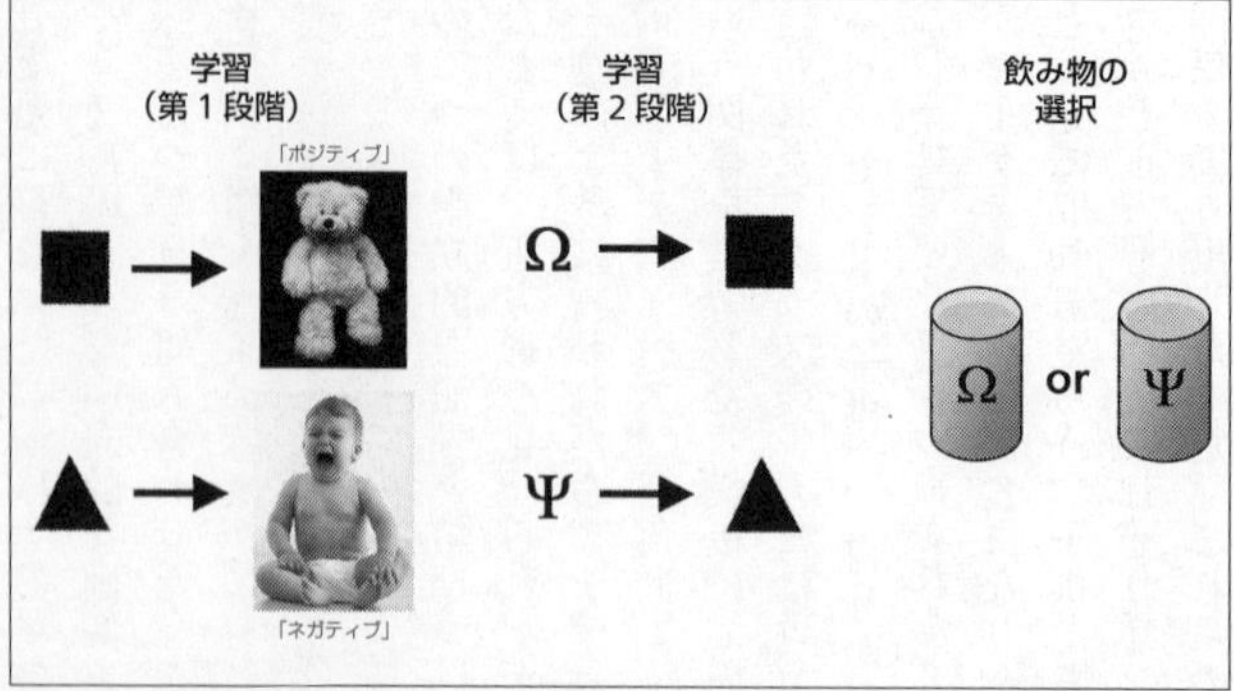

図7.1 子供を対象とした好みの転移実験

5歳児は2つの図形がどちらの写真――「ポジティブ」な写真（テディベア）と「ネガティブ」な写真（泣いている赤ん坊）――と呼応しているかをまず学んだ。次に子供たちは、2つのシンボル（ギリシア文字によって表された「ロゴ」）のそれぞれが図形の一方と組み合わされていることを学習した。そして最後に、ロゴの描かれたレモネードのグラスを1つ選ぶように言われた。ほとんどの子供が「ポジティブ」な写真（テディベア）と間接的に結びつけられたロゴの描かれたレモネードを選んだ。

のレモネードを選ぶか決める段になったとき、そのリンクはロゴAの描かれたグラスを選ぶバイアスを生み出すだけの効力を発揮できた。ロゴAはお好みの「ブランド」になったのだ。ブランドとポジティブな概念との結びつきは、マーケティングを通して獲得されたにせよ、直接体験の結果であるにせよ、偶然のものにせよ、私たちの行動と判断に影響力を揮うことができる。たとえば、私がスーパーマーケットに行って、二種類のアイスティーのどちらかを選ぶことになったとしよう。量も値段もまったく同じで、一方のブランドは「ジョウスー」、もう一方は「スージョウ」だ。私はろくに考えもせず、ジョウスーを買うことにする。ジョウスーのほうが良い響きを持っていると無意識に思ったのかもしれない。ジョウスーのほうがきれいに聞こえるからかもしれない。「スージョウ」はポルトガル語で「汚い」という意味なのを私は知っているから。ジョウスーという言葉もスージョウという言葉もアイスティーの質とはまったく関係がないが、顧客ごとに特有の結びつきがもともと存在している可能性がある。たまたまニュージーランドに行ったら、あなたはサーズというブランドの清涼飲料水を買う気にならないだろうし、ガーナではピー・コーラを手に取ることはないだろう（訳注：「サーズ」には「重症急性呼吸器症候群」、「ピー」には「おしっこ」という意味がある）。ブランドネームはマーケティングの成否のカギを握っている。そして、ある言語では当たり障りのない名前も、別の言語ではネガティブな結びつきをたっぷり持っている場合がある。だから製品の名前を考えるのが専門の会社がたくさんあり、どこかの言語で不快なものだったりしないように念には念を入れるのだ。サーズやピー・コーラといったブランドを差別するのが不合理な点に注意してほしい。そんな名前なのにもかかわらず、まだ売られているのだから、平均以上の品質のはずだとさえ言いたくなる。それなのに、脳の連合アーキテクチャーのせいで、私たちの意見や認識が筋違いの結びつきによって歪められてしまうのは、避けられないことなのだ。

結びつき——双方向的なもの

私たちはきれいなラベルや心惹かれるメロディに誘われて特定の製品を買う。だが、結びつきは双方向的なものだ。私たちに「聞こえる」音が目を開いているか閉じているかにかかっていることを実証したマガーク効果を思い出してほしい。「バ」という音はたいてい、人が唇を閉じてから開くのを目にすることと結びつけられているので、唇の合わさるところを視覚系が見ないと、脳は「バ」という音を聞いたことをあっさり拒否する。脳は、普通は結びついている特徴をどうしても相互参照してしまう。関連のある刺激とない刺激の混交が起こるのは避けられないのだ。食べ物の味がそのパッケージに影響されることを示す研究がいくらでもあるのはそのためだ。

その種の典型的な実験では、スーパーマーケットやショッピングセンターで被験者に試食をさせ、有名な全国ブランドの味と、ノーブランドの味を比べてもらう。もちろん、

「すり替え」実験も行なう。すると、全国ブランドの食べ物の味見をした被験者は、ノーブランドのパッケージに入っているときよりも、有名な全国ブランドのパッケージに入っているときのほうがおいしいという評価を下す。同じように、正真正銘のノーブランドの味見をしたときに、被験者は全国ブランドのパッケージに入っていたものだと思っていたときのほうがおいしいという評価を下す。[23] ブランデーからダイエット・マヨネーズまで、さまざまな製品の質の認識は、製品が入っている容器に左右される。防臭剤の香りや有効期間の認識も、パッケージ次第で変わる。[24] 製品の評価がパッケージ次第で変わるのにはさまざまな原因があるだろうが、経験とマーケティングによって以前に確立された結びつきが影響していることは間違いない。さらに、パッケージや容器の色や美しさ、装飾性も製品に対する評価を左右しうる。

脳の連合アーキテクチャーの特徴を考えると予想できるとおり、特定の製品とたえず結びつけられる刺激（たとえばロゴや、パッケージのデザインと色）があれば、その刺激はその製品が感覚のレベルでどう認識されるかに影響を与える力を持っている。品質としばしば結びつけられる刺激に価格がある。だとすれば、製品の価格はその製品の味の認識に影響するのだろうか？　この疑問に答えるために多くの研究がなされており、その一つでは、それぞれ値段のついた違う種類のワインの味を被験者が評価した。与えられたサンプルは五つあり、五ドル、一〇ドル、三五ドル、四五ドル、九〇ドルという値段がついていた。じつはワインは三種類しかなく、五ドルと三五ドルと九〇ドルのものは実際の値段を反映していたが、一〇ドルのワインは本当は九〇ドル、四五ドルのワインは本当は五ドルなのに、偽の値段がつけられており、その事実は被験者には伏せてあった。[25] 被験者は、同じ五ドルのワインでも、四五ドルの値段がついているときのほうがずっと高い評価を与え、九〇ドルのワインについても、一〇ドルよりも九〇ドルの値段がついているときのほうが評価が高かった。さらに、目隠しの飲み比べテストを行なっても、高価なワインが統計的に差が出るほど好まれるわけではなく、私たちの味覚が当てにならないことが露呈し、ワイン産業にとっても好ましからざる結果になった。じつを言うと、安いワインのほうが若干好まれる傾向さえ見られた。

値段と質の結びつきが私たちの評価に与える影響は、行動経済学者のダン・アリエリーらが行なった研究でも立証されている。アリエリーらは鎮痛剤と称するものの効果に対する値段の影響を調べた。被験者は即効性のある新しい種類の鎮痛剤だと言われて丸薬を与えられたが、じつはそれは効き目のない偽薬（プラシーボ）だった。痛みに対するこの丸薬の効果は、被験者が丸薬を服用する前と後に電気ショックを与えて測定した。プラシーボに大きな効果があることはしっかり立証されている（それ自体、じつに興味深い脳の機能／バグだ）が、この研究の目的は、薬の値段がプラシーボの効果を変えるかどうかを突き止めることだった。被験者の半数は、この薬は一粒当たり二ドル五〇セントだと言われ、残る半数は一〇セントだと言われた。はたして、高い値段を言われたグループは低い値段を言われたグループよりも、同じ丸薬を飲んだ後で高いボルト数に耐えた。[26]

良いものは値段が高いという思い込み（つまり、質と価格の間の結びつき）は、予言されたために実現する、いわゆる自己達成予言のようだ。この結びつきがあるので、私たちは（たとえそれが事実に反していても）高いものほど実際に優れていると思い込み、その思い込みのせいでほんとうにそれが優れたものになってしまう。もちろん多くの場合、優れた製品のほうが値段が高いが、私たちは過剰に一般化しがちで、値段自体が質の目安だと暗黙のうちに決めてかかってしまう。企業はこの脳のバグにつけ込んで、製品の値段を上げ、より質の高い製品を買っているのだと私たちに確信させるのだ。

おとり効果

私たちがマーケティングの影響を受けやすいのには、模倣によって学習し、自らがさらされたものや概念の間に結びつきを構築するという脳の性向に加えて、ほかにも多くの要因があるだろう。たとえば、あるブランドに多く接して馴染むと、それだけで大きな影響が出る。私たちは見覚えのある製品のほうが気安く買えるのだ。だが、マーケティング戦略は、ほかのもっと微妙な精神的抜け穴の数々も利用する。そうした抜け穴のうち、私のお気に入りの一つに、「おとり」あるいは「アトラクション効果」と呼ばれるものがある。

新しい自動車を買うことになり、候補を二台まで絞ったとしよう。その二台はほとんどそっくりなのだが、二つだけ違いがある。車Aは燃費が良く、ガソリン一ガロンで五〇マイル走れるが、車Bは四〇マイルしか走れない。だが、車Aは品質の評価が低く、車Bの八五点に対して七五点しかない（ここでは、自動車には公平な第三者機関による客観的で一般に認められた品質の評価があると仮定しておく）。あなたなら、どちらを選ぶだろう？　これには正しい答えも間違った答えもない。品質と燃費をどう天秤にかけるかは、個人の見方次第だからだ。さて、今度は候補が二台ではなく三台あるとしよう。先ほどの車Aと車Bに、車Cが加わったのだが、この車は評価が八〇点で、一ガロン当たり四〇マイル走れる。つまり、車Cは車Bにはっきり劣る。燃費が同じで評価が下だからだ（**図7・2**）。車Cという見劣りする選択肢が加わったことで、車Aを選ぶか車Bを選ぶかという判断が変わるだろうか？　答えはイエスだ。ある研究では、車Aと車Bを比べたときにBを選んだ被験者は三九パーセントだったが、選択肢がA、B、Cの三台あると、六二パーセントがBを選んだ。論理的に考えれば、別の選択肢を加えたからといって、もともとの選択肢の一方を選ぶ可能性が増えるはずがない。チョコレートアイスクリームとバニラアイスクリームを見せられたらチョコのほうを選ぶのに、ウェイターにアーモンドアイスクリームもあると告げられたら、バニラに替えるようなものだ。[27]

あなたがレストランの経営者で、メニューに高価で儲けの多い小エビのアントレを載せているものの、あまり注文がないとしよう。この料理の売り上げを増やすにはどうしたらいいか？　もちろん値段を下げることは可能だ。だが、めったに作るつもりのない、

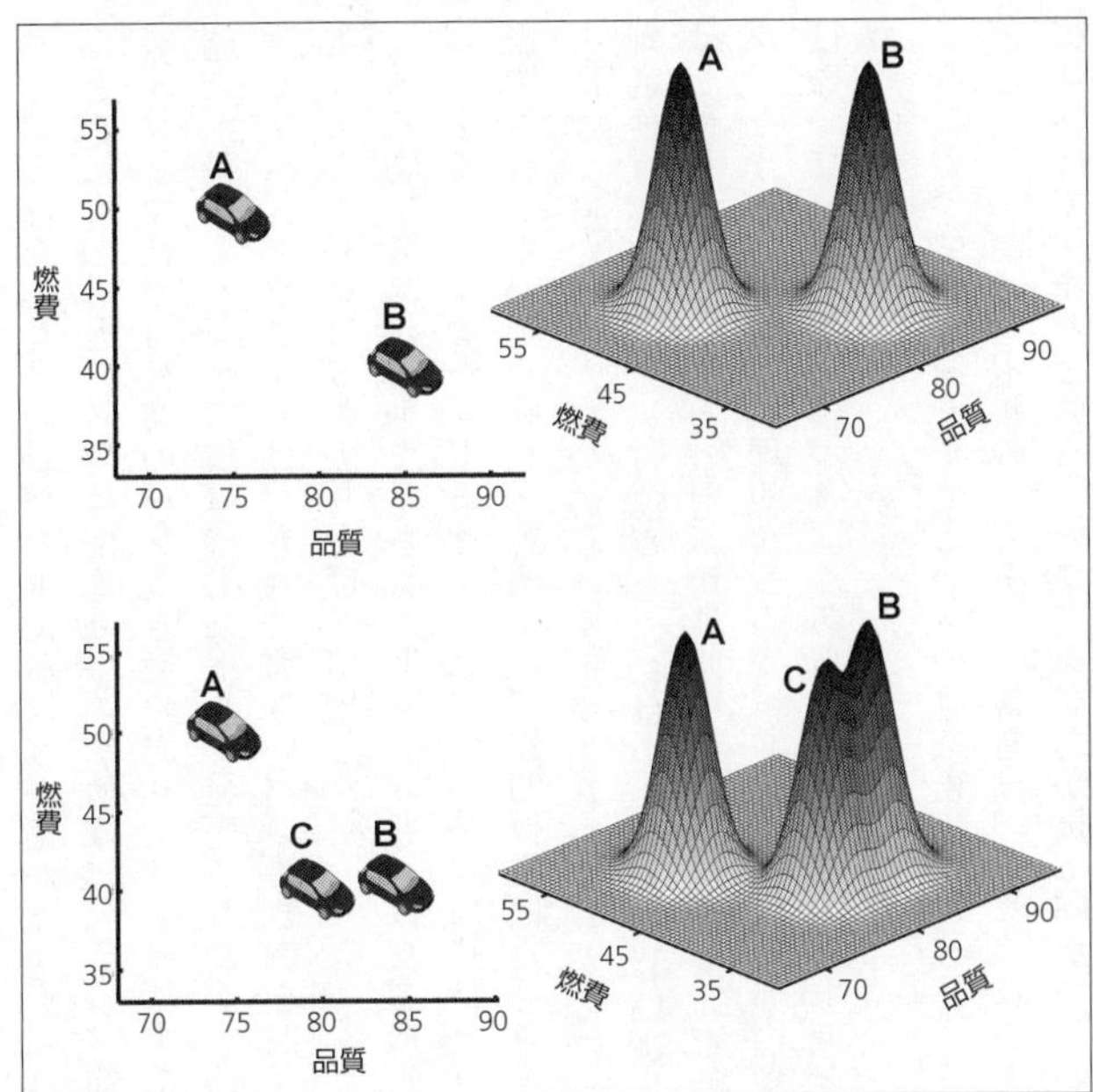

図7.2 おとり効果

2台の自動車の選択肢を示した2次元のグラフ(左上)。横軸は品質、縦軸は燃費を表す。2つの選択肢は、ニューロンの2次元グリッド上の点として表されていると考えてもいいだろう。異なる数値はそれぞれの値を中心とするニューロン群を活性化させるはずだから、2つの選択肢がニューロンによって表されているところを、2つの「活動の山」があるグリッドとして思い描くことができる。2つの選択肢の長所と短所はバランスがとれているので、山の高さは同じで(右上)、どちらか一方が好まれることはない。明らかに劣る第3の選択肢(車C)が加わると(左下)、「B」の山の活動が増す。選択肢Bが引き起こす活動は、選択肢Cが引き起こす活動の一部と重なって足し合わされるからだ。その結果、車Bに有利なバイアスが働く可能性がある。

さらに高価な小エビの料理を加えるほうが儲かるかもしれない。こうすると、比べてみたときにもともとの料理は前より手頃な値段に見える。知ってか知らずか、ウィリアムズ＝ソノマ社が自社初のパン焼き機の売り上げを伸ばすために使ったのがこのおとり戦略だ。最初のパン焼き機は二七九ドルで発売されたが、あまり売れなかった。そこでウィリアムズ＝ソノマ社は、もっと大きいパン焼き機を四二九ドルで発売した。すると、もともとの安いほうの売り上げが倍増した。[28]

ある物や製品が単独で示されたときよりも、似た選択肢と並べられたときのほうが選びやすくなるのはなぜだろう？　私たちの神経回路はどうしておとりの選択肢の存在に影響されるのか？　それを説明する認知的仮説はたくさんある。たとえば、似た選択肢と関連づけたほうが自分の判断を正当化しやすいからにすぎないのかもしれない。「心理的便宜」のために、可能なときにはいつでも難しい選択肢を排除する（先ほどの例では、車Bと車Cのどちらを選ぶかは簡単だったので、車Aを無視した）のかもしれない。だが、そうした説明は心理的なもので、おとり効果の原因となる神経メカニズムの説明にはなっていないし、けっきょくあらゆる選択はニューロンの回路が行なう計算の結果なのだ。

脳にとって、判断を下すというのは厳密にはどういうことなのだろう？　ある仮説によると、二つの選択肢の一方を選ぶ判断は、それぞれの選択肢を表すニューロン群の中の活性度で決まるという。[29]　仮に、あなたが机に向かっていると、予想もしていなかった二つの音が、同時に右と左から一つずつ聞こえたとしよう。あなたはどちらを向くだろうか？　音の大きい刺激の方を向くというのが、おおむね本能的と言えるだろう。それはなぜか？　無意識で自動的な判断でさえ、二つのニューロン群が激しい主導権争いをしていることが多い。ある場合には一方のニューロン群が勝ってあなたに左を向かせ、別のときにはもう一方が勝って右を向かせるという具合だ。大きな音に駆り立てられるニューロン群は高い活性度に速く達して勝利を収めやすい。もっと複雑な判断の下し方には、はるかに謎が多いが、お昼にピザかサンドイッチかサラダのどれを食べるかという判断は、何らかのレベルでけっきょく「ピザ」ニューロンと「サンドイッチ」ニューロンと「サラダ」ニューロンの間の競争になるのかもしれない。どれであれ、最も活性度の高いニューロン群が勝負に勝つ。そして、それぞれのニューロン群の活性度は、あなたの連れが何を選んだか、あなたがきのう何を食べたか、あなたがダイエットをしているか、値段はいくらかなどなど、つかみどころのない雑多な要因で決まる。

品質と燃費という二つの数字を天秤にかけて評価する、先ほどの自動車の例を考えてほしい。二つの選択肢は脳の中でどんなふうに表されるのか？　すでに見たとおり、数量は異なる数値に対して選択的に反応するニューロンによって表されるようだ。だがこれらのニューロンは、一定の幅に対応するように調節されている。つまり、八五に最も活発に発火するニューロンは、度合いは下がるが八〇に対しても発火する。さて、無数のニューロンから成る二次元のグリッドを想像してほしい。一方の次元が燃費をコード化し、もう一方が品質をコード化している。どちらの選択肢も、燃費と品質を表す座標を中心とする山としてコード化されていると考えることができる。山の高さ（ニューロン群の活性度）はその選択肢の絶対値と比例し、燃費と品質の両方を考慮に入れたものとなる。[30] このグリッドに選択肢Aと選択肢Bしかないときには、燃費の優位性と品質の優位性のバランスがとれているから、それぞれが引き起こすニューロンの活動は全体としてほぼ同じだ。だから、明らかなバイアスがなく、車Aと車Bのどちらも同じぐらい選ばれる可能性がある。ところが、三つの選択肢をすべて考えるときには、BとCの燃費が同じため、それをコード化するニューロンは重複する。選択肢Bと選択肢Cが似ているというまさにその理由から、両者は同じニューロンを「共有する」。そのため、AとBだけが提示されたときと比べて、選択肢Bのニューロンの活性度が高まる。Bのニューロンの一部は、今や選択肢Cによっても駆り立てられているからだ。言ってみれば、「B」の山と「C」の山が合わさり、「B」の高さが増す。だから、判断は最も活発なニューロン群に基づくと仮定すれば、選択肢Bをコード化しているニューロン群が当然勝者となる。

この過程を思い浮かべやすくするために、別の見方をしてみよう。真正面を向いていると、前方右側と左側にまばゆい明かりが一つずつ灯ったとしよう。あなたは反射的に右を見るか、それとも左を見るか？　刺激が同じ明るさだとすれば、目を右に動かすか左に動かすかは五分五分のはずだ。だから、右を見る原因となるニューロンと左を見る原因となるニューロンの活性度は等しい。だが、右側の明かりのそばで、もう一つ、少し暗い明かり（「おとり」）が灯ったら、右を見る可能性が高まるかもしれない。右側からの入力情報の合計のほうが今や大きいので、あなたは右の、より明るい方向に視線を移す。おおざっぱに言うと、劣った選択肢Cがあると、BとCの領域全体の活性度が高まり、BとCを比べたときにはBが明らかな勝者なので、選択はこの領域内の勝者へと偏る。意味記憶を説明するときに使った「ノード」や「リンク」という言葉に置き換えれば、選択肢Bと選択肢Cのほうが、互いに緊密にリンクしていると言える。だから、両者の間で活動が「拡がり」、単独で存在する選択肢Aよりも鮮明になる。

さまざまな選択肢を脳が表象したりコード化したりする方法のせいで、私たちの選択がもともと偏るのかもしれない。言い換えれば、おとり効果のような奇妙な小さいバグは、推論と論理を司る高性能の大脳皮質回路の欠点の結果ではなく、似通った事物（色や、明るさ、数、自動車など）はニューロンを共有する形でコード化されているという事実の結果である可能性がある。そして判断は、ニューロン群どうしの相対的な活性度の違いに基づいているかもしれないので、選択肢の数が多いと、その領域で一番の選択肢の価値が高く認識されるのだ。

マーケティングは、テレビの広告、ウェブサイト、映画に目立つように登場させる手法、販売員のどれを通したものであれ、私たちが何をほしがったり買ったりするかに影響を与えることは間違いない。そしてたいていは、そうした影響の結果を総合的に眺めると、けっして私たちの利益にはなっていないのではないかと思う。神経系のオペレーティング・システムがマーケティングにこれほど左右されやすい原因を何か一つに絞ることはできない。だが、模倣によって学習する性向と、脳の連合アーキテクチャーの二つが大きな原因であることは確実だろう。

今日、マーケティングというゲームではどんな些細な点も見過ごされることはまずない。シリアルの製造会社は必要以上に大きい箱に製品を入れて、量が多いという錯覚を生み出す。多くのレストランが、（「$12」ではなくたんに「12」という具合に）ドルマークをつけずに値段をメニューに載せる。「$」に注意を喚起されないほうが、お客が多くのお金を使うことを示す研究がいくつもあるからだ。[31] 企業は内密のマーケティング・キャンペーンを展開し、さくらを雇って酒場やウェブサイトに入り浸らせ、特定の製品や映画についてさりげなく宣伝をしてもらったり、売り込んでもらったりする。企業はまた、展示品を眺めているときの人々の目の動きを追う研究を行ない、製品の名前やパッケージ、キャッチフレーズ、コマーシャルソング、香りを念入りに作り上げる。ウェブサイトも、私たちのウェブ検索や買い物の習慣を追いかける。そして、対象購買層が通常のマーケティングの技法では事実上捕まらない業界では、企業は一対一の直接マーケティングという最後の手段に訴える。この方式のマーケティングを採用する業種の典型が医薬品業界かもしれない。新薬の販売を促進するために、営業担当者が医師を訪ね、無料サンプルやギフト、催し物のチケットを提供したり、食事に招いたりする（ただし、この慣行は今では前より厳しく規制されている）。こうした営業担当者は普通、薬理学の知識ではなく、外向的な性格を買われて採用される。医薬品会社は販売要員として大学のチアーリーダーに目をつけることが前々から知られている。営業担当者は、医薬品の販売とアメリカ医師会からの情報に基づいてデータベースを作り、医師を処方量で分類し、医師としてのプロフィールと個人的なプロフィールに応じて、さまざまな種類の医師に影響を与えることを目指す、狙い撃ち戦略を練り上げる。[32]処方の仕方に対するこうしたマーケティング戦略の効果を否定し、医療の公平性とされるもの（さらには、医療費）が左右されることはないと主張しようと思えば、企業がこの形のマーケティングに何億ドルも投資している事実を無視するとともに、脳についてわかっていることをすべて退けなければならなくなる。

政治の分野では、この章の冒頭に掲げた引用が、プロパガンダによって人々がどれほど操作できるかを思い出させる恐ろしい警鐘の役割を果たしてくれる。ヒトラーは国民啓蒙・宣伝省を通して、いもしない敵を出現させ、ユダヤ人は自分たちの生活様式に対する脅威だと多くのドイツ人に思い込ませた。ヒトラーは映画や新聞、演説、ポスターを使い、劣等人種というユダヤ人像を描き出した。ナチスのプロパガンダのポスターには、ユダヤ人をシラミになぞらえるものもあった。[33]インターネット時代の今日、この上なく邪悪な目的に向けてこれほど大規模な操作を行なうのは不可能だと思いたいのはやまやまだ。それが正しかろうと、間違っていようと、素朴な――それでいて呆れるほど効果的な――政治広告が相変わらずメディアに氾濫しており、私たちの信頼に値しない輩がその信頼を獲得するのを助けている。

だが私の目的は、愚直に広告とプロパガンダに有害物の烙印を押すことではない。事実はその正反対で、製品やアイデアや選挙の立候補者のマーケティングは、人間の文化や資本主義や民主主義には欠かせない要素だ。ただ私はこう言いたい――私たちは、自分の選択が自分の本当の目的や願いを反映し、自分のためになる形での情報の普及と誰か別の人の利益のための操作とを区別することが確実にできるようになりたいのだ、と。親が逆心理を使い、望んでいないふりをすることで望みどおりのことをやらせてきたのに突然気づいた子供と同じで、私たちも自分の脳のバグと、そのバグがどう利用されているかに気づき、それを理解するようにならなくてはいけない。そうすれば日常的に下す判断だけでなく、最終的には自分の人生やまわりの世界を形作る見解や政治的選択も最適化できるのだ。

第8章 超自然的なものを信じる

論理的思考力が未熟な段階にとどまっていたら、人類を最初は見えざる霊的存在への信仰に、続いて呪物崇拝、多神教、そしてついには一神教へと導いたのと同じ高度な心的機能が、人類をさまざまな奇妙な迷信や慣習へと間違いなく導いていくだろう。

——チャールズ・ダーウィン

一九八六年四月のある木曜日、ボストン近郊に住むロビン・トウィッチェルという二歳半の男の子が夕食後に泣きだし、食べたものを吐き始めた。苦しみ、体が食べ物を受けつけない状態が金曜日も土曜日も続いた。ロビンの両親は祈禱グループを招集し、集まった人たちは何日もロビンのまわりで祈り、賛美歌を歌った。その間ほとんど、ロビンは痛みに悶え苦しみ、泣いていた。そして、とうとうぐったりして、「悪臭を放つ茶色いもの」を吐くようになった。ロビンは火曜日に亡くなった。具合が悪くなってからの五日間、両親も彼のために祈った人たちも、誰一人医者に連絡しなかった。検死の結果、ロビンの死因は手術をすれば治る腸閉塞だったことがわかった。[1] ロビンの両親はクリスチャン・サイエンスの信者だった。クリスチャン・サイエンスというのは宗教であり、私たちは霊的世界に生きているので、物理的な世界はじつのところ幻想だという原理に基づいている。この信仰体系の下では、体調不良や病気も霊的世界の問題として捉えられる。そのためクリスチャン・サイエンスの信者は通常の医療を避け、癒しをもたらす祈りの力に頼るのだ。ロビンの両親はその後、過失致死の罪で有罪の判決を受けたが、後に法律上の細かな事柄を理由にこの判決は覆された。[2]

霊魂、魔女、テレパシー、幽霊、千里眼、天使、悪霊などの形であるにせよ、人類が何千年にわたって崇拝してきた幾千ものさまざまな神であるにせよ、超自然的なものを信じる心は、人間に自然に生まれる。私たちの祖先にとって病気や自然災害は、神秘的な原因で起こる出来事のほんの一部にすぎなかった。今日でも、超自然的なものを信じる傾向は多様な形でいたるところに残っており、見過ごされることも多い。たとえば、心理学者のブルース・フードが指摘しているように、理性の塊のような唯物論者でさえ、かつて連続殺人犯のものだったカーディガンは、呪いでもかかっているかのように、着たがらない場合が多い。それに私たちのなかに、幸運をもたらしてくれるという迷信じみた思いから特定の物や手順にこだわらない人などいるだろうか？[3]

だが、こうした超自然信仰が最も広く根強く見られるのは、宗教の場だ。超自然的存在がその姿を現したという主張が、ほとんどの宗教の基盤になっている。哲学者のダニエル・デネットは宗教を「単一もしくは複数の、超自然的行為の主体の存在を信じると参加者が公言し、その存在による承認を求めるのが当然とされる社会システム」と定義している[4]。宗教には必ず超自然的存在の顕現と、天から授けられた道徳規範があるので、超自然信仰が個人の行動や社会全体の世界観に最も大きな影響を与えるのは、宗教の領域なのだ。

有史以来、宗教はずっと思いやりと慈しみの源だった。今日でも、いくつもの宗教団体が人道的な活動を支援し、無類の利他的行為を促し続けている。何千、何万という信者が地の果てのような場所で、親のない子や生活に苦しむ人たちに食べ物や教育を提供しようと、身を粉にして働いている。宗教は芸術も科学も分け隔てなく育んできた。多くの人が近代遺伝学の父と見なすグレゴール・メンデルをはじめ、数えきれないほどの学者や科学者が聖職者だった。それにもちろん、宗教の何よりの貢献は、厳しい場合の多い現実を前に、希望と慰めを与える恒久不変のオアシスの役目を果たしてきたことかもしれない。

とはいえ、歴史を通して人類が繰り返してきた不合理な行動や忌まわしい行為の膨大なデータベースを見直すと、アステカ文明の人身供犠から十字軍の遠征や宗教裁判、そして自爆テロなど宗教上の動機に基づくテロ行為まで、宗教が前面に見られる例が数多い。また、太陽中心説や進化論や幹細胞研究の容認を妨げるなど、昔から宗教的信念は科学や技術の進歩を遅らせてきた。そのうえ、宗教を道理に優先させる経済政策や保健政策のために貧困や病気の蔓延が深刻化し、多くの命が失われる例は跡を絶たない。たとえば、カトリック教会は婚前の性交渉や避妊は神の意思に反すると考え、使えば性行為感染症を防げるコンドームの使用に反対している。この方針が世界中で教育政策や公衆衛生政策を歪めてきた。[5] このように、良くも悪くも宗教が大きく人を動かしてきたことは否定のしようがない。だが、この本のテーマは脳のバグなので、超自然信仰や宗教信仰が私たちに道を誤らせかねない理由の解明を目指すことにしよう。[6]

人間の脳が成し遂げた最大の偉業は、理性の獲得と言えるだろう。理性は、人間を動物界のほかの仲間から際立たせる機能だ。それなのに、超自然信仰や、目で見たり観察したり研究したりできない神聖な力への盲信は、理性に目を閉ざすことを求める。ロビン・トウィッチェルの死は、理性を退けたときに起こりうる結果の一例にすぎない。しかも、ロビンの事例は特異なものではなかった。一九九八年にアメリカ小児科学会機関誌「ペディアトリックス」に発表されたある研究は、宗教的信念のために医療行為を控えて亡くなったアメリカの子供の事例を分析している。この論文の執筆者たちは、調査した一七二件の八割で、医療行為を受けていれば子供はほぼ確実に助かっただろうと結論づけた。執筆者の一人であるリタ・スワンは、自身もクリスチャン・サイエンスの信者であり、何年も前に細菌性髄膜炎で赤ん坊を亡くしていた。クリスチャン・サイエンスの信仰療法師である「実践士」たちが、祈りを通してリタの息子の病を癒そうとしたが、二週間たっても効き目がないのでスワン夫妻が息子を病院に連れていったときには、すでに手遅れだったのだ。自分の宗教的信念ではなく現代医学の考えに従って行動していれば、息子は十中八九助かったとわかると、リタは、宗教的・文化的慣行の濫用から子供を守るための組織の設立に乗り出した。[7] 宗教上の理由から医療行為をせずに放置するというのは、宗教信仰の結果稀に見られる極端な例のように思えるかもしれないが、進化論を学校で教えるべきかや、幹細胞研究に胚細胞を使うべきかなどの問題を、超自然信仰を頼りに判断するような、もっとずっとありふれた行為と根本的に何ら変わらないのだ。

超自然信仰や宗教信仰を非合理的傾向の強い別の特性、すなわち、何億年も前から動物の神経回路に組み込まれてきた恐れと対比してみると、いろいろなことがわかる。恐れは合理的であるように設計されているのではなく、自分の感じる脅威のレベルを現実的に妥当なレベルよりつねにいくらか高く設定しておくためのものだ。すでに見たように、理性を退けることにかけては恐れが一目置かれる立場にある理由に謎めいたところはまったくない。だが、宗教的な信念がこれほど楽々と理性に打ち勝てるのはなぜだろう？　はっきりした再現可能な経験的証拠は何もないのに、これほど多くの人が特定の規則や信念をこれほど執拗に支持するのはどうしてだろう？　もちろん、これらの疑問を一気に解決してくれる答えはない。だが、答えはみな脳のどこかに潜んでいる。

これまでの章で論じた話題に比べて、超自然信仰や宗教信仰の心理学的側面や神経科学的側面についてはほとんど知られていない。したがって、この章で扱う話題はこれまでの話題よりはるかに不確かだ。とはいえ、人間や人間が生み出してきた社会を理解する上で、ほかの話題に負けず劣らず不可欠なものになるだろう。

宗教は脳の機能の副産物？

哲学者や心理学者、人類学者、進化生物学者、神経科学者の間では、自然淘汰と脳の観点から宗教を理解しようとする傾向が強まっている。この目標に向けて、進化生物学者ならこう問うかもしれない——宗教が出現したのは、それを信仰する者のほうが繁殖・繁栄する確率が高かったからだろうか？　神経科学者なら別の形で問うかもしれない——宗教信仰の根底にある神経回路は、神経系での「特別な」地位、つまり宗教をときに理性に優先させうる地位の恩恵を受けているのだろうか？

超自然信仰や宗教の生物学的起源については、多くの仮説が提示されてきた。二つの主要な仮説は、信心深さは進化の過程で選択されたのか、あるいは脳の構造から間接的に生まれた副産物なのかをめぐって展開されている。

副産物仮説を理解するために、まずは人間のあらゆる文化に見られるほかの社会現象について考えてみよう。芸術を尊ぶ、流行に関心を示す、身体能力に基づく競技に夢中になるといった現象だ。スポーツ観戦のような社会的活動が、ほぼすべての文化で一般的なのはなぜか？　身体的な活動に参加する性向があれば、たぶん身体的技能も知的技能も磨かれ、実際に生存が危うくなったときの対応も良くなっただろう。おそらく、私たちがスポーツに参加するのが好きなのは、ライオンの子が身体的・知的能力を磨くために本能的にじゃれ合うのと同じ理由からだ。今日でも、狩りや戦いを反映した技能と明らかに結びついているスポーツは数多い（槍投げ、アーチェリー、ボクシング、レスリング、バイアスロンなど）。だがこれは、私たちがソファでくつろぎながらスポーツを観るのが好きな理由の説明にはならない。紀元前五世紀（古代ギリシアのオリュンピア競技会のころ）にはすでに、スポーツは観て楽しむ催しとして人気があった。そして今日、オリンピックやワールドカップは、世界で最も観る人の多い催しの部類に入る。ちょうど宗教のように、人々は揺るぎない忠誠心を示して自国のチームを応援する傾向がある。勝てば国を挙げて喜びに浸れるが、負ければ苦痛と失望のどん底に突き落とされかねない。

もしかしたら、私たちがスポーツ観戦を楽しむのは、何らかの理由でそうするように選択されてきたからなのかもしれない。つまり、遺伝子のなせる業（わざ）なのかもしれない。あるいは（こちらのほうがはるかに可能性が高いのだが）、スポーツ観戦は、まったく無関係の目的のために備わった別の認知的特性の副産物なのかもしれない。ここは一つ頭の体操として、そういう特性にはどんなものがありうるか、考えてみよう。

1　スポーツの催しに共通する要素の一つは、動きを伴う傾向だ。動くものが人間であれ、ボールであれ、その両方であれ、動きを伴うことに変わりはない。視覚に依存する多くの動物と同様に、人間は動く物体に反射的に惹きつけられる。これは「定位反応」と呼ばれており、多くの男性（とくに私）が、目の前のテレビがついていると重要な会話を続けることが神経学的にできないようなのは、おそらくこのためだろう。分類上捕食者であれ被食者であれ、動きに注意を奪われることの生物学的な機能に説明はいらない。世界中でスポーツが根強い人気を誇っているのは、一つには、すばやく動くものを観るというのが、本来、人を魅了する行為だからなのかもしれない（チェスの選手権がなぜテレビで放送されないのかという謎も、これで解けるだろう）。

2　スポーツ観戦につきものの要素には、ほかに応援がある。根っからのファンは、対戦相手や勝つ見込みにかかわりなく、贔屓のチームを応援するものだ。社会集団の中で支え合い励まし合えば、それはおそらく、その集団内の協力を強めるのに役立っただろう。集団の一員でありながら、狩りや敵の部族を撃退する戦いなど、集団の存続にとって大切な活動に携われない場合、「仲間を盛り立てる」こと、仲間の努力や犠牲に感謝を示すことが、適応性のある行為だったのかもしれない。スポーツの催しなら、戦場で自分たちを代表してくれている人たちを応援する傾向を、自然に利用できるだろう。どちらの色のシャツの人のほうが多くネットにボールを入れるかで、一国全体のムードがこれほど大きく左右されうることを考えると、応援は生物学的レベルでのもっとずっと深遠なものを反映しているのではないかと、思わずにはいられない。

もしこれらの主張の一方あるいは両方が正しかったとしたら（正しいだろうと言っているわけではない）、今日、世界中の何十億という人がスポーツを観戦しているのは、人類の進化の一時点で、そうすることが遺伝子レベルで適応度を高めたからではなく、人間の脳にまったく別の理由で備わった機能が二次的にもたらした結果であり、世界中で何十億ドルものお金が動くスポーツ・ビジネスはその機能の副産物、ということになるだろう。

宗教の起源について考える人の多くは、宗教もやはり別の認知能力の副産物として生まれたと考えている[8]。人類学者パスカル・ボイヤーの言葉を借りれば、「宗教にまつわる概念や活動は、私たちの認知的な資源を乗っ取る」のだ[9]。人間の心の機能で、宗教に勝手に使われた可能性があるものの一つは、「エージェンシー（行為者の想定）」と呼ばれている。たいていの場合、私たちはもともと自分以外の存在にも心があると何の違和感もなく思っている。兄弟であれ、ネコであれ、調子の悪いコンピューターであれ、相手と言葉を交わしたり、相手に独自の意図があるように接したりすることに抵抗がない。相手次第で心や意図を持たせる能力が備わったのは、おそらく脳の進化史上、決定的に重要な一歩だったが、行為者を感知するシステムを抑えぎみにせず、むしろ過剰に働かせるのは、絶対に必要なことだった。たとえ、意図を持った行為者がいないのに、いると思い込む結果になってもだ。仮にあなたが夜ジャングルを歩いていて、木の後ろから突然物音がして驚いたとしよう。風か？　枝が落ちたのか？　それともヒョウか？　はっきりしないのなら、ヒョウだと思って備えなければならない。犬を飼っている人ならおそらく誰でも気づいているように、行為者感知装置が働きすぎる傾向は、人間に限ったことではない。それは、当然ながらダーウィンも見逃さなかった。

自然界の物体や行為者は霊的存在あるいは命ある存在によって動かされていると想像する未開人の傾向は、私が以前気づいた些細な事実で例証されるのかもしれない。ある日の昼間、すっかり成長してとても分別のあるわが家の犬が芝生に寝そべっていた。暑くて穏やかな日だったが、少し離れた所では、開いたパラソルをそよ風がときおり揺らしていた。そのそばに誰かがいれば、犬はまったく気にかけなかっただろう。だがあたりには誰もいなかったので、パラソルがわずかに揺れるたびに、犬は激しく唸って吠えた。私が思うに、犬は無意識のうちにすばやく判断したに違いない。目に見えるはっきりとした原因もなく物が動くということは、それに作用する何やら得体の知れない生きた行為者がそこにいることを意味しており、何者にも自分の縄張りに入る権利などないのだ、と。[10]

パスカル・ボイヤーをはじめとする多くの学者の考えでは、私たちが行為者を想定しやすい傾向がどうやら宗教に利用されたようであり、それで宗教はしばしば、物や動物、私たちが神と呼ぶ霊妙な複合概念に、心や意思や意図を授けるのだという。

ほぼ何にでも考えや意図を認める性向のほかにも、人間の心には、初期の民間宗教が利用した可能性のある特徴がたくさんある。[11] たとえば、物語の伝承を好む性向、あるいはロマンティックな愛情やそれに付随するもの、すなわち他者に無条件で身を捧げる能力さえが宗教に利用されたのかもしれない、という説もある。別の見方として、リチャード・ドーキンスは、親や年長者から言われる特定の事柄を盲目的に受け入れるように子供に仕向ける、強い淘汰圧がかかった可能性を指摘している。この植物は食べてはいけない、ワニと遊んではいけない、一人で通りを渡ってはいけないと親に言われたとき、それに従えば命を落とさずに済む可能性がある。年長者に対するこうした形の盲信が、今度は、何の疑いもなく迷信を受け入れ、ついには天使や悪魔の存在を真剣に信じるようになるお膳立てをしたのかもしれない。[12]

動物の考えや感情は死後も消えずに残ると子供が自然に思い込むらしい点にも心理学者は注目している。これを調べたある研究で、心理学者のジェシー・ベーリングらは子供に人形を使って、お腹を空かせた子ネズミがワニに食べられるという話をした。人形劇の後で子ネズミについて、「まだワニを怖がっているでしょうか?」といった質問をしたところ、五、六歳児の四分の三以上が「はい」と答えた。「はい」と答える割合は、八、九歳児、一一、一二歳児と、年齢が上がるにつれて減っていった。[13] この手の研究を見ると、小さな子供はごく自然に、肉体の死後も生き残る「魂」があると考えるようだ。心理学者のポール・ブルームは、どうやら生まれつき備わっているらしいこの形の二元論が宗教に利用されたのではないかと述べている。[14] だが、これに対して、子供が自然に魂の存在を信じるのは、信じるように選択されてきたからである可能性、言い換えれば、生まれつき備わっている二元論は、宗教信仰を支えて適応を助けるものだった可能性も考えなければならない。

人は宗教を信じるように進化した？

副産物説に従えば、宗教信仰は進化によって直接選択されたわけではなかった。鼻がサングラスを載せるために進化したわけではないのと同じだ。これとは逆の仮説は、私たちが超自然信仰や宗教信仰を好む傾向は、進化の圧力から直接生まれたとする。この見解によれば、生物学者のE・O・ウィルソンが述べているように、「人間の心は神々を信じるように進化した……脳が進化していた先史時代を通して、超自然的なものを受け入れることにより、大きな恩恵がもたらされていた[15]」ことになる。つまり、宗教や迷信を信じることに価値があったから、人類はそうするように進化したというわけだ。

一般に、進化は個体のレベルで起こる。新しい遺伝子や、古い遺伝子の突然変異体が、持ち主の繁殖成功率を高めるときには、全体的な遺伝子プールの中でその遺伝子が占める割合が増すのだ。宗教信仰は残るべく選択されたと考える人の多くは、環境に最も適した個体が選ばれるという通常の標準的な進化の過程で選択されたと思っていない。宗教信仰を持つ人の集団が、持たない集団に優先して選択されたと考えているのだ。この「集団選択」の過程については、第5章で協力の進化に関連して簡単に触れたが、これは、一つの社会的ユニットとして機能している個体の集団に一つの遺伝子（あるいは遺伝子群）が何らかの利点を与える場合、たとえどの個体の繁殖成功率を下げても、その遺伝子（群）が選択されうることを前提としている。これが起こるためには、まず、その新しい遺伝子を持った個体が集団の中で必要な定数に達していなければならないが、いったんこれが達成されれば、その遺伝子が発現している社会集団はそれを持たない集団に生存競争で勝つだろうから、その遺伝子が継承される可能性は高まるだろう。

この説の提唱者のなかでも、とくに進化生物学者のデイヴィッド・スローン・ウィルソンは、集団内の個体に宗教的な性向を与える一連の遺伝子は集団の協力の飛躍的発展に貢献したため、その集団の適応度を高めたと主張している。[16]彼の見るところでは、宗教信仰のおかげで、集団に属する個体が超個体として、つまり「一人はみんなのために、みんなは一人のために」の精神で機能できたというわけだ。ホミニン（私たちの「類人猿後」の祖先）が進化したころはだいたい男性が狩猟、女性が採集を担当し、食べ物はたいてい分かち合っていた。こうした狩猟採集社会をうまく機能させるには、仲間どうしがかなり信頼し合っていなければならない。こっそり蓄えるような裏切りが横行すれば、この制度はあまりうまくいかない。宗教は信頼を育む枠組みを提供したのだとデイヴィッド・スローン・ウィルソンは主張する。宗教があろうとなかろうと、集団が、たとえば「あなたが人にしてもらいたいように、あなたも人にしなさい」という教えに則った道徳規範を考え出すことはあるだろう。あいにく、道徳規範は普通、自主管理に任せておいては機能しない。だが、超自然的な神々の存在を信じたために、道徳規範に強制力を持たせる究極の監視システムが得られた。第一に、神々はいたるところに目や耳を持っているので、見つからずにごまかすことなど不可能だ。第二に、ごまかせば集団の仲間から罰を受けるだけでなく、超自然的存在の怒りを買うだろう。永遠の苦しみを負わされるという脅威は規則遵守の強力な動機となっただろうし、現に今でもその役割を果たしている。

宗教信仰は、ほかの集団との暴力的な争いのときに利点をもたらすことによって、集団の適応度を高めた可能性もある。霊たちは自分たちの味方であるという確信や不滅の保証に加え、戦士間の揺るぎない一体感が戦いでの勝算を高める可能性は、ホミニンの昔も今と変わらず大きかった。[17]

祖先の時代から現代まで、ほぼすべての宗教が集団内の協力を重視している事実は、際立っている。民間宗教や近代宗教のほとんどどれでも例として使えるが、ここではクラマス族の場合を見てみよう。クラマス族は、一九世紀初頭にヨーロッパ人との接触があるまでオレゴン南部に居住していた狩猟採集部族だ。彼らは言葉を話す動物や超自然的存在が登場する話をたっぷり含む口承を通して、自分たちの信念を伝えた。[18] そうした話の中身は、おもな筋書きがしばしば飢餓を中心に展開する点で注目に値する。おそらく冬の間たえず食糧不足の危険にさらされていたからだろう。物語の多くは人間や動物を使って、飢え死にしそうな者と食べ物を豊富に持っていながら分かち合おうとしない者の二者を対比させていた。結末はいつも同じで、超自然的存在が介入した結果、お馴染みの運命の逆転を迎える。物語によっては、欲張りなほうが岩に変えられることもある。こうした話は趣旨が明確で、部族が生き残る確率を最大にしたいとの思いから、資源を分かち合うことの大切さを浸透させるという、明白な目的を持っていた。物語が仲間どうしの利他的行動を教え込んだからだけでなく、食べ物を分かち合わないと本当に岩に変えられるかもしれないと、クラマス族の人たちが信じていたことも手伝って、こういう話の口承が部族の存続に役立ったのだろう。

ほとんどの宗教に特徴的に見られる集団内の利他主義は、多くの場合、部外者に対する振る舞いに関する教えと好対照を示している。たとえば、旧約聖書の「申命記」（第一五章七・八節）にはこう記されている。

あなたの神、主が与えられる土地で、どこかの町に貧しい同胞が一人でもいるならば、その貧しい同胞に対して心をかたくなにせず、手を閉ざすことなく、彼に手を大きく開いて、必要とするものを十分に貸し与えなさい（日本聖書協会『聖書』新共同訳より）。

ところが、隣の国との戦いに直面した場合、「申命記」（第二〇章一三〜一六節）はこう教える。

あなたの神、主はその町をあなたの手に渡されるから、あなたは男子をことごとく剣にかけて撃たねばならない。ただし、女、子供、家畜、および町にあるものはすべてあなたの分捕り品として奪い取ることができる。あなたは、あなたの神、主が与えられた敵の分捕り品を自由に用いることができる。このようになしうるのは、遠く離れた町々に対してであって、次に挙げる国々に属する町々に対してではない。あなたの神、主が嗣業（しぎょう）として与えられる諸国の民に属する町々で息のある者は、一人も生かしておいてはならない（日本聖書協会『聖書』新共同訳より）。

デイヴィッド・スローン・ウィルソンの主張によれば、この一見矛盾を孕（はら）んだ教えを理解するのに、集団選択仮説は最高の仮説（ただし、けっして唯一のものではない）を提供してくれるという[19]。集団内では慈悲や優しさを尊重し、集団間では非情であれと説く教えは、集団選択の下では理にかなっている。同じ集団に属する者は、「宗教的な遺伝子」もおそらく共有しているだろうから、実際には、「汝の隣人を助け」れば、宗教的な遺伝子が広まるのも助けるかもしれない。だが、この観点に立てば、同じ「宗教的な遺伝子」を持っていない可能性のあるよそ者に寛大さを示せば、自分たちのために使えるはずの貴重な資源を無駄遣いする結果となるのだ。

「違いを知る知恵」

宗教信仰は集団内の協力を強めるので選択されたのだとする主張には説得力がある。[20]だが、集団選択の考え方には全体として議論の余地がまだ残っている。というのも、この見解には深刻な抜け穴があるからで、問題は便乗者、つまりコストを払わずに利益を受ける「ただ乗り行為をする人（フリーライダー）」なのだ。[21]協力につながる宗教信仰の根底にある遺伝子を集団の誰もが持っているのなら、集団選択仮説の基盤はかなりしっかりしている。だが、信仰の遺伝子を持たない個体が存在したら、彼らは利他的な仲間に交じって暮らすことによる恩恵を受けながら、食べ物を分かち合うとか戦いで死ぬとかいった、協力に伴う個人的犠牲は払わないだろう。とすれば、いつかはそういう個体が残す子孫が集団内の利他的な個体の子孫を数で上回るため、集団選択仮説の前提が崩れることになる。この問題の理論的な「解決法」はたくさんある。たとえば、絶え間なく続く戦争が、便乗者の多すぎる部族をときどき一掃するのかもしれないとか、フリーライダーは集団のほかのメンバーによって罰せられるだろうとかいったものだ。だが、さらなる問題が一つある。集団選択が現実のものとなるためには、信心深さを奨励する遺伝子が人口のかなりの割合に存在していなければならない。そうした遺伝子が個体のレベルで何の利点も与えないとしたら、どうしてそんな状態になるのだろう?

リチャード・ドーキンスは「宗教の由来と、人間のあらゆる文化に宗教がある理由については、誰もが独自の持論を持っている」と述べている。[22]ここで、人類の進化のごく初期に「超自然信仰の遺伝子」がどのように個体の適応を助けえたのかについて、私の持論を示し、彼が正しいことを証明しよう。そうした遺伝子はひとたび定着すれば、集団のレベルでその後に起こる選択の過程の基盤となりえただろう。

人類の進化を通して脳の計算能力は拡大し、どうやらホモ・サピエンスで絶頂に達したようだ。この過程のどこかの時点で、人類は新しく得た新皮質というハードウェアを使って、とても斬新で大胆なことを始めた。疑問を抱き、答えを見つけ始めたのだ。人類が問題を提起して解決するようになると、好奇心を満たせば報われることもあった。原始人はこうして火のおこし方や道具の作り方、使い方、敵のだまし方、農耕の発展のさせ方を見つけた。けっきょくのところ、私たちが今、人類が進化したころとはまったく違う世界に暮らしているのは、知性と好奇心があったからこそだ。現代の科学技術はすべて、疑問を抱き答えを得たいという、おそらく生まれつきの欲望を原動力とする知的進歩を積み重ねた結果の産物なのだ。だが、私たちの多くが実体験から知っているように、疑問を抱いてそれに答えようとする能力は、膨大な時間と労力の無駄のもとにもなりかねない。

「ふうむ……ここは地面が川のそばのようにぬかるんでいる。もしかしたら、土の中に水があるのかもしれない。掘ってみよう」といった思考の流れは、喉の渇いたホモ・エレクトス（一〇〇万年以上生存していた、ホモ・サピエンスの祖先）にとって、見返りをもたらす可能性を秘めている。ひょっとすると、仲間の手伝いという形で調査を助成してもらう価値さえあるかもしれない。一方、「私はひどく喉が渇いている。雨は空に浮かぶやかましい雲から降ってくる。どうしたら雲が作れるのだろう？　……もしかすると、雷のようにゴロゴロいう音を立てればいいのかもしれない」といった考えであれば、助成を受ける価値は減る。いつの世のどんな場所にも、一人の人間の一生のうちに答えが見つかる見込みのある疑問もあれば、その見込みのない疑問もある。原始人にとって、火がおこせるか、石を使って別の石を尖らせることはできるか、一粒の種から実のなる木が生えてくるか、といった疑問は素晴らしい。というのも、答えが手に届く疑問であるばかりか、答えを見つければ、生存や繁殖の確率がおそらく上がるからだ。これに対して、どうしたら雨を降らせられるかを考えるのは、自由な時間の使い道として、あまり生産性がないかもしれない。部族の誰かの体が反応を見せるのをやめ、だんだん冷たくなることがときどきあるのはなぜだろうと頭を悩ませるのも同じだ。ようするに、抱かないほうがいい疑問や、少なくとも、答えを見つけようとして時間を無駄にしないほうがいい疑問もあるのだ。初期の人類が疑問を投げかけそれに答える能力をますます見事に発達させていくと、脳の成熟が追いつかないうちに哲学者になる、つまり自分たちの手には負えない謎で頭を悩ませる危険が、現実のものとして深刻化した可能性がある。進化はそんな哲学者よりも、実用的なやり手の技術者を優遇しただろう。

では、どの疑問が実りをもたらしそうで、どれは考えても不毛か、原始人はどうやって知りえたのだろう? 問題を二つの別個のカテゴリー(今日で言うなら「自然現象」と「超自然現象」)に分類できる脳の持ち主なら、新たに身につけた認知技能を生産的な疑問に集中させ、理解不能なことを理解しようとしたり変えられないものを変えようとしたりして時間を無駄にしないようにすることに、長けていたかもしれない。あの有名な「平静の祈り」(訳注:アメリカの神学者ラインホルド・ニーバーが一九四〇年代初頭に説教で使った祈りの言葉。その後、アルコール依存症患者の断酒会等で採用され有名になった)では、変えられるものと変えられないものの「違いを知る知恵」を授けてほしいと、神に求めている。[23] ある意味では、「自然」と「超自然」の分類はそんな知恵をもたらしてくれる。自然のものは潜在的に制御可能だが、超自然のものはとうてい制御などできないからだ。私たちの祖先が自然現象と超自然現象を、今日私たちがするようには区別していなかったことに疑いの余地はないが、意識的にであれ無意識にであれ、達成できる課題とできない課題を見分けるのは、適応の助けになっただろう。どの問題がどちらのカテゴリーに属するかは、文化の伝承を頼りに世代を超えて定められていったのかもしれない。

脳とは別の計算装置であるデジタルコンピューターの進化を見るとわかることがある。コンピューターの発明は、現代の科学技術にとって革命的な転機だった。ちょうどホミニンの進化の過程に現代の脳が出現したときのように、コンピューターやインターネットは「達成できること」に、その後の流れをがらりと変える変化をもたらした。コンピューターやワールドワイドウェブの誕生に貢献した人たちも、それを想定していた。だが、そうした科学技術のごく一般的な使い方に、地球上の誰もがコンピューターゲームの「ウォークラフト」で地球上のほかの誰とでも対戦したり、アダルトサイトに瞬時にアクセスしたりできるようにすることが含まれるとは、彼らもおそらく予想していなかっただろう。テレビゲームやポルノの提供は、もともとコンピューターの機能として計画していたわけでも予測していたわけでもない。だが、科学技術はどんなものでもある程度強力であれば、本来意図した目的とは別の用途にも使われるものだ。私が言いたいのは、初期の人類に新たに授けられた新皮質の計算能力が本筋を逸れて、適応の観点からは何の価値もないアプリケーションに使われた可能性が、現に存在したということだ。空想にふけったり、蝶を収集したり、ロールプレイングゲームの「ダンジョンズ&ドラゴンズ」で遊んだり、「生命、宇宙、万物」についての究極の答えを見つけようとしたり――こうした気晴らしや研究にもそれなりの意味はあるのかもしれないが、自分が食べ物にされることなく食べ物を見つけるといった、しなければならないことが目の前にあるとき、遺伝子プールに占めるあなたの遺伝子の割合が、それで増えるとは思えない。

超自然信仰や宗教の生物学的な起源に関する諸説には、誕生後二〇万年足らずのホモ・サピエンスに注目する傾向がある。だが、ホモ・サピエンスの前にホミニンが進化していた何百万年もの間はどうだったのだろう？ ホモ・エレクトスが超自然信仰を持っていたかどうかはわからないが、星空の下で横になれば、おそらく何か考えただろう。あの星をあそこに置いたのは誰だろうと考えていたのか、どうしたらもっと良いナイフが作れるだろうと考えていたのか？ こうした考えに優先順位をつけたら役立つのではないだろうか？ 実体のあるものに関する問題とないものに関する問題の分類を促す一連の遺伝子があれば、適応の助けになったかもしれない。

この仮説に対して当然起こる反論は、今日では超自然信仰や宗教信仰は適応の邪魔になりかねないではないか、というものだ。信仰は、ちょうど下生えを取り除こうとして計画的に野焼きを始めたら、はからずも町をそっくり燃やしてしまった消防士のような役どころを、進化の世界で演じている。人類は最初に病気や自然災害を自分たちにはどうすることもできない超自然的現象のせいにすると、次にはそれらの現象は超自然的存在の管理下にあると考え、ついには制御不能なものを何とか制御したいという切羽詰まった思いから、自らが創造した神々と交渉し始めた。今日、人間は複雑な儀式を執り行ない、生贄（いけにえ）を捧げ、手の込んだモニュメントを建てて気まぐれな神々を崇め奉っている。

そのうえ、ロビン・トウィッチェルの一件からわかるように、超自然信仰は命を救う科学的知識の受け入れを妨げるので、適応の邪魔になりかねないから、なおたちが悪い。だが、超自然信仰や宗教信仰の生物学的起源についてどんな説を唱えても、そういう信仰が現在、適応に不利な結果をもたらしているという問題に直面せざるをえない。人間の行動に見られるほかの多くの側面と同じで、今の宗教のあり方を説明しようとすることによって、宗教の進化を理解しようとしても意味がないのだ。なにしろ性欲のように明らかに適応を助けるものでさえ、今日ではいくぶん適応の妨げになっているのだから。避妊手段の出現によって、人間がセックスを生殖という究極の生物学的目的から切り離してのけたにもかかわらず、（ポルノ産業は言うまでもなく）マーケティング業界やファッション産業のかなりの部分が、そして私たちの個人的な努力や奮闘の多くが、性的欲求によって駆り立てられている。

脳の中の神々

厳密に言えば、科学は神が存在しないことを証明できないが、存在するという仮説を退けることはできる。なぜなら、著述家のクリストファー・ヒッチンスも指摘しているように、「証拠を示さずに主張できることは、証拠を示さずに退けることもできる」[24]からだ。科学は、人間はみな映画『マトリックス』に描かれているように「ポッド」の中で暮らし、共通の仮想空間につながれているわけではないと明言できるが、それと同じぐらいの自信を持って、神は存在しないと言い切れるのだ（じつのところ、あの映画のシナリオは少なくとも、物理学や生物学のあらゆる既知の法則に矛盾はしていないので、私たちがみなマトリックスの中で生きていると考えるほうが、神は存在すると考えるよりはるかに現実味がある）。科学は絶対の真理を解明すると主張しているのではなく、蓄積された知識と、そこから導き出された事実の実証と反証の両方を目的とした実験に基づいて、科学的な事実を決めているのだ。新たな証拠が見つかれば、科学は、神は存在しないという自らの見解を見直すだろう。だが新たな証拠が見つかるまでは、科学が問うべきなのは神が存在するかどうかではなく、私たちの脳の中に神が存在するのはなぜか、なのだ。

宗教信仰の神経的な基盤を研究するにあたって最初にぶつかる難題は、信心深いとは厳密にはどういうことなのかを示す何らかの正式な尺度を見つけることだ。組織化された宗教のどれにも属していなくても、非常に霊的な（超自然的なものが実在すると固く信じている）人はいるし、日曜日には必ず教会に行っていても、とくに信心深いわけではない人もいる。霊性の尺度として最もよく使われているのは、「気質・性格検査」と呼ばれる人格テストの一部だ。このテストは二〇〇を超える質問で構成されており、なかには「自分の人生はどんな人間よりも偉大な霊的な力によって導かれていると感じたことがときどきある」「ほかの人との間に、言葉では説明できない霊的なつながりを感じることがある」といったものが含まれているのだ。こうした一部の質問は、「自己超越」

と呼ばれる人格特性を捉えることを目的としている。

霊性を測る尺度にこれを代用して、多くの研究者が超自然信仰や宗教信仰が神経系で示す特徴を探してきた。たとえばある研究では、自己超越の点数と、神経伝達物質セロトニンの、ある特定の受容体が脳に見られる量との関係を調べた。[25] セロトニンの受容体はＬＳＤなどの幻覚剤の標的であり、セロトニンの伝達経路はプロザックやパキシルを含む抗鬱剤の標的だ。つまりセロトニンは、気分、食欲、睡眠、記憶など、脳の機能のさまざまな面で重要な役割を果たしているわけだが、基本的な疑問はみな謎のままになっている。実際、セロトニンのさらなる放出を阻害できる受容体もあるため、種類によっては、セロトニン受容体が少なければ脳内のセロトニンの活動が弱まるとさえ言い切れない。短時間で消滅する放射性化合物を利用してセロトニン受容体の量を測れる脳画像技術を使った研究で、セロトニンの受容体が比較的少ない被験者は、自己超越の点数が高い傾向にあり、逆に受容体が多めの被験者はその点数が低いことがわかった。研究者たちは、「セロトニンのシステムが、霊的な経験の生物学的な基盤の役目を果たしているのかもしれない」と結論づけている。とはいえ、こうした結論はあまりに単純すぎるし、それに何より、相関関係を因果関係の証拠として捉えて両者を混同するという、ありがちな欠陥を抱えている（相関関係の魅力に屈してしまう傾向は、一般大衆にとっても科学者にとっても同じように厄介な脳のバグなのだ）。脳内の神経伝達物質は、普通ほかの神経伝達物質に関係なく単独で働くことはない。だから、セロトニン受容体のレベルも、それ自体が別の多くの神経伝達物質や受容体のレベルと関連しているのかもしれない。そして、そのうちのどれか一つが、あるいはそのすべてが組み合わさって、霊性を高めているのかもしれない。いや、自己超越の特性が、幸福度や社会経済的分類など、無数にあるほかの人格特性と関連していて、そちらがセロトニン受容体のレベルを変えている可能性もある。

一九世紀には骨相学者が、脳には霊性を司る器官があり、頭の中央、頭蓋骨の頂上の少し後ろ側の凹凸が霊性の目安だと主張した。今日でも、脳内で霊性を駆り立てる部分を特定する研究は続けられている（取り組み方は幾分洗練されてきたが）。いくつかの研究が、側頭葉癲癇（てんかん）の患者は霊性の突発をよく経験すると報告しており、それが、側頭葉のどこかに「神中枢」があるのではないかという見方につながっている。[26] ほかにもよく知られた研究があり、それらの研究では、科学者は経頭蓋磁気刺激法を使って脳を部分的に活性化し、右脳を刺激すると、被験者が霊のような「他者存在の感覚」を経験していると述べる確率が高くなることが報告されている。こうした結果には当初から異論も多く、被験者が暗示にかかりやすいために得られた作為的な結果である可能性が指摘されている。[27] 宗教的な経験や「他者存在の感覚」はどんなに贔屓目に見たところでせいぜい主観的なものにすぎず、文化的要因やその場の状況や、これまでの章で見てきた多くのプライミング効果による影響も大きいことを考えると、こうした研究報告はさらに複雑な問題を孕んでいる。

ほかに、脳の傷害を頼りに信心深さの神経的な基盤について見識を得ようとする研究もある。そんな研究の一つでは、悪性脳腫瘍の治療の一環として脳の一部を手術で取り除いた後で、人の霊的世界観は変わるかどうかを調べた。ここでも「気質・性格検査」を使って、手術の前後に患者の超自然的世界観と宗教的世界観を評価した。悪性脳腫瘍や手術の重大性を考えれば、もちろん、超自然的なこと、とくに宗教や死後の世界に関する見方が変わったところで少しも意外ではないだろう（患者は手術の結果次第では、多かれ少なかれ霊的な支えに頼っていたかもしれない）。ここが重要なのだが、この研究では、被験者を頭頂皮質（前頭葉の後ろの領域）の前部を切除する人と後部を切除する人のグループに分けて比較することにより、この問題を排除した。すると、頭頂皮質の後部（右脳でも左脳でもその両方でも）を切除した患者の自己超越の得点はたいがい、手術後に上がった。一方、頭頂皮質の前部を切除した患者の得点には、有意の変化は見られなかった。注目すべきなのは、新奇性の追求や自己制御など、「気質・性格検査」で見るほかの特性には、手術の前後で有意の変化の見られるものが一つもなかった点だ。この結果は、認知の多くの側面は担当部署が脳内のさまざまな領域に散らばっているため、局所的損傷には耐えられるという見方（第3章で「グレースフル・デグラデーション」として言及したこと）に一致している。

この研究は、後部頭頂皮質が人の超自然信仰を抑えるのに一役買っていると言っているように見えるだろう。だが、ほかの解釈もできる。たとえば、脳のこのあたりは身体意識の感覚にもかかわっている。そして、霊性は体の外から自己を見る、いわゆる「体外離脱体験」の能力と関連している可能性があるので、この結果は自己が占める空間と自己を取り囲む空間の感覚が変容したことに関係しているのかもしれないと、この研究を報告した人たちも指摘している。[28]だが、実験結果の最終的な解釈がどうであれ、この研究が、霊性は私たちの人格のほかの特性と必ずしも不可分ではないことを暗に示しているのは確かだ。

多くの、いや、おそらくほとんどの神経科学者は、愛や知性を司る領域を一つに特定できると思っていないのと同様に、単一の「信仰中枢」が脳内に見つかるとは思っていない。今までに蓄積された証拠を総合すると、どうやら宗教信仰は、脳のさまざまな領域が一つの委員会のように機能する広域ネットワークを使っているようだ。たとえば、神経科学者であり著述家でもあるサム・ハリスが中心となって行なった脳画像研究では、「イエスは文字どおり処女懐胎により誕生した」といった宗教的な記述と、「出産は痛みを伴う経験となりうる」といった非宗教的な記述とに反応したときの、脳の活性化のパターンを調べた。すると、二つの種類の記述は脳中のさまざまな領域にまたがる幅広いネットワークを使った異なる活動パターンを生み出すこと、そしてそのパターンは、被験者が信仰者であるかないかにかかわらず、被験者間で似ていることがわかった。[29]

超自然信仰や宗教信仰の神経基盤については、何にせよ結論めいた見解を述べるにはあまりにも時期尚早だが、複雑な人格特性の大半と同じで、単一の「『神』中枢」や

「『神』遺伝子」、「『神』神経伝達物質」がなさそうなのは明らかなようだ。それに、仮に私たちの超自然信仰に遺伝的な基盤があるにしても、私たちはまったく見当違いの疑問を提起している可能性がある。超自然信仰は人間の脳にプログラムされていたのかどうかを問うのではなく、それは脳の初期設定（デフォルト）状態であり、最近の進化の圧力によって、かつては私たちの手に負えなかった疑問を非超自然的なもの、すなわち自然現象として説明する道が開けてきたのだと考えるのが、一番かもしれない。先ほど述べたように、ジェシー・ベーリングらの研究によれば、子供は、魂は肉体が滅んでも存続すると自然に思い込むらしい。子供も初期の人類も自然の法則については無知そのものであることを考えると、どうしても彼らは生まれながらの二元論者としか思えない。そのうえ、脳の一部を手術で切除すると霊性が強まるという研究結果を見ると、超自然信仰はやはりデフォルト状態で、私たちはそうした信仰を抑えることのできる仕組みを進化させたように思えてくる。

　この世の生き物はどうやって誕生したのだろう?　生物は何十億年にわたる自然淘汰によって形作られた複雑な生化学反応の産物であるという答えより、神（古代ギリシアの神ゼウスであれ、ヒンドゥー教の神ヴィシュヌであれ、「見えざるピンクのユニコーン」〔訳注：見えないのにピンク色という逆説的な、ユニコーンの形をとった女神で、無神論者や宗教懐疑論者が超自然的存在に対する信仰を揶揄（やゆ）するのによく使う〕であれ）が生物を創造したという答えのほうに、人は直感的に惹きつけられる。生物ほど複雑なものが生まれるには、誰かによる計画が必要だろうという発想は、論理的そのものに思える。ただ、神が生物を創造したと言われたとき、どういうわけか私たちは「ちょっと待った。では、誰が神を創ったのか?」と反射的に問わないところに脳のバグが潜んでいる。行為者を想定した説明は容認しうるものであり、それ以上何も言う必要はないと、脳は当然のように認めるようだ。この誤信は本質的に、連想に基づいているとも言える。「創造する」や「生み出す」の類の言葉は、行為者や意図を暗に連想させるからだ。

二元論が私たちのデフォルト状態だとしたら、私たちは超自然信仰がどのように進化したのかではなく、人間はどのようにして「生命、宇宙、万物」の謎に対して、自然現象としての科学に基づく答えを探したり受け入れたりするようになったのかを考えるべきなのかもしれない。ほかの動物がかりそめにも考える能力を持っていると言えるとしたら、彼らの世界観は私たちの超自然信仰のほうに似ているだろう。つまり、ほとんどの事象は魔法とまったく見分けがつかない。おそらく人間の脳とほかの動物の脳を分けているのは、人間が超自然的存在を信じる傾向ではなく、むしろ超自然的存在を信じ、、、、ないようにする能力だ。ことによると、脳内の自動的なシステムは生まれながらの二元論者で、その反射的なシステムが後天的に得た知識や教育を通して、直感的には超自然的説明が必要と思える現象に対して唯物論的説明を受け入れることを学ぶ能力を備えているのかもしれない。

超自然信仰や宗教信仰の神経基盤はさておき、そういう信仰が私たちの生活に計り知れない影響力を持っていることに話を戻そう。私が思うに、その影響力はほかの能力にただ便乗しているだけにしてはあまりに大きすぎる。宗教信仰はハードウェアに組み込まれた特権ある地位の恩恵を、たしかに受けているのではないかと思う。それが、脳内のもっと合理的傾向の強い部分とのやりとりを有利に運ぶ力となって現れるのだ。ほとんどの複雑な特性の場合と同様、神経上のこの特別な地位は一度にさっと出現したわけではなく、いくつもの段階を経て進化したのだろう。たとえばこんな具合に――

最初は何百万年も前、ホミニンの大脳皮質が拡張しだしたごく初期のころ、抱いた疑問を扱いやすいものとそうでないものに分類する性向が、新たに授かった計算用の資源の使い道に優先順位をつける術をもたらしたのかもしれない。こうした初期の段階には、思考を「自然」と「超自然」のカテゴリーに区分けする能力は、個体の適応に役立つ結果となっただろう。答えられる疑問と答えられない疑問が見分けられる者はおそらく、自分の問題解決能力を繁殖成功率を高める努力に使っただろうから。

二つ目の段階としては、集団選択仮説が提唱しているように、超自然信仰を促進する遺伝子はひとたび遺伝子プールに定着すると、先祖伝来の宗教が協力や利他主義の飛躍的発展の基盤を提供したので、ますますはっきりした形をとり、選択されていったのかもしれない。

そして三つ目の段階として、先ほどの二つの段階に遺伝子にコード化されていた特性が、ここ一万年の間についに利用され、原始的な信仰体系を近代的な宗教へと導いた。近代的な宗教は、農耕が始まって以来拡大を続ける集団を組織化し管理するのに適していたのだ。近代宗教が多くの側面を持っているのは、それが利用した認知能力が複雑だったからだ。そこには副産物仮説が主張しているように、宗教とはまったく無関係の理由で備わった認知能力はもちろん、自然現象と超自然現象を区別する原始的な能力も含まれている。

二〇〇九年、ブラジルの北東部にある小さな町の九歳の少女が継父にレイプされて双子を身ごもった事件をめぐって全国的な議論が湧き上がった。そのまま出産まで双子を宿し続けるのは、九歳児にとって命にかかわる危険を孕んだ行為なので、母親は医師の忠告に従って、娘に中絶させることにした（ブラジルでは中絶は、レイプの場合か母体が危険な場合を除き違法な処置だが、この事例はどちらの免責要件も満たしていた）。事件を知ったレシフェ市の大司教は、持てるかぎりの力を使って、中絶をやめさせようとした。そしてそれがかなわないとなると、今度は教会法（カトリック教会を支配する規則や決まり事）を持ち出して、自身の限られた権限のうちで最も厳しい罰を与えた。その母親と中絶を施した医療チームのメンバーを破門したのだ。ところが、継父のほうはカトリック教会での身分は安泰だった。あるインタビューでこの大司教はこう述べて、盲目的な信仰はなぜ脳のバグになりかねないのかを見事に例証してくれた――「人間の法律が神の法と矛盾する場合、この事例では中絶を許した法律になりますが、その法律には価値がないのです[30]」。宗教は道徳的な指導の拠り所だという考えには多くの人が同意するが、人は宗教の教えという軛を外されれば、この場合、道徳的により重い罪を犯したのは医療チームではなく継父のほうだというのが、唯一合理的な結論に思えるだろう[31]。

古生物学者のスティーヴン・ジェイ・グールドは、科学と宗教は二つの「重複しない教導権」の典型であり、互いに干渉することのないものだと考えている[32]。信じるものを二つに分ける「自然」と「超自然」のカテゴリーが初めに進化したのは、まさに、これが事実だとグールド（そして私たち）に納得させるためだったのかもしれない。私たちの祖先は、二つの重複しない教導権の存在を生まれながらに受け入れていたおかげで、自分たちの認知能力では理解しえないさまざまな自然現象を理解しようとせずに済み、新皮質の力を生存に必要なもっと扱いやすい問題に集中することができた。歴史を振り返っても現状を見ても、信仰には理性も基本的な本能も一様に退ける力があるのを多くのデータが裏づけていることを考えると、超自然信仰はどうやらほかの知的能力のたんなる副産物ではなさそうだ。むしろ、それは私たちの神経系のオペレーティング・システムにプログラムされているのかもしれない。そして、そこで特権的な地位を占めているからこそ、私たちはそれを脳のバグとして認識しにくいのだ。

第9章
脳をデバッグするということ

この世界の永遠の謎は、それが理解可能であるということだ。
——アルベルト・アインシュタイン

一九〇五年、特許局に勤める、数年前にスイス国籍を取得したばかりの人物が「物理学年報」誌に四つの論文を発表した。一つ目の論文は、光子が持つエネルギーは不連続の値をとると主張することによって、光の性質にまつわる謎を解明した。二つ目の論文は、物質の微粒子が水中で観察可能な不規則な動きをするのは、水分子の運動のせいであることを理論的理由から証明した。これによって、物質が原子からできていることが裏づけられた。四つ目の論文は、質量とエネルギーの等価性を確立し、$E=mc^2$という式によって不滅のものとなった。だが、問題は三つ目の論文だ。この論文が踏み込んだ領域は、あまりに非現実的で直感に反しているため、進化によって設計された脳という計算装置がいったいどうやってそれを考え出したのかは理解しがたい。人間の脳は、目に見えるもの（たとえば石、バナナ、水、ヘビ、ほかの人間）が重要である世界で、持ち主が子孫を残す上での優位性を与えなくてはならないという重圧の下に発達した。だから人間の脳は、時間と空間が目に見える姿とは異なることを理解できるように設計されなかったことは明らかだ。それなのにアインシュタインは、一九〇五年に発表した三つ目の論文で、時間と空間は絶対的な存在ではないと主張した。時計は光速に迫るスピードで移動するときに進むのがゆっくりになるばかりではなく、物理的に縮みさえするというのだ。[1]

現代物理学の基礎を築いた彼の脳は、地球上のほかの脳とはどこか根本的に違うのではないかと思ったことがあるとすれば、それはあなただけではない。アインシュタインの脳は火葬を免れ、後世の研究のために保存された。もちろん、彼の脳も地球上のほかの脳と同じ計算ユニット、つまりニューロンとシナプスでできており、おおかたの意見では、解剖学的に明らかに突出しているところは一つもなかった。[2]

どの時代にも、科学とテクノロジーを新たな領域へと推し進める脳もあれば、占星術や迷信、処女懐胎、心霊外科治療、特殊創造説、数霊術、同毒療法、タロット占いをはじめ、とうの昔に消滅しているべきだった不合理な信念になおも固執し続ける脳もある。人間の脳という同じ計算装置が、一方では素晴らしい才能と創造性の源であるのに、もう一方では愚かさと不合理の源であるという事実は、見た目ほど矛盾してはいない。サッカーの名選手も体操の分野では平凡な水準にしかないように、才能とはしばしば、かなり狭い領域に限られるものだ。アインシュタインは間違いなく聡明な人物だったが、哲学や生物学、医学、芸術での洞察力は卓越したものではなかったし、専門分野の物理学においてさえ、重要な点でいくつも間違えている。根っからの決定論者だった彼は、原子より小さい粒子の運動と位置は確実に割り出せると信じていたが、今から一世紀近く前に登場した量子物理学の理論と実験によって、それが誤っていることが明らかになった。これまた偉大な科学者であるアイザック・ニュートンも、古典物理学と数学に革新的な貢献をしたことで知られているが、そうした研究は彼にとっては趣味にすぎず、彼の知的エネルギーの大半は信仰と錬金術に注がれていたとも言われている。

私たちはみな、生活のある分野には論理と理性を巧みに応用する一方で、ほかの分野ではそれらを応用するのを思慮深く避けることにとても長けている。研究所内では正真正銘のダーウィン主義者であるのに、日曜日の教会では特殊創造説を心から支持しているという科学者を、私は何人も知っている。私たちは規則の適用にかなりの柔軟性を持たせるので、他人には当てはまることが自分には当てはまらないように思えることがよくある。私たちは正当な理由もほとんどなしに、ある人には尊敬と優しさをもって接し、ある人には軽蔑や嫌悪をもって接する。最善と思われる問題解決策は、個人によって違うだけでなく、一人の人間でも日によって変わることもありうる。私たちの判断は、脳内の違うシステム（そのそれぞれが騒がしく、さまざまな感情や認知のバイアスの影響を受けやすい）どうしの動的なバランスの結果なので、私たちは不合理から合理に至る連続線上の複数の場所に同時に存在する。

脳のバグの集中

人間の文化の矛盾は、私たちの生き方と寿命に革命をもたらした技術的・生物医学的な大躍進の多くが、当初は激しい抵抗を受けていた点にある。これはなにも、そうした大躍進の裏にある科学を理解していなかったと思われる人に限ったことではなく、科学者たちも同様で、物理学者マックス・プランクはこんな当てつけを言っている。「新しい科学の真理が勝利を収めるのは、反発する人々が納得し、その真理を理解するからではなく、彼らが最終的に死に絶え、その真理に慣れ親しんだ新しい世代が育つからだ[3]」。私たちのほとんどは、ワクチンや抗生物質から現代的な外科技術や癌治療まで、過去一〇〇年にわたる公衆衛生と医療の数知れない進歩の恩恵を受けているからこそ、今こうして生きていられるのだ。それなのに、ワクチンから臓器移植、体外受精まで、革新的な生物医学の進歩はたいてい強い反発を受けてきたし、今日では幹細胞研究が同様の反発に遭っている。新しい科学技術に健全な不信感を抱くのはもっともではあるが、イグナーツ・ゼンメルワイスが産褥熱の原因を突き止めたときになかなか受け入れられなかったことからもわかるように、変化を受け入れることに対する私たちのためらいは、合理的な慎重さをはるかに凌ぐ。

二一世紀初頭の一〇年間に一般的に信じられていた、自閉症はワクチンが原因で引き起こされるという考えを見てみよう。この仮説は、一九九八年に発表された科学論文が発端で、その執筆者一三人のうち一〇人は後に主張を撤回しており、その後、データは捏造されたものであると断定された。それ以来、世界中で何十もの科学論文が自閉症とワクチンの関連性を注意深く調べた上で、そのような関連性はまったくないという結論を出している。[4]それにもかかわらず、こんなふうに自閉症とワクチンが結びつけられたせいで、一部の国ではワクチンの接種率が下がり、すでに克服されたはずの病気によって子供が死亡する危険性が高まってしまった。ある種の考えが、事実に対してかなり強い「免疫」を持っているのはなぜなのかはわからない。だが、ワクチンと自閉症の関連の場合は、多くの脳のバグに原因があるようだ。自閉症の概念もワクチンの概念も（とくに、その病気を持つ人の家族にとっては）身近なものであるため、おそらく私たちの神経回路にしっかり表されており、そのおかげで、「自閉症」ノードと「ワクチン」ノードの間に強い結びつきができ上がりやすいのだろう。すでに見たとおり、人間の記憶が持つ特徴の一つは、情報を削除する手軽な方法がないことだ。いったん神経レベルで確立されてしまった「自閉症」と「ワクチン」の間の結びつきには、無意識にとどまる力がある。だがこの関連性を削除できても、自閉症の原因として何がワクチンに取って代わるというのか？　自閉症とはさまざまな環境要因によるかもしれない多遺伝子性の発達障害だということだろうか？[5]　誤信には、単純だからこそ残り続けるものがある――それらは、簡単に識別できるターゲットを与えてくれる上、そのターゲットは脳が情報を貯蔵する方法と相性が良いのだ。自閉症とワクチンの関連を示す見出しのほうが、自閉症と、まだ解明されていない遺伝子と環境要因の組み合わせとの関連を示す見出しよりも覚えやすく、理解もしやすい。

自閉症とワクチンを結びつける動きが根強かったのは、私たちには自分の体内に異物を取り入れることへの恐れが（おそらく生まれつき）あるせいでもあったのだろう。物理的な障壁（皮膚）に加え、私たちは異物が体の外壁を破って侵入してくる可能性を低くするために無数の行動を発達させてきた。針であれワクチンの中の「死んだ」ウイルスであれ、私たちは何かが体内に侵入してくることを嫌がる。実際、ワクチン接種反対運動の諸団体は二〇〇年以上にわたってワクチンの使用に抗議している[6]。ヘビは危険であるという証拠を受け入れやすいように生まれつきできているサルと同じで、私たちは自然物ではないものを体内に入れるのは悪いことだという証拠なら何であれ受け入れる傾向が過度に強いようだ。

私たちが誤信や不合理な思い込みに固執してしまうというのは、脳のバグが集中して重大な結果を引き起こしている領域の一つにすぎない。別の領域に政治が挙げられる。ウィンストン・チャーチルが「民主主義は最悪の政治形態だ。ただし、それ以外にこれまで試みられたあらゆる政治形態を除くとするならばだが[7]」と言ったことは有名だ。民主主義は、私たち人間には、候補者の考えに自分が共感できるかどうかということに加えて、彼らの能力や知性、誠実さについて合理的な判断を下すことができるという考え方に基づいている。だが、投票するのは簡単なのに、本当に指導者にふさわしい人物を選ぶのは至難の業だ。

脳はその基本要素のおかげでパターンを認識するのがとても得意だが、数値計算を行なうのにはまったく適していない。投票は脳の強みと弱みのどのあたりに位置しているのだろうか？　多くの国では、一八歳以上にならなければ投票も自動車の運転も認められない。この二つでは、どちらの責任のほうが大きいのか？　免許を取得するという正式な過程が必要なので、自動車の運転のほうに思えるだろう。だが、運転と投票のどちらがより大きな責任を伴うかというのは客観的な問いではない。それは、リンゴとパパイヤを比べるようなものだ。とはいえ、免許を取得する人に試験が課せられて、投票者には課せられない理屈は簡単にわかるだろう。無能な運転者が孕む危険性は簡単に想像できるからだ。無能な指導者を選ぶことはもちろん、戦争から破滅的な政策まで、致命的な自動車事故よりももっと悲惨な結果をもたらしうる。たとえば、タボ・ムベキ元南アフリカ共和国大統領は、エイズはＨＩＶウイルスが原因ではなく、民間療法での治療が可能だと言い張り、彼の見解に基づいたエイズ対策は何十万もの人の死を招いたと推定される。[8]私たちは無能な指導者をひっきりなしに選んでしまう。問題は、私たちが間違いから学んでいるかどうかだ。

一票を多数の票の広大な海に投げ込んでもその結果はわかりづらく、そこから生まれる無関心が、最初から民主主義の過程の妨げとなっている。だがそれに加えて、第4章で触れた「遅延による無知」を思い出してほしい。動物や人間は、自分の行動とその結果の間に長い時間差があると、なかなかその二つを結びつけることができない。もし、投票するたびにその翌日、自分の選択が正しかったかどうかが魔法のようにわかるなら、私たちはおそらくもっと適切な投票ができるようになるだろう。だが、自分の選んだ代表者が不適任そのものだったことがわかるまでに何年もかかるなら、自分がその人物を選んだという事実と国家の現状との関連性がどうしても曖昧になってしまう。時間がたつと投票者の責任が消し去られ、試行錯誤の間にある通常のフィードバックという、学習に必須の要素が排除されてしまうのだ。それに、即座に満足感を得たいという欲望もまた、投票所での合理的な行動の妨げとなる。政治の分野では、私たちの近視眼的な物の見方は、「即座の」見返りを求める気持ちとして現れる。選挙で減税がいつも公約に掲げられるのも、一つにはこのバイアスのせいだと言えるが、減税による一時的な利益には、教育や研究、科学技術、インフラといったまさに健全な経済と強力な国家の実現につながる事物への長期的な投資が代償となる。短絡的な思考はまた、どんなに複雑な問題でも短期間で解決するように政府に求める気持ちも生み、それを受けて、政治家も長期的に見ると惨憺たる結果をもたらすことになりかねない短絡的な解決策を実施しがちになる。

脳のバグは、私たちの生活の事実上すべての面に影響を及ぼしているが、民主主義の過程ほど多くの脳のバグが集中している分野はほかにあまりない。私たちが誰に投票するかは、欠陥のある記憶回路や短期的思考、恐れ、宗教信仰、プロパガンダの影響の受けやすさなどの脳のバグが相まって大きく左右している。

二つの原因

投票所、裁判所、職場、ショッピング、個人的な生活など、どんな場面でも私たちの弱点や誤った判断は重大な結果をもたらしかねない。脳のバグがこれほどさまざまな状況でこれほど確実に現れる理由をたった一つの答えで説明することなど、とうてい望めない。とはいえ、すでに見たように、際立った原因が二つある。一つは、神経系のオペレーティング・システム、つまり脳の構築の仕方を定めた太古の遺伝的青写真だ。この青写真のおかげで私たちの誰もが、呼吸や体と脳の間の情報の流れの制御といった基礎レベルの課題をこなす脳幹を持っている。そしてまたこの青写真は、ニューロンとシナプスが従う規則を確立し、環境が素質の形を整えるのを制御する。神経系のオペレーティング・システムには、私たちがどう行動するべきかに対するバイアスが組み込まれている。恐れの回路には、何を恐れて何に用心するかを判断するのに役立つ提案が備わっている。それは即座に満足感を得たがるように仕向けることによって私たちに時間を度外視させようとする。そして、私たちのＤＮＡのどこかに、超自然信仰や宗教信仰を奨励するコードが数行書かれており、このような信仰を司る回路に、反射系への過度な影響力を持たせているのかもしれない。ほとんどパッケージ化されたこれらの人間の心の機能は、ホモ・サピエンスが登場し始めた二〇万年足らず前に、神経系のオペレーティング・システムに組み込まれたわけではなく、哺乳類が進化する過程で神経系の微調整が蓄積してでき上がったものだ。

時代遅れのオペレーティング・システムを使っている影響は、ほかの多くの種でも簡単に見て取れる。スカンクは印象的な白い縞模様を持ち、捕食者にとっては死刑宣告となりかねないほど強烈な匂いの液体を浴びせる能力を持っている。前述したように、このような特性は強力で独特な防御メカニズムとなるので、闘争・逃走反応とは言いがたいかなり大胆な行動がスカンクの神経系のオペレーティング・システムに組み込まれている。身に迫る危険を察知すると、スカンクはただ向きを変え、しっぽを上げて匂いのする液体を浴びせる。これは、スカンクにとって理にかなった生まれつきの行動だった——スピードを出して走る自動車と出くわすようになるまでは。

脳のバグの二つ目の原因は、脳の計算ユニットとその土台を構成している構造の性質だ。ニューロンは何をおいてもネットワーク化のために設計されている。コンピュータは0と1を組み合わせることによって記憶を貯蔵し、私たちの遺伝情報はA、G、T、Cの組み合わせで貯蔵されている。だが脳は、情報をニューロンどうしのつながりのパターンで貯蔵する。この貯蔵法を実行するためには、経験によってニューロンどうしのつながりのパターンが形作られること、つまりいっしょに活性化したニューロンが互いに結びつけられることが欠かせない。これを可能にしているのがシナプス可塑性であり、また、シナプス前ニューロンとシナプス後ニューロンが同期しているかどうかをシナプスが「知る」ことができるようにする賢いNMDA受容体だ。神経ネットワークに貯蔵されている情報を効果的に利用するカギはプライミング現象で、何かの概念を表すニューロンは、活性化するたびにパートナーたちに注意を呼びかけるメッセージを送る。あなたがインターネットでウェブサイトを閲覧するたびに、次に起こることに備えて、ブラウザーが裏で、そのページにリンクしているページをすべて、表示はしないもののメモリーに保存しているかのようなものだ（じつは、この「先取り」と呼ばれる機能を備えているウェブブラウザーもある）[9]。

脳の連合アーキテクチャーとプライミングは強力で素晴らしくはあるが、この二つが合わさって、名前を間違えたり関連する概念を混同したりする私たちの性向から、フレーミング効果やアンカリング効果、マーケティングの影響を受けやすかったり、無関係な出来事に行動を左右されやすかったりという性向まで、多くの脳のバグの原因となっている。私たちの神経回路は関連する概念だけでなく、それぞれの概念に結びついている感情や体の状態までリンクする。その結果、ただ単語に接しただけでも行動や感情が左右される。意味プライミングという現象から、コンピューター画面に二つの単語が立て続けに瞬間的に表示された場合、その二つが関連していたほうがすばやく反応できることがわかる。だから、私たちは「落ち着き」という単語が、「ニシキヘビ」という単語の後よりも「忍耐」という単語の後に示されたときのほうが速く認識できる。しかも脳は、計算ごとに区分けされた装置ではない。「忍耐」という単語が引き起こした神経活動は脳のほかの領域に漏れ出て、脳の持ち主が進行中の会話を遮るのをどれほど我慢できるかに現に影響してくる。

脳内のものはすべて、ほかのあらゆるものと何らかのレベルでつながっているようだ。つまり、思考も感情も行動も互いにそれぞれ影響を与えうるようだ。こうしたやりとりについては、微妙ではあるもののさまざまな例がこれまでの研究で報告されている。たとえばある研究では、軽いクリップボードではなく重いクリップボードを持っているときのほうが、外国通貨の価値に対する評価が高くなった。まるでクリップボードの重さが通貨の重みにまで移るかのようだ[10]。別の研究によると、未来について考えるように求められた人は無意識にわずかに前屈みになるという[11]。そして、誰もが知っているとおり、週に一度のスーパーでの買い出しのとき、満腹だと食料品の買い物が少なめになりがちだ。「胃（もっと厳密に言うと視床下部）」が満たされていると、その週に必要な食品の量を少なめに見積もるのだ。この体と認知の相互作用は、「身体性認知」と呼ばれている。これは、体と心の間の特別な結びつきの反映だと考える人もいるが、同時に活性化するニューロンは直接的あるいは間接的につながるようになるという事実の必然的結果にすぎないかもしれない。たとえば、ほとんどの文化では、時間は前に進むものとされているので、未来は前方にある[12]。そしてその「前方」の概念は、前方への動きを引き起こすことのできる運動の回路にリンクしているはずだ。そうでなければ、前へ進めという命令を自動的に理解できないだろう。というわけで、未来を表すニューロンの活動は「前方」の概念を表すニューロンに拡がり、それが前方への動きを司る運動の回路を刺激する。

突き詰めれば、私たちが下す判断は普通、あるニューロン群がほかに優先して活性化するということになる。もしウェイターがあなたに「チーズケーキはいかがですか」と尋ねると、あなたの判断次第で、「いいえ、けっこうです」と答えるための運動ニューロンか、「はい、お願いします」と答えるための運動ニューロンが働く。個々のニューロンはと言えば、仲間のシナプス前ニューロンたちのささやきや叫びを統合することによって発火するかどうかを「判断する」。仲間たちのなかには、発火を促そうとするものもいれば、発火を思いとどまらせようとするものもいる。だがどちらにしても、ニューロンは、それぞれの仲間が言っていることに、たとえわずかでも耳を傾け、その影響を受けざるをえない。その長所は、神経回路がコンテクストを自動的に考慮に入れることだ。「弁が弱っていますね」という文の持つ別の意味合いを、それを口にしている人物の服装が、白衣か油まみれの青い作業着かによって、私たちはすぐに理解する。短所もまた、神経回路がコンテクストを自動的に考慮に入れることだ。生存率九五パーセントの医療処置のほうが、死亡率五パーセントの医療処置よりも優れているかのように思えるのは、いたしかたないのだろう。

デバッグするには

私は、脳がどんな振る舞いを見せるかについてわかっている事柄の一部を、脳の欠点というコンテクストから説明するのを目的としてきた。人間の体を病気の観点から研究するようなものだ。だが、その欠点の治療はどうなのか？　脳をデバッグできるだろうか？

計算装置としての脳の欠点は、けっして秘密だったわけではなく、脳の数ある特異性と限界に対処することを、私たちは長い間かけて習得してきた。何かを覚えておくために指に紐を結びつけた最初の人物から、ライトをつけたままで車を離れるとビーッという音が出る装置を発明した人まで、私たちは記憶力の限界を克服するために多くの戦略を開発してきた。学生は記憶術を使い、脳の自然な力を活用するために、意味のある文を創り出してリストを記憶する（たとえば、太陽系の惑星を覚えるための「my very easy method just seems useless now（とても簡単な私の手法は今ではまったく役に立たないようだ）」〔訳注：各単語の頭文字が太陽系の惑星それぞれの頭文字になっている。「Mercury（水星）」「Venus（金星）」「Earth（地球）」「Mars（火星）」「Jupiter（木星）」「Saturn（土星）」「Uranus（天王星）」「Neptune（海王星）」〕）。電話やコンピューターは無数の電話番号や口座番号を記憶してくれる。電子カレンダーは自分がいつどこにいるべきかを思い出させてくれるし、プログラムは電子メールの通信で添付ファイルをつけ忘れていないか注意してくれる。

私たちは、恐れの回路を生み出す恐怖症をデバッグするために治療を受ける。特定の状況を回避することから、喫煙や飲酒や浪費癖を抑え込むために医療の助けを借りることまで、さまざまな行動をとる。

こうした解決策は比較的手軽で役に立つが、脳にもともと備わっているバイアスがもたらす、もっと大きな社会問題に対処するものではない。脳のバグが招く重大な問題に取り組むために、不合理な判断を下す私たちの性向を考慮に入れた法律や規制を策定してはどうかということが言われている。この取り組み方を、経済学者のジョージ・ローウェンスタインらは「非対称温情主義（アシンメトリック・パターナリズム）」と呼び、リチャード・セイラーとキャス・サンスティーンは「自由主義的温情主義（リバタリアン・パターナリズム）」、あるいはもっと直感的に「選択アーキテクチャー」と呼んでいる。[13]規制は私たち自身や社会にとって最もためになる判断を下すよう私たちを促すべきだが選択肢や自由を制限してはならない、というのがこの哲学の基本精神だ。タバコの箱に健康被害への警告文を掲載するよう命じた一九六六年施行の法律が、この哲学を体現している。政府はタバコを違法としなかった（それは自由を制限するだろうからだ）が、タバコの健康被害について周知徹底する措置を講じた。

私たちは現代生活の舵取りをするにあたり、多くの判断を下さなければならない。自宅にいくら保険をかければいいのだろうか？　退職後のためにいくらお金を回すべきか？　そのような査定は複雑な上に必ず主観的なものになるため、多くの人がどうしてもデフォルト・オプションを選ぶ。それはしばしば最善の選択とされ、それ以上努力したり考えたりしなくていいという利点がある。デフォルト・オプション、あるいは、いわゆる「デフォルト・バイアス」の影響は、新入社員が確定拠出型年金制度に加入するかどうかを決めるときに見られる。将来より現在を重視する「現在バイアス」のせいで、多くの人が退職後に備えて十分な貯蓄をしない。これは、もしデフォルト・オプションが非加入なら、さらに悪化する問題だ。選択アーキテクチャーに従えば、デフォルト・オプションは自動的な加入であるべきということになる。ありがちな短期的満足のバイアスと釣り合いを保つためだ。複数の研究により、自動的な加入によって、退職後のための貯蓄が大幅に増えることが明らかになっている。[14]ほかにも、カフェテリアで健康に良い食品を、より目につきやすく手に取りやすい場所に置くといった、ごく単純な選択アーキテクチャーの例がある。臓器提供者不足に対処するために、州法はデフォルト・オプションを「推定同意」に変えることが考えられる。提供したくない人には拒否するオプションを与えればいい。[15]

これらの例から、脳のバグは双方向的なものであることがわかる。疑問や情報のフレーミングのような恣意的な要因が私たちに道を誤らせうるにしても、フレーミングを使って私たちを軌道に戻すことも可能なのだ。同様に、広告からの影響を受けやすくする脳のバグは、模倣や文化伝達におおいに依存する社会的動物ならではのものということはすでに見たとおりだ。模倣は脳に組み込まれていて、私たちはまわりの人の思考や行動に鋭敏に同調する。そこで、人間の行動を決めるとても重要な要因の一つは、他人がしているとその人が思っている行動であり、この事実は人を向社会的行動へと促すのに役立つと主張する研究があるのも意外ではないかもしれない。

心理学者のロバート・チャルディーニは、アリゾナ州の化石の森（ペトリファイド・フォレスト）国立公園で、人が誘惑に抗って、掲示されている規則に従うかどうかに対する仲間の影響力を証明する単純な実験を行なった。この公園では、毎年大量の木の化石がなくなっている。観光客が「記念品」として持ち去るからだ。この問題をなくすための注意書きがずっと以前から掲示されている。だがチャルディーニらは、注意書きの表現方法によって効き目に違いが出るのだろうかという疑問を持った。そこで、持ち去りの多発する場所に二つの注意書きのどちらかを設置した。一つは以下のようなものだ。「過去に多くの観光客が当公園から化石を持ち去っています。化石の森の自然を変えてしまうほどです」。そして三人が化石を拾っている絵が添えられていた。もう一つは以下のようなものだ。「公園から化石を持ち去らないでください。化石の森の姿を保つために」。そして一人が化石を拾っている絵が添えられていた。また、印をつけた化石を道にわざと置いておいた。それぞれの注意書きの有効性を数値化するためだ。その結果はというと、一つ目の注意書きのある道でなくなったのは印をつけた化石のうち八パーセントだった。一方、二つ目の注意書きのある場所では二パーセントだけだった。[16] 一つ目の注意書きは化石を持ち去るのをやめさせようとしながら、逆にこれはよくあることだという印象を与えて持ち去りを奨励してしまったわけだ。小さな「記念品」を国立公園から持ち去る誘惑に逆らうのと、記念品を持ち去らないのは自分だけのような気がするのとは、まったく別の話なのだ。このような集団心理はおそらく略奪行為にも当てはまる。もしほかの人がただで物を手に入れていたら、他人の大切な品を持ち去ってはいけないという考え方から、うまい汁を吸っている人がいるのに自分は便乗できていないおめでたい人間だという考え方に変わるだろう。

チャルディーニの研究は、情報の主旨とその提示方法によって社会性を重視する行動を促せるという証拠を提供してくれる。ほかの研究もやはり、他人の建設的な行動を強調することによって環境に優しい態度や税法遵守を促せることを示している。

単純に促すだけで、投票所でも脳のバグに対抗できるだろうか？　私たちはほとんどの場合、自分の選ぶ大統領や上院議員や下院議員が選挙運動やインタビューや討論をしている姿を離れた所から目にする。だが彼らが実際にしていることや彼らの判断の影響について直感的に感じるものがない。自分の心臓外科医が腕が良く聡明であることの重要性は簡単に想像できる。外科医がミスを犯せばその結果は見落としようもないし、もし心臓外科医がしくじれば患者が死ぬかもしれないことは言われなくてもわかる。政治家の仕事はいろいろな意味で外科医の仕事より影響力があるにもかかわらず、彼らの判断と私たちの生活との関係はずっと複雑で目に見えにくい。自分の心臓外科医にダン・

クエールやセイラ・ペイリンのような人間を選んでよしとする人がたくさんいるとは思いがたいのに、彼らが地球上で最も強大な国家を統治する姿を想像しても不安を感じない人は多いようだ。大統領に投票するときに、潜在的に何がかかっているかに注意を促したらどうなるのだろうか？　有権者は、自分たちの一八歳の子供を戦場に送り出すかどうかをどの候補に決定させたいかや、自分たちが社会保障に頼る日が来たときに国家経済が堅調で安泰であることを保証する責務を誰に委ねたいかを尋ねてはどうだろう？　選出議員の力量が自分に個人的に直結する形ではっきり説明されれば、少なくとも一部の有権者は、目の前の課題に見合った経験や技能や知性に明らかに乏しい候補者への忠誠を考え直すだろう。

脳のバグを考慮に入れて規制を策定したり情報公開したりすることが欠かせないのは間違いないが、けっきょくのところそれだけでは限界がある。選択アーキテクチャーは、何が自分自身にとって最大の利益になるのかを判断するとき、誰か、あるいは何かしらかの組織を当てにする。退職金制度に加入するかどうかについてなら、どちらが優るかは明白だろう。だが住宅所有者保険にとって望ましいデフォルトとは何か？　あるいはさまざまな医療プランのうちで最適のオプションとは何か？　さらに、たいていの場合、自分自身にとって最大の利益は他人の最大の利益とは相容れない。その典型が、医療保険やレンタカー保険のようなものを販売する企業だ。民間企業は利益を生むために存在する。そして、顧客が支払う金額が大きいほど企業が儲かるというのが妥当な経験則だから、最善のデフォルト・オプションを決めるときには企業はとうてい当てにできない。もし従業員も全従業員の投資計画を最大化することに関心を持っていないかもしれない。もし従業員の出資額に「見合う」額を出すとしたら、その企業は事実上彼らにもっと多く支払うことになるからだ。私たちのデフォルト・バイアスや現在バイアス、そして先延ばしにする傾向や不健康な習慣の埋め合わせをするような、よく練られた政策や規制を追求しなくてはならない。とはいえ、それを例外なく実施することはできないだろう。さらに、選択アーキテクチャーはせいぜい軽い刺激であって、実際の解答や解決策ではない。ほとんどの研究が、情報内容とその情報を提示するコンテクストが重要であることを示しているが、その影響はたいてい比較的小さく、一部の人の判断能力を改善する助けになっても、すべての人が恩恵を受けることはとても望めない。

遠い将来、恐れの回路を制御する遺伝コードをプログラムし直して、いたずらに恐怖を煽られることがなくなる日が来るかもしれない。そしてそのころには、スマートフォンの記憶装置を今より直接的な形で使っているかもしれない。人工神経を通じてシリコン回路と私たちの回路とをじかにつなげるのだ。だがその日が来るまでは、狩猟採集民だった祖先から、人間どうしで遺伝子も臓器も移植できる段階までホモ・サピエンスを進歩させたのと同じ戦略、つまり教育や文化や骨の折れる熟考に頼ってデバッグを続けなければならない。

双子を誕生時に引き離し、一人は地元の高校で教鞭を執る新婚夫婦に育てさせ、もう一人はブラジルのアマゾンの狩猟採集民であるピラハ族に育てさせたとしよう。五年後、一人は『ドーラ』の冒険を暗誦できたり携帯電話を使えたり正しい英語を話せたりするだろう。もう一人は魚の捕まえ方や泳ぎ方を覚え、あらゆる言語のなかでも最も難しいかもしれない言語を習得しているだろう。二〇年後には、一人は大学院で特殊相対性理論に取り組んでいるかもしれないのに対して、もう一人は際立った技能を発揮して家族に食糧や住処を提供している。まったく違う計算が行なわれるにもかかわらず、双子はどちらとも、初期設定のままの同じ計算装置を使って、英語やピラハ語のソフトウェアのパッケージを開発したりインストールしたりしているのだろう。プログラマーといった外部の手を借りる必要はない。文化こそがプログラマーなのだ。だからこそ脳は拡張可能な計算装置と言われる。たしかに脳は自らの神経系のオペレーティング・システムが定める境界の制約を受けており、そのせいで、私たちは計算機のような正確さと速さで数字を操ることはけっしてできないだろうし、これから先もずっと、記憶力の欠陥や容量の限界、時代後れの恐れのモジュールや、莫大な数の認知バイアスと縁を切れないかもしれない。だがそれでも人間の脳は、予測不可能な環境に適応し、進化が予想もしていなかった問題に取り組む能力では他に類を見ない。

脳は自らを変えられることを特徴とする。軸索と樹状突起とシナプスが頭蓋骨の中でとてつもなく複雑に絡み合い、不変の静的な彫刻ではなく、たえず変化する動的な彫刻を形成しているのだ。私たちの経験や文化や教育が神経回路を配線し直し、それが今度は私たちの思考や行動や判断を形作り、さらにそれが私たちの経験や文化を変える。人間はこの無限ループを通して、それぞれが地球上に暮らす平均時間と生活の質の両方を向上させてきた。私たちは多くの偏見に打ち勝ち、少なくとも原則的には人間誰しも平等の権利と自由を与えられる資格があることを認めるようになった。脳は大きな数を貯蔵したり操作したりはできないものの、そのような数の計算をしてくれる機械を発明した。私たちは、自分自身の姿に似せて創り上げた神に、人間の生贄を捧げる段階を超越して進歩してきた。喫煙は健康への深刻な脅威であり続けているものの、啓蒙活動の結果、喫煙を始める若者の数は減ってきている。そして、少しばかりの懐疑主義や常識でさえ、あからさまに人を惑わす宣伝や政治的な扇動から自分を守るのに大きな役割を果たす。

私たちの意識的な熟慮システムは、何千年もかけて自らを類のない段階にまで引き上げた。その段階では、脳は自らの働きを自己陶酔的に見詰めることが可能になったのだ。この内なる旅が進むにつれ、私たちは多くの欠陥の原因を明らかにし続けるだろう。だが、遅刻癖を埋め合わせるために腕時計を五分進めておく人のように、脳のバグを認識してその埋め合わせをすることを自らに教え込むために、私たちは神経科学や心理学の知識を使わなければならない。その過程は、自分にとって最も重要な器官の長所と短所を子供たちに教えることによって間違いなく加速できるだろう。誰もが脳の欠点を抱えていることや、私たちの住む世界がますます複雑で生態学的に不自然になってきていることを考えると、脳のバグを受け入れることは、私たち自身の生活と遠くや近くの仲間の生活を発展させ続けるためには避けて通れないステップとなるだろう。

謝辞

私が脳の内部の働きに魅了されたのは、幼かった妹のおかげだろう。とまどいに満ちた赤ん坊時代から器用に物事をこなせるようになる青年期までの脳の旅路は、その変遷を目の当たりにした人なら誰の心にも拭い去ることのできない感銘を与える。私がまだ未熟な脳で行なった「研究」のいくつかに、それと知らずに参加してくれ、後には、それより多少なりとも洗練された形で神経科学に進出しようとする私を熱烈に励ましてくれた妹に感謝する。

本書の論点の一つは、人間の記憶は名前など、ある種の情報の貯蔵には向いていないということだ。だから、読者の大半が知る必要のないだろう情報の量を減らすために、研究を行なった人の名前をときどき本文から省いた。だが注の中では、さまざまな研究結果をもたらしたのがおもに誰なのかを、できるかぎり挙げてある。ただし、功績に見合う形で紹介しそこねた方もあるかもしれないので、あらかじめお詫びしておく。

これは科学の厳しい現実なのだが、長い目で見たとき、科学的な発見がすべて正しいとはかぎらない。科学が進歩するためには、どの発見もいずれは複数の研究グループが独自に追試する必要がある。最初は胸躍るような発見も、けっきょく間違っていることが判明する場合もある。統計上のまぐれだったり、手順に見落としがあったり、実験方法がお粗末だったり、ときにはごまかしだったりすることさえある。だから、私はなるべく、すでに追試が行なわれているものだけを取り上げるようにした。そして、研究結果の正しさに自分も読者も納得が行くように、その結果を裏づける論文を複数引用するようにした。もちろんこれは、この本で紹介した話題や考えのなかに、ほんの推論にすぎないものが含まれていないということではない。マーケティングの影響の受けやすさに関する考察のように、行動の心理的分析を、その根底にあるシナプスとニューロンのレベルの仕組みに結びつける試みについてはなおさらだ。だが私は最初から最後まで、どれが科学として受け入れられている事柄で、どれが科学的な推論なのかをはっきり伝えるように努力した。

この本は、多くの友人や仲間の助けがなければ、けっして書けなかっただろう。彼らが本書のために果たしてくれた役割はさまざまで、取り上げた材料について教えてくれた人もいれば、一章あるいは何章かに目を通してくれた人、ただ私の質問を嘲笑わないでくれた人もいる。そうした役割の一つあるいは複数を果たしてくれた人を以下に挙げておく。ジム・アダムズ、シュロモ・ベナーツィ、タッド・ブレア、ロバート・ボイド、ハーヴィ・ブラウン、ジュディ・ブオノマーノ、アラン・バーディク、アラン・キャステル、ティアゴ・カルヴァーリョ、ミッシェル・クラスキ、ブルース・ドブキンズ、マイケル・ファンスロウ、ポール・フランクランド、アズリエル・ガドゥーシャヒー、アナブティ・ゴエル、ビル・グリシャム、エイプリル・ホー、シーナ・ジョスリン、ウーマ・カーマーカー、デイヴィッド・クランツ、フランク・クラスネ、スティーヴ・クシュナー、ジョゼフ・ルドゥー、タイラー・リー、ケルシ・アーティン、デニース・マッイ、アンドレアス・ニーダー、ケリー・オドンネル、マーコ・ランディ、アレグザンダー・ロウズ、ファーナンダ・ヴァレンティーノ、アンディ・ワレンスタイン、カール・ウィリアムズ、クリス・ウィリアムズ。原稿の大半に緻密なコメントを加え、励ましとなる数々の提案をしてくれたジェイソン・ゴールドスミスにはとくにお礼を言いたい。

長年にわたって、時間や知識、アイデアを気前良く与え、科学の分野での私の紆余曲折を実りあるものにしてくれた友人たちにも謝意を表したい。ここではその一部だけ名前を挙げる。ジャック・バーン、トム・カルー、マリー＝フランソワーズ・シェスレ、アリソン・ドウプ、ジャック・フェルドマン、スティーヴ・リズバーガー、マイク・モーク、マイク・マーゼニック、ジェニファ・レイモンド。私自身が行なった研究は、国立精神衛生研究所と全国科学基金の支援や、カリフォルニア大学ロサンジェルス校の神経生物学部と心理学部の支援の恩恵に浴した。

私を導き、編集の専門能力を発揮してくれたアンナカ・ハリス、ノートン社の編集者ローラ・ロウメインとアンジェラ・フォン・ダー・リップ、私のエージェントのピーター・タラックには感謝している。さらに、この本が形になるまでの各段階を通して貴重な助言と励ましを与え続けてくれたアンナカ・ハリスとサム・ハリスには本当にお世話になった。

この本を書きたいという願いを受け入れてくれたばかりか、完成を可能にする支援と環境も提供してくれた妻のアナ、ありがとう。最後に、私を育ててくれた素晴らしい両親にはとりわけ感謝したい。

訳者あとがき

蛾はロウソクの炎の中へ自ら飛び込んで焼け死に、スカンクは路上で自動車が迫ってくると、よせばいいのにその場に踏みとどまり、猛烈な匂いのする液体を浴びせようとして轢き殺されるという。ああ、なんと哀れな生き物たち！　だが、考えてみれば私たち人間も、広告やプロパガンダに踊らされ、さまざまなバイアスにひきずられ、およそ合理的とは言いがたい判断を下し、いわれない恐れを抱いたり、超自然的なものを信じたり、いりもしない品物を買ったりするのだから笑ってしまう。それだけならまだしも、証人や原告の記憶違いで無実の人を有罪にしたり、薬品の名前を取り違えて医療過誤を起こしたり、とんでもない政治家をリーダーに選んだりということになれば、もう笑ってはいられない。あらゆる生物のなかでも圧倒的な知性を誇り、この世界に君臨しているはずの人間の脳が、なぜこんなことを許すのか？

この謎に挑んだのが、二〇一一年にアメリカで刊行された *Brain Bugs: How the Brain's Flaws Shape Our Lives* で、本書はその全訳だ。著者のディーン・ブオノマーノは一九六四年生まれ。現在、カリフォルニア大学ロサンジェルス校の神経生物学部・心理学部の教授と、同校の脳研究所の研究員をしている。名前や、本書にポルトガル語やブラジルのこと、サッカーのことが出てくる点から察した読者もいらっしゃるだろうが、ブラジル育ちで、ブラジルの大学で学んだそうだ。やはり本文中にあるとおり、来日したことがあるが、一度だけで、また来たいという。

そのブオノマーノが初の著書で出した答えは、脳がバグだらけだから、というものだ。バグと言ってもずいぶん緩やかな意味合いで、序章で断わっているように、人間の脳のあらゆる限界、欠点、弱点、バイアスを指している。ちなみに、日本とアメリカでは文化の差がたくさんあるかもしれないが、本書で取り上げた脳のバグはかなり普遍的なものばかりなので、とくに問題はないだろうとのことだ。実際、そのとおりだろう。

著者は、進化の観点に立ち、ユーモアを交えつつ、神経科学の最新の知見を紹介しながら、私たちの脳がバグだらけである原因を追究していく。そして、おもに二つの要因を挙げる。一つは私たちの行動や判断を支配する脳の神経系のオペレーティング・システム（OS）だ。このOSは人類が登場するよりもはるか前までさかのぼり、途方もない歳月を経て作り上げられてきた。そんな進化の歴史的環境と今の世の中は大違いで、このOSと、現代社会で私たちが直面するものとの間には、とんでもないミスマッチがあるのだ。かつては生存に最適だった方法が、今では命取りにさえなりかねないことは、ロウソクや自動車のない時代に進化した蛾やスカンクの例からも明らかで、本書に紹介されている人間の脳のバグの数々もこのミスマッチに由来する。

二つ目の要因は、脳の記憶の構造だ。脳は、情報をニューロンどうしのつながりのパターン構成によって貯蔵する。そのために、脳内のものはすべて、ほかのあらゆるものと何らかのレベルでつながっている。つまり、思考も感情も行動も互いにそれぞれ影響を与えうるのだ。その結果、私たちは名前を間違えたり関連する概念を混同したりするばかりか、目にした単語や、手に持ったカップの温度、クリップボードの重さにさえも行動や感情を左右されかねない。また、コンピューターと違って、記憶を検索する行為が記憶の中身を変えうる点もバグのもととなる。

人間の神経回路を自由自在に改良できる日が来るまでは（あるいは、そういう日が来ても）、脳のバグはなくならないだろうから、とりあえず、みなさんが本書を読んで楽しみ、好奇心を満たし、知識を深め、日常生活でバグの弊害を減らし、さらには社会を改善してもらえればと著者は思っていることだろう。私も、同感だ。脳にまつわる謎をここまで解明してきた科学にはエールを送りたいし、その先行きもおおいに楽しみだ。仮にますます多くのバグが見つかっても、そんなバグを副産物とする、そもそもの仕組みや目的、うまくすればバグへの対策さえもわかるだろうから。

最後になったが、本書の内容について、私の質問にいつも快く的確に答えてくださった著者には心から感謝する。また、私を本書に引き合わせ、編集作業に力を尽くしてくださった河出書房新社の藤﨑寛之さん、そのほか刊行までお世話になった多くの方々にこの場を借りてお礼を申し上げる。

二〇一二年一〇月　　　　柴田裕之

文庫版のための訳者あとがき

本書は *Brain Bugs: How the Brain's Flaws Shape Our Lives* の全訳であり、『バグる脳――脳はけっこう頭が悪い』という題で発行された邦訳単行本に改訂を加え、文庫化したものだ。原書の刊行から一〇年になるから、もう時代後れで役立たずかと言えば、まったくそのようなことはない。いや、その逆だろう。そうでなければ、今さらわざわざ文庫化されるはずがない。

この一〇年間にコンピューターもＡＩ（人工知能）もＩＣＴ（情報通信技術）も目覚ましい進歩を遂げた。社会は５Ｇ時代に入ろうとしており、機械による精度の高い顔認識や音声認識が普及し始め、自動運転車の開発が進められている。

それにひきかえ、この間、人間の脳がどれほど進歩したかと言えば……答えに困る。囲碁や将棋でも、だいぶ前に人間のトッププロがコンピュータープログラムに打ち負かされてしまった。なにしろ、脳は（今のところ）簡単にアップグレードできないし、進化には途方もない歳月がかかるから、本書で取り上げられている数々の「バグ」はすぐには解消しそうにない。テクノロジーの発達に伴って、私たちはむしろ、そのバグにつけ込まれたり、煽られたりしやすくなっているのではないか。たとえば、ソーシャルメディアを介したフェイクニュースや誹謗中傷の氾濫、ポピュリズムの台頭、さらには特殊詐欺の横行などを目にすると、そう思われてならない。

だからこそ、豊富な例を挙げながら、一般人にもわかりやすい形で肩肘張らずに、さまざまなバグやその原因と考えられるもの、対策を紹介してくれる本書の価値が、今なおさら高まっていると言える。多くの方が読み物として楽しんだり、好奇心を満たしたりするとともに、本書を通して知識を仕入れ、実生活でも役立てていただければ幸いだ。

単行本に引き続いてこの文庫版の編集も担当してくださった河出書房新社の藤﨑寛之さんや、校正を含め刊行までの各段階でお世話になった多くの方々に感謝申し上げる。

二〇二一年一月

柴田裕之

Same semantics but different anchoring effects. *Organizational Behavior and Human Decision Processes, 82*, 314–333.

Yang, G., Pan, F., & Gan, W.-B. (2009). Stably maintained dendritic spines are associated with lifelong memories. *Nature, 462*, 920–924.

Yarrow, K., Haggard, P., Heal, R., Brown, P., & Rothwell, J. C. (2001). Illusory perceptions of space and time preserve cross-saccadic perceptual continuity. *Nature, 414*, 302–305.

Zauberman, G., Kim, B. K., Malkoc, S.A., & Bettman, J. R. (2009). Discounting time and time discounting: Subjective time perception and intertemporal preferences. *Journal of Marketing Research, 46*, 543–556.

Zauberman, G., Levav, J., Diehl, K., & Bhargave, R. (2010). 1995 Feels so close yet so far: The effect of event markers on subjective feelings of elapsed time. *Psychological Science, 21*, 133–139.

Zelinski, E. M., & Burnight, K. P. (1997). Sixteen-year longitudinal and time lag changes in memory and cognition in older adults. *Psychology and Aging, 12*, 503–513.

Zhou, Y., Won, J., Karlsson, M. G., Zhou, M., Rogerson, T., Balaji, J., Neve, R, et al. (2009). CREB regulates excitability and the allocation of memory to subsets of neurons in the amygdala. *Nature Neuroscience, 12*, 1438–1443.

Zucker, R. S., & Regehr, W. G. (2002). Short-term synaptic plasticity. *Annual Review of Physiology, 64*, 355–405.

Whiten, A., Spiteri, A., Horner, V., Bonnie, K. E., Lambeth, S. P., Schapiro, S. J., & de Waal, F. B. (2007). Transmission of multiple traditions within and between chimpanzee groups. *Current Biology, 17*, 1038–1043.

Wiggs, C. L., & Martin, A. (1998). Properties and mechanisms of perceptual priming. *Current Opinion in Neurobiology, 8*, 227–233.

Wilkowski, B. M., Meier, B. P., Robinson, M. D., Carter, M. S., & Feltman, R. (2009). "Hot-headed" is more than an expression: The embodied representation of anger in terms of heat. *Emotion, 9*, 464–477.

Williams, J. M., Oehlert, G. W., Carlis, J. V., & Pusey, A. E. (2004). Why do male chimpanzees defend a group range? *Animal Behaviour, 68*, 523–532.

Williams, L. E., & Bargh, J. A. (2008). Experiencing physical warmth promotes interpersonal warmth. *Science, 322*, 606 and 607.

Wilson, D. S. (2002). *Darwin's cathedral: Evolution, religion, and the nature of society*. Chicago: University of Chicago Press.

Wilson, D. S., & Wilson, E. O. (2007). Rethinking the theoretical foundation of sociobiology. *Quarterly Review of Biology, 82*, 327–347.

Wilson, E. O. (1998). *Consilience: The unity of knowledge*. New York: Knopf. [邦訳：『知の挑戦――科学的知性と文化的知性の統合』(山下篤子訳、角川書店、2002年)]

Winkielman, P., Zajonc, R. B., & Schwarz, N. (1997), Subliminal affective priming resists attributional interventions. *Cognition & Emotion, 11*, 433–465.

Wise, S. P. (2008). Forward frontal fields: Phylogeny and fundamental function. *Trends in Neurosciences, 31*, 599–608.

Witelson, S. F., Kigar, D. L., & Harvey, T. (1999). The exceptional brain of Albert Einstein. *Lancet, 353*, 2149–2153.

Wittmann, M., & Paulus, M. P. (2007). Decision making, impulsivity and time perception. *Trends in Cognitive Sciences, 12*, 7–12.

Wolfe, R. M., & Sharp, L. K. (2002). Anti-vaccinationists past and present. *British Medical Journal, 325*, 430–432.

Wong, K. F. E., & Kwong, J. Y. Y. (2000). Is 7300 m equal to 7.3 km?

experience? Predicting the influence of price and country of origin on perceptions of product quality. *International Business Review, 18*, 134–144.

Vikis-Freibergs, V., & Freibergs, I. (1976). Free association norms in French and English: Inter-linguistic and intra-linguistic comparisons. *Canadian Journal of Psychology, 30*, 123–133.

Vogt, S., & Magnussen, S. (2007). Long-term memory for 400 pictures on a common theme. *Experimental Psychology, 54*, 298–303.

Vyas, A., Kim, S. K., Giacomini, N., Boothroyd, J. C., & Sapolsky, R. M. (2007). Behavioral changes induced by Toxoplasma infection of rodents are highly specific to aversion of cat odors. *Proceedings of the National Academy of Sciences, USA, 104*, 6442–6447.

Waber, R. L., Shiv, B., Carmon, Z., & Ariely, D. (2008). Commercial features of placebo and therapeutic efficacy. *Journal of the American Medical Association, 299*, 1016–1017.

Wade, K. A., Sharman, S. J., Garry, M., Memon, A., Mazzoni, G., Merckelbach, H., & Loftus, E. F. (2007). False claims about false memory research. *Consciousness and Cognition, 16*, 18–28.

Wade, N. (2009). *The faith instinct*. New York: Penguin. [邦訳：『宗教を生みだす本能——進化論から見たヒトと信仰』(依田卓巳訳、NTT 出版、2011 年)]

Wang, X., Merzenich, M. M., Sameshima, K., & Jenkins, W. M. (1995). Remodeling of hand representation in adult cortex determined by timing of tactile stimulation. *Nature, 378*, 71–75.

Watts, D. J., & Strogatz, S. H. (1998). Collective dynamics of "small-world" networks. *Nature, 393*, 440–442.

Watts, D. P., Muller, M., Amsler, S. J., Mbabazi, G., & Mitani, J. C. (2006). Lethal intergroup aggression by chimpanzees in Kibale National Park, Uganda. *American Journal of Primatology, 68*, 161–180.

Weissmann, G. (1997). Puerperal priority. *Lancet, 349*, 122–125.

Whiten, A., Custance, D. M., Gomez, J. C., Teixidor, P., & Bard, K. A. (1996). Imitative learning of artificial fruit processing in children (Homo sapiens) and chimpanzees (Pan troglodytes). *Journal of Comparative Psychology, 110*, 3–14.

mind of a savant. *Scientific American*, 109–113.

Tsvetkov, E., Carlezon, W. A., Benes, F. M., Kandel, E. R., & Bolshakov, V. Y. (2002). Fear conditioning occludes LTP-induced presynaptic enhancement of synaptic transmission in the cortical pathway to the lateral amygdala. *Neuron, 34*, 289–300.

Turing, A. M. (1950). Computing machinery and intelligence. *Mind, 59*, 433–460.

Turrigiano, G. (2007). Homeostatic signaling: The positive side of negative feedback. *Current Opinion in Neurobiology, 17*, 318–324.

Turrigiano, G. G., Leslie, K. R., Desai, N. S., Rutherford, L. C., & Nelson, S. B. (1998). Activity-dependent scaling of quantal amplitude in neocortical neurons. *Nature, 391*, 892–896.

Tversky, A., & Kahneman, D. (1974). Judgment under uncertainty: Heuristics and biases. *Science, 185*, 1124–1131.

———. (1981). The framing of decisions and the psychology of choice. *Science, 211*, 453–458.

———. (1983). Extensional versus intutive reasoning: The conjunction fallacy in probability judgment. *Psychology Review, 90*, 293–315.

Urgesi, C., Aglioti, S. M., Skrap, M., & Fabbro, F. (2010). The spiritual brain: Selective cortical lesions modulate human self-transcendence. *Neuron, 65*, 309–319.

Vallar, G., & Ronchi, R. (2009). Somatoparaphrenia: A body delusion. A review of the neuropsychological literature. *Experimental Brain Research, 192*, 533–551.

Van Essen, D. C., Anderson, C. H., & Felleman, D. J. (1992). Information processing in the primate visual system: An integrated systems perspective. *Science, 255*, 419–423.

van Wassenhove, V., Buonomano, D. V., Shimojo, S., & Shams, L. (2008). Distortions of subjective time perception within and across senses. *PLoS ONE, 3*, e1437.

Vartiainen, N., Kirveskari, E., Kallio-Laine, K., Kalso, E., & Forss, N. (2009). Cortical reorganization in primary somatosensory cortex in patients with unilateral chronic pain. *Journal of Pain, 10*, 854–859.

Veale, R., & Quester, P. (2009). Do consumer expectations match with age and modifying factors. *Neurobiology of Aging*.

Tallal, P., ed. (1994). *In the perception of speech time is of the essence*. Berlin: Springer-Verlag.

Thaler, R., & Benartzi, S. (2004). Save more tomorrow: Using behavioral economics to increase employee saving. *Journal of Political Economy, 112*, S164-S187.

Thaler, R. H., & Sunstein, C. R. (2008). *Nudge: Improving decisions about health, wealth and happiness*. New York: Penguin. [邦訳：『実践 行動経済学――健康、富、幸福への聡明な選択』(遠藤真美訳、日経 BP 社、2009 年)]

Thomas, F., Adamo, S., & Moore, J. (2005). Parasitic manipulation: Where are we and where should we go? *Behavioral Processes, 68*, 185–199.

Thompson-Cannino, J., Cotton, R., & Torneo, E. (2009). *Picking cotton*. New York: St. Martin's Press.

Till, B., & Priluck, R. L. (2000). Stimulus generalization in classical conditioning: An initial investigation and extension. *Psychology and Marketing, 17*, 55–72.

Till, B. D., Stanley, S. M., & Randi, P. R. (2008). Classical conditioning and celebrity endorsers: An examination of belongingness and resistance to extinction. *Psychology and Marketing, 25*, 179–196.

Tinbergen, N. (1948). Social releasers and the experimental method required for their study. *Wilson Bull, 60*, 6–51.

Tollenaar, M. S., Elzinga, B. M., Spinhoven, P., & Everaerd, W. (2009). Psychophysiological responding to emotional memories in healthy young men after cortisol and propranolol administration. *Psychopharmacology* (*Berl*), *203*, 793–803.

Tom, S. M., Fox, C. R., Trepel, C., & Poldrack, R. A. (2007). The neural basis of loss aversion in decision-making under risk. *Science, 315*, 515–518.

Tomasello, M., Savage-Rumbaugh, S., & Kruger, A. C. (1993). Imitative learning of actions on objects by children, chimpanzees, and enculturated chimpanzees. *Child Development, 64*, 1688–1705.

Treffert, D. A., & Christensen, D. D. (2005, December). Inside the

174.

Sinal, S. H., Cabinum-Foeller, E., & Socolar, R. (2008). Religion and medical neglect. *Southern Medical Journal, 101*, 703–706.

Sloman, S. A. (2002). Two systems of reasoning. In T Gilovich et al. (Eds.), *Heuristics and biases: The psychology of intuitive judgment* (pp. 379–396). Cambridge, UK: Cambridge University Press.

Slovic, P. (1987). Perception of risk. *Science, 236*, 280–285.

Slovic, P., Finucane, M., Peters, E., & MacGregor, D. G., eds. (2002). *The affect heuristic*. Cambridge, UK: Cambridge University Press.

Smeets, P. M., & Barnes-Holmes, D. (2003). Children's emergent preferences for soft drinks: Stimulus-equivalence and transfer. *Journal of Economic Psychology, 24*, 603–618.

Sobel, E., & Bettles, G. (2000). Winter hunger, winter myths: Subsistence risk and mythology among the Klamath and Modoc. *Journal of Anthropology and Archaeology, 19*, 276–316.

Sowell, E. R., Peterson, B. S., Thompson, P. M., Welcome, S. E., Henkenius, A. L., & Toga, A. W. (2003). Mapping cortical change across the human life span. *Nature Neuroscience, 6*, 309–315.

Spector, M. (2009). *Denialism*. New York: Penguin.

Standing, L. (1973). Learning 10,000 pictures. *Quarterly Journal Experimental Psychology, 25*, 207–222.

Sterr, A., Muller, M. M., Elbert, T., Rockstroh, B., Pantev, C., & Taub, E. (1998). Perceptual correlates of changes in cortical representation of fingers in blind multifinger Braille readers. *Journal of Neuroscience, 18*, 4417–4423.

Stevens, J. R., Hallinan, E. V., & Hauser, M. D. (2005). The ecology and evolution of patience in two New World monkeys. *Biology Letters, 1*, 223–226.

Stuart, E. W., Shimp, T. A., & Engle, R. W. (1987). Classical conditioning of consumer attitudes: Four experiments in an advertising context. *Journal of Consumer Research, 14*, 334–351.

Sugita, Y., & Suzuki, Y. (2003). Audiovisual perception: Implicit estimation of sound-arrival time. *Nature, 421*, 911.

Taki, Y., Kinomura, S., Sato, K., Goto, R., Kawashima, R., & Fukuda, H. (2010). A longitudinal study of gray matter volume decline

Sastry, B. R., Goh, J. W., & Auyeung, A. (1986). Associative induction of posttetanic and long-term potentiation in CA1 neurons of rat hippocampus. *Science, 232*, 988–990.

Schacter, D. L. (1996). *Searching for memory.* New York: Basic Books.

———. (2001). *The seven sins of memory: How the mind forgets and remembers.* New York: Houghton Mifflin. [邦訳:『なぜ、「あれ」が思い出せなくなるのか——記憶と脳の7つの謎』(春日井晶子訳、日本経済新聞社、2002年)]

Schacter, D. L., & Addis, D. R. (2007). Constructive memory: The ghosts of past and future. *Nature, 445*, 27–72.

Schacter, D. L., Wig, G. S., & Stevens, W. D. (2007). Reductions in cortical activity during priming. *Current Opinion in Neurobiology, 17*, 171–176.

Schiller, D., Monfils, M.-H., Raio, C. M., Johnson, D. C., LeDoux, J. E., & Phelps, E. A. (2010). Preventing the return of fear in humans using reconsolidation update mechanisms. *Nature, 463*, 49–53.

Seeyave, D. M., Coleman, S., Appugliese, D., Corwyn, R. F., Bradley, R. H., Davidson, N. S., Kaciroti, N., et al. (2009). Ability to delay gratification at age 4 years and risk of overweight at age 11 years. *Archives of Pediatric Adolescent Medicine 163*, 303–308.

Seligman, M. E. P. (1971). Phobias and preparedness. *Behavior Therapy, 2*, 307–320.

Shannon, R. V., Zeng, F. G., Kamath, V., Wygonski, J., & Ekelid, M. (1995). Speech recognition with primarily temporal cues. *Science, 270*, 303 and 304.

Shepherd, G. M. (1998). *The synaptic organization of the brain.* New York: Oxford University Press.

Shih, M., Pittinsky, T. L., & Ambady, N. (1999). Stereotype susceptibility: Identity salience and shifts in quantitative performance. *Psychological Science, 10*, 80–83.

Siegler, R. S., & Booth, J. L. (2004). Development of numerical estimation in young children. *Child Development, 75*, 428–444.

Simonson, I. (1989). Choice based on reasons: The case of attraction and compromise effects. *Journal of Consumer Research, 16*, 158–

Rosenblatt, F., Farrow, J. T., & Herblin, W. F. (1966). Transfer of conditioned responses from trained rats to untrained rats by means of a brain extract. *Nature, 209*, 46–48.

Rosenzweig, M. R., Breedlove, S.M., & Leiman, A. L. (2002). *Biological psychology, 3rd Ed.* Sunderland, MA: Sinauer.

Ross, D. F., Ceci, S. J., Dunning, D., & Toglia, M. P. (1994). Unconscious transference and mistaken identity: when a witness misidentifies a familiar but innocent person. *Journal of Applied Psychology, 79*, 918–930.

Routtenberg, A., & Kuznesof, A. W. (1967). Self-starvation of rats living in activity wheels on a restricted feeding schedule. *Journal of Comparative & Physiological Psychology, 64*, 414–421.

Sabatinelli, D., Bradley, M. M., Fitzsimmons, J. R., & Lang, P. J. (2005). Parallel amygdala and inferotemporal activation reflect emotional intensity and fear relevance. *Neuroimage, 24*, 1265–1270.

Sacks, O. (1970). *The man who mistook his wife for a hat and other clinical tales*. New York: Harper & Row. [邦訳：『妻を帽子とまちがえた男』(高見幸郎・金沢泰子訳、早川書房、2009年)]

Sadagopan, S., & Wang, X. (2009). Nonlinear spectrotemporal interactions underlying selectivity for complex sounds in auditory cortex. *Journal of Neuroscience, 29*, 11192–11202.

Sadato, N., Pascual-Leone, A., Grafman, J., Ibanez, V., Deiber, M. P., Dold, G., & Hallett, M. (1996). Activation of the primary visual cortex by Braille reading in blind subjects. *Nature, 380*, 526–528.

Sah, P., Westbrook, R. F., & Lüthi, A. (2008). Fear conditioning and long-term potentiation in the amygdala. *Annals of the New York Academy of Sciences, 1129*, 88–95.

Salvi, R. J., Wang, J., & Ding, D. (2000). Auditory plasticity and hyperactivity following cochlear damage. *Hearing Research, 147*, 261–274.

Sapolsky, R. (2003). Bugs in the brain. *Scientific American*, 94–97.

Sapolsky, R. M. (1994). *Why zebras don't get ulcers*. New York: Holt.

Sara, S. J. (2000). Retrieval and reconsolidation: Toward a neurobiology of remembering. *Learning & Memory, 7*, 73–84.

Plasticity in the frequency representation of primary auditory cortex following discrimination training in adult owl monkeys. *Journal of Neuroscience, 13*, 87–103.

Redker, C., & Gibson, B. (2009). Music as an unconditioned stimulus: positive and negative effects of country music on implicit attitudes, explicit attitudes, and brand choice. *Journal of Applied Social Psychology, 39*, 2689–2705.

Richards, W. (1973). Time reproductions by H.M. *Acta Psychologica, 37*, 279–282.

Richardson, P. S., Dick, A. S., & Jain, A. K. (1994). Extrinsic and intrinsic cue effects on perceptions of store brand quality. *Journal of Marketing, 58*, 28–36.

Riddoch, G. (1941). Phantom limbs and body shape. *Brain, 64*, 197–222.

Rizzolatti, G., & Craighero, L. (2004). The mirror-neuron system. *Annual Review of Neuroscience, 27*, 169–192.

Roberts, T. F., Tschida, K. A., Klein, M. E., & Mooney, R. (2010). Rapid spine stabilization and synaptic enhancement at the onset of behavioural learning. *Nature, 463*, 948–952.

Roder, B., Stock, O., Bien, S., Neville, H., & Rosler, F. (2002). Speech processing activates visual cortex in congenitally blind humans. *European Journal of Neuroscience, 16*, 930–936.

Rodrigues, S. M., Schafe, G. E., LeDoux, J. E. (2001). Intra-amygdala blockade of the NR2B subunit of the NMDA receptor disrupts the acquisition but not the expression of fear conditioning. *Journal of Neuroscience, 21*, 6889–6896.

Roediger, H. L., & McDermott, K. B. (1995). Creating false memories: Remembering words not presented in lists. *Journal of Experimental Psychology: Learning, Memory, and Cognition, 21*, 803–814.

Romo, R., Hernandez, A., Zainos, A., & Salinas, E. (1998). Somatosensory discrimination based on cortical microstimulation. *Nature, 392*, 387–390.

Romo, R., & Salinas, E. (1999). Sensing and deciding in the somatosensory system. *Current Opinion in Neurobiology, 9*, 487–493.

further investigation of the credit-card effect on willingness to pay. *Marketing Letters, 12*, 5–12.

Preston, R. (1998, March 2). The bioweaponeers. *The New Yorker*, 52–65.

Previc, F. H. (2006). The role of the extrapersonal brain systems in religious activity. *Consciousness and Cognition, 15*, 500–539.

Proctor, R. N. (2001). Tobacco and the global lung cancer epidemic. *Nature Reviews Cancer, 1*, 82–86.

Provine, R. R. (1986). Yawning as a stereotyped action pattern and releasing stimulus. *Ethology, 72*, 109–122.

Purves, D., Brannon, E. M., Cabeza, R., Huettel, S. A., LaBar, K. S., Platt, M. L., & Woldorff, M. G. (2008). *Principles of cognitive neuroscience*. Sunderland, MA: Sinauer.

Quirk, G. J., Garcia, R., & González-Lima, F. (2006). Prefrontal mechanisms in extinction of conditioned fear. *Biological Psychiatry, 60*, 337–343.

Quiroga, R. Q., Reddy, L., Kreiman, G., Koch, C., & Fried, I. (2005). Invariant visual representation by single neurons in the human brain. *Nature, 435*, 1102–1107.

Raby, C. R., Alexis, D. M., Dickinson, A., & Clayton, N. S. (2007). Planning for the future by western scrub-jays. *Nature, 445*, 919–921.

Ramachandran, V. S., & Blakeslee, S. (1999). *Phantoms in the brain: Probing the mysteries of the human mind*. New York: Harper Perennial.

Rammsayer, T. H. (1999). Neuropharmacological evidence for different timing mechanisms in humans. *Quarterly Journal of Experimental Psychology, B, 52*, 273–286.

Ratcliff, R., & McKoon, G. (2008). The diffusion decision model: Theory and data for two-choice decision tasks. *Neural Computation, 20*, 873–922.

Rauschecker, J. P., Leaver, A. M., & Mühlau, M. (2010). Tuning out the noise: Limbic-auditory interactions in tinnitus. *Neuron, 66*, 819–826.

Recanzone, G. H., Schreiner, C. E., & Merzenich, M. M. (1993).

Penfield, W., & Boldrey, E. (1937). Somatic motor and sensory representation in the cerebral cortex of man as studied by electrical stimulation. *Brain, 60*, 389–443.

Pezdek, K., & Lam, S. (2007). What research paradigms have cognitive psychologists used to study "False memory," and what are the implications of these choices? *Consciousness and Cognition, 16*, 2–17.

Piattelli-Palmarini, M. (1994). *Inevitable illusions*. Hoboken, NJ; John Wiley & Sons.

Pierre, L.S.S., & Persinger, M. A. (2006). Experimental faciliation of the sensed presence is predicted by the specific patterns of the applied magnetic fields, not by suggestibility: Re-analsyes of 19 experiments. *International Journal of Neuroscience, 116*, 1079–1096.

Pinker, S. (1997). *How the mind works*. New York: W.W. Norton. [邦訳:『心の仕組み——人間関係にどう関わるか』(椋田直子・山下篤子訳、NHK 出版、2003 年)]

——— . (2002). *The blank slate: The modern denial of human nature*. New York: Penguin.

Planck, M. (1968). *Scientific autobiography and other papers*. New York: Philosophical Library.

Plassmann, H., O'Doherty, J., Shiv, B., & Rangel, A. (2008). Marketing actions can modulate neural representations of experienced pleasantness. *Proceedings of the National Academy of Sciences, 105*, 1050–1054.

Polley, D. B., Steinberg, E. E., & Merzenich, M. M. (2006). Perceptual learning directs auditory cortical map reoganization through top-down influences. *Journal of Neuroscience, 26*, 4970–4982.

Pongracz, P., & Altbacker, V. (2000). Ontogeny of the responses of European rabbits (Oryctolagus cuniculus) to aerial and ground predators. *Canadian Journal of Zoology, 78*, 655–665.

Poundstone, W. (2010). *Priceless: The myth of fair value*. New York: Hill and Wang. [邦訳:『プライスレス——必ず得する行動経済学の法則』(松浦俊輔・小野木明恵訳、青土社、2010 年)]

Prelec, D., & Simester, D. (2000). Always leave home without it: A responses in human ventral midbrain and ventral striatum. *Neuron, 49*,157–166.

Ogata, A., & Miyakawa, T. (1998). Religious experiences in epileptic patients with a focus on ictus-related episodes. *Psychiatry and Clinical Neurosciences, 52*, 321–325.

Ohman, A., & Mineka, S. (2001). Fears, phobias, and preparedness: Toward an evolved module of fear and fear learning. *Psychological Review, 108*, 483–522.

Olin, C. H. (1910/2003). *Phrenology: How to tell your own and your friend's character from the shape of the head.* Philadelphia: Penn Publishing.

Olsson, A., & Phelps, E. A. (2004). Learned fear of "unseen" faces after pavlovian, observational, and instructed fear. *Psychological Science, 15*, 822–828.

———. (2007). Social learning of fear. *Nature Neuroscience, 10*, 1095–1102.

Oswald, A.-M.M., & Reyes, A. D. (2008). Maturation of intrinsic and synaptic properties of layer 2/3 pyramidal neurons in mouse auditory cortex. *Journal of Neurophysiology, 99*, 2998–3008.

Pais, A. (2000). *The genius of science.* Oxford: Oxford University Press.

Pakkenberg, B., & Gundersen, H. J. G. (1997). Neocortical neuron number in humans: Effect of sex and age. *Journal of Comparative Neurology, 384*, 312–320.

Panda, S., Hogenesch, J. B., & Kay, S. A. (2002). Circadian rhythms from flies to human. *Nature, 417*, 329–335.

Park, J., Schlag-Rey, M., & Schlag, J. (2003). Voluntary action expands perceived duration of its sensory consequence. *Experimental Brain Research, 149*, 527–529.

Parker, E.S., Cahill, L., & McGaugh, J.L. (2006). A cause of unusual autobiographical remembering. *Neurocase, 12*, 35–49.

Pastalkova, E., Itskov, V., Amarasingham, A., & Buzsaki, G. (2008). Internally generated cell assembly sequences in the rat hippocampus. *Science, 321*, 1322–1327.

Pavlov, I. P. (1927). *Conditioned reflexes.* Mineola, NY: Dover Publications.

require protein synthesis in the amygdala for reconsolidation after retrieval. *Nature, 406*, 722–726.

Nelson, D. L., McEvoy, C. L., & Schreiber, T.A. (1998). The University of South Florida word association, rhyme, and word fragment norms. http://www.usf.edu/FreeAssociation, last accessed November 18, 2010.

Nelson, E. E., Shelton. S. E., & Kalin, N. H. (2003). Individual differences in the responses of naive rhesus monkeys to snakes. *Emotion, 3*, 3–11.

Nieder, A. (2005). Counting on neurons: the neurobiology of numerical competence. *Nature Reviews Neuroscience, 6*, 177–190.

Nieder, A., Freedman, D. J., & Miller, E. K. (2002). Representation of the quantity of visual items in the primate prefrontal cortex. *Science, 297*, 1708–1711.

Nieder, A., & Merten, K. (2007). A labeled-line code for small and large numerosities in the monkey prefrontal cortex. *Journal of Neuroscience, 27*, 5986–5993.

Nijhawan, R. (1994). Motion extrapolation in catching. *Nature, 370*, 256 and 257.

Nils, B. J., Daniël, L., & Thomas, W. S. (2009). Weight as an embodiment of Importance. *Psychological Science, 20*, 1169–1174.

Norena, A. (2002). Psychoacoustic characterization of the tinnitus spectrum: implications for the underlying mechanisms of tinnitus. *Audiology and Neurotology, 7*, 358–369.

Nosek, B. A., Smyth, F. L., Sriram, N., Lindner, N. M., Devos, T., Ayala, A., Bar-Anan, Y., et al. (2009). National differences in gender-science stereotypes predict national sex differences in science and math achievement. *Proceedings of the National Academy of Sciences, USA, 106*, 10593–10597.

Núñez, R. E., & Sweetser, E. (2006). With the future behind them: Convergent evidence from Aymara language and gesture in the crosslinguistic comparison of spatial construals of time. *Cognitive Sciences, 30*, 401–450.

O'Doherty, J. P., Buchanan, T. W., Seymour, B., & Dolan, R. J. (2006). Predictive neural coding of reward preference involves dissociable

Neuron, 36, 521–525.

Miles, L. K., Nind, L. K., & Macrae, C. N. (2010). Moving through time. *Psychological Science, 21*, 222 and 223.

Mineka, S., & Zinbarg, R. (2006). A contemporary learning theory perspective on the etiology of anxiety disorders: It's not what you thought it was. *American Psychologist, 61*, 10–26.

Misanin, J. R., Miller, R. R., & Lewis, D. J. (1968). Retrograde amnesia produced by electroconvulsive shock after reactivation of a consolidated memory trace. *Science, 160*, 554 and 555.

Mischel, W., Shoda, Y., & Rodriguez, M. I. (1989). Delay of gratification in children. *Science, 244*, 933–938.

Mitchell, M. (2009). *Complexity: A guided tour*. Oxford: Oxford University Press. [邦訳：『ガイドツアー複雑系の世界 ——サンタフェ研究所講義ノートから』(高橋洋訳、紀伊國屋書店、2011年)]

Miyazaki, M., Yamamoto, S., Uchida, S., & Kitazawa, S. (2006). Bayesian calibration of simultaneity in tactile temporal order judgment. *Nature Neuroscience, 9*, 875–877.

Monfils, M.-H., Cowansage, K. K., Klann, E., & LeDoux, J. E. (2009). Extinction-reconsolidation boundaries: Key to persistent attenuation of fear memories. *Science, 324*, 951–955.

Morewedge, C. K., & Kahneman, D. (2010). Associative processes in intuitive judgement. *Trends in Cognitive Science, 14*, 435–440.

Morrow, N. S., Schall, M., Grijalva. C. V., Geiselman, P. J., Garrick, T., Nuccion, S., & Novin, D. (1997). Body temperature and wheel running predict survival times in rats exposed to activity-stress. *Physiology & Behavior, 62*, 815–825.

Moseley, G. L., Zalucki, N. M., & Wiech, K. (2008). Tactile discrimination, but not tactile stimulation alone, reduces chronic limb pain. *Pain, 137*, 600–608.

Mrsic-Flogel, T. D., Hofer, S. B., Ohki, K., Reid, R. C., Bonhoeffer, T., & Hubener, M. (2007). Homeostatic regulation of eye-specific responses in visual cortex during ocular dominance plasticity. *Neuron, 54*, 961–972.

Nader, K., Schafe, G. E., & LeDoux, J. E. (2000). Fear memories

McClure, S. M., Laibson, D. I., Loewenstein, G., & Cohen, J. D. (2004). Separate neural systems value immediate and delayed monetary rewards. *Science, 306*, 503–507.

McDonald, J. J., Teder-Salejarvi, W. A., Di Russo, F., & Hillyard, S. A. (2005). Neural basis of auditory-induced shifts in visual time-order perception. *Nature Neuroscience, 8*, 1197–1202.

McGregor, I. S., Hargreaves, G. A., Apfelbach, R., & Hunt, G. E. (2004). Neural correlates of cat odor-induced anxiety in rats: Region-specific effects of the benzodiazepine midazolam. *Journal of Neuroscience, 24*, 4134–4144.

McGurk, H., & MacDonald, J. (1976). Hearing lips and seeing voices. *Nature, 264*, 746–748.

McKernan, M. G., Shinnick-Gallagher, P. (1997). Fear conditioning induces a lasting potentiation of synaptic currents in vitro. *Nature, 390*, 607–611.

McWeeny, K. H., Young, A. W., Hay, D. C., & Ellis, A. W. (1987). Putting names to faces. *British Journal of Psychology, 78*, 143–146.

Meck, W. H. (1996). Neuropharmacology of timing and time perception. *Brain Research and Cognition, 3*, 227–242.

Medina, J. F., Garcia, K. S., Nores, W. L., Taylor, N. M., & Mauk, M. D. (2000). Timing mechanisms in the cerebellum: Testing predictions of a large-scale computer simulation. *Journal of Neuroscience, 20*, 5516–5525.

Melzack, R. (1992, April). Phantom limbs. *Scientific American*, 84–91.

Menzies, R. G., & Clark, J. C. (1995). The etiology of phobias: A nonassociative account. *Clinical Psychology Review, 15*, 23–48.

Merabet, L. B., & Pascual-Leone, A. (2010). Neural reorganization following sensory loss: The opportunity of change. *Nature Reviews Neuroscience, 11*, 46–52.

Merzenich, M. M., Kaas, J. H., Wall. J., Nelson, R. J., Sur, M., & Felleman, D. (1983). Topographic reorganization of somatosensory cortical areas 3b and 1 in adult monkeys following restricted deafferentation. *Neuroscience, 8*, 33–55.

Milekic, M. H., & Alberini, C. M. (2002). Temporally graded requirement for protein synthesis following memory reactivation.

Academic Press.

Madrian, B. C., & Shea, D. F. (2001). The power of suggestion: Inertia in 401 (k) participation and savings behavior. *Quarterly Journal of Economics, 116,*1149–1187.

Maihofner, C., Handwerker, H. O., Neundorfer, B., & Birklein, F. (2003). Patterns of cortical reorganization in complex regional pain syndrome. *Neurology, 61*, 1707–1715.

Malenka, R. C., & Bear, M. F. (2004). LTP and LTD: An embarrassment of riches. *Neuron, 44*, 5–21.

Manson, J. H., Wrangham, R. W., Boone, J. L., Chapais, B., Dunbar, R. I. M., Ember, C. R., Irons, W., et al. (1991). Intergroup aggression in chimpanzees and humans. *Current Anthropology, 32*, 369–390.

Maren, S., & Quirk, G. J. (2004). Neuronal signalling of fear memory. *Nature Reviews Neuroscience, 5*, 844–852.

Markram H., Lubke, J., Frotscher, M., Roth, A., & Sakmann, B. (1997). Physiology and anatomy of synaptic connections between thick tufted pyramidal neurons in the developing rat neocortex. *Journal of Physiology, 500*, 409–440.

Marshall, W. H., Woolsey, C. N., & Bard, P. (1937). Cortical representation of tactile sensibility as indicated by cortical potentials. *Science, 85*, 388–390.

Martin, S. J., Grimwood, P. D., & Morris, R. G. (2000). Synaptic plasticity and memory: An evaluation of the hypothesis. *Annual Review of Neuroscience, 23*, 649–711.

Maruenda, F. B. (2004). Can the human eye detect an offside position during a foolball match? *British Medical Journal, 324*, 1470–1472.

Matsuzawa, T., & McGrew, W. C. (2008). Kinji Imanishi and 60 years of Japanese primatology. *Current Biology, 18*, R587-R591.

Mauk, M. D., & Buonomano, D. V. (2004). The neural basis of temporal processing. *Annual Review of Neuroscience, 27*, 307–340.

McClelland, J. (1985). Distributed models of cognitive processes: Applications to learning and memory. *Annals of the New York Academy of Science, 444*, 1–9.

McClung, C. R. (2001). Circadian rhythms in plants. *Annual Review of Plant Physiology and Plant Molecular Biology, 52*, 139–162.

feedback in humans differ? A working-memory analysis. *Quarterly Journal of Experimental Psychology, 61*, 194–202.

Linden, D. J. (2007). *The accidental mind*. Boston: Harvard University Press. [邦訳:『脳はいいかげんにできている——その場しのぎの進化が生んだ人間らしさ』(夏目大訳、河出文庫、2017 年)]

Lindstrom, M. (2008). *Buyology: Truth and lies about why we buy*. New York: Doubleday. [邦訳:『買い物する脳——驚くべきニューロマーケティングの世界』(千葉敏生訳、早川書房、2008 年)]

Liu, J. K., & Buonomano, D. V. (2009). Embedding multiple trajectories in simulated recurrent neural networks in a self-organizing manner. *Journal of Neuroscience, 29*, 13172–13181.

Loewenstein, G., Brennan, T., & Volpp, K. G. (2007). Asymmetric paternalism to improve health behaviors. *Journal of the American Medical Association, 298*, 2415–2417.

Loftus, E. F. (1996). *Eyewitness testimony*. Cambridge, MA: Harvard University Press. [邦訳:『目撃者の証言』(西本武彦訳、誠信書房、1987 年)]

Loftus, E. F., Miller, D. G., & Burns, H. J. (1978). Semantic integration of verbal information into a visual memory. *Journal of Experimental Psychology —— Human Learning and Memory, 4*, 19–31.

Loftus, E. F., Schooler, J. W., Boone, S. M., & Kline, D. (1987). Time went by so slowly: Overestimation of event duration by males and females. *Applied Cognitive Psychology, 1*, 3–13.

Long, M. A., Jin, D. Z., & Fee, M. S. (2010). Support for a synapic chain model of neuronal sequence generation. *Nature, 468*, 394–399.

Losin, E. A. R., Dapretto, M., & Iacoboni, M. (2009). Culture in the mind's mirror: How anthropology and neuroscience can inform a model of the neural substrate for cultural imitative learning. *Progress in Brain Research, 178*, 175–190.

Machiavelli, N. (1532/1910). *The Prince*. (Harvard Classics). New York: PF Collier & Son. [邦訳:『君主論』(河島英昭訳、岩波書店、2001 年)、他]

Mackintosh, N. J. (1974). *The psychology of animal learning*. New York:

Kujala, T., Alho, K., & Naatanen, R. (2000). Cross-modal reorganization of human cortical functions. *Trends in Neuroscience, 23*, 115–120.

Kupers, R., Pappens, M., de Noordhout, A. M., Schoenen. J., Ptito, M., & Fumal, A. (2007). rTMS of the occipital cortex abolishes Braille reading and repetition priming in blind subjects. *Neurology, 68*, 691–693.

Laeng, B., Overvoll, M., & Steinsvik, O. (2007). Remembering 1500 pictures: The right hemisphere remembers better than the left. *Brain and Cognition, 63*, 136–144.

Landtblom, A.-M. (2006). The "sensed presence": An epileptic aura with religious overtones. *Epilepsy & Behavior, 9*,186–188.

Larson, J., & Lynch, G. (1986). Induction of synaptic potentiation in hippocampus by patterned stimulation involves two events. *Science, 232*, 985–988.

Lawrence, E. C., & Elliehausen, G. (2008). A comparative analysis of payday loan customers. *Contemporary Economic Policy, 26*, 299–316.

Lebedev, M. A., O'Doherty, J. E., & Nicolelis, M. A. L. (2008). Decoding of temporal intervals from cortical ensemble activity. *Journal of Neurophysiology, 99*, 166–186.

LeDoux, J. E. (1996). *The emotional brain*. New York: Touchstone. [邦訳：『エモーショナル・ブレイン——情動の脳科学』(松本元ほか訳、東京大学出版会、2003 年)]

Lee, S. J., Ralston, H. J., Drey, E. A., Partridge, J. C., & Rosen, M. A. (2005). Fetal pain: A systematic multidisciplinary review of the evidence. *Journal of the American Medical Association, 294*, 947–954.

Levy, S. E., Mandell, D. S., & Schultz, R. T. (2009). Autism. *Lancet, 374*, 1627–1638.

Lewicki, M. S., & Arthur, B. J. (1996). Hierarchical organization of auditory temporal context sensitivity. *Journal of Neuroscience, 16*, 6987–6998.

Lieberman, D. A., Carina, A., Vogel, M., & Nisbet, J. (2008), Why do the effects of delaying reinforcement in animals and delaying

Sociobiology, 58, 60–71.

Kawamura, S. (1959). The process of sub-culture propagation among Japenese macaques. *Primate, 2*, 43–54.

Kelso, S. R., Ganong, A. H., & Brown, T. H. (1986). Hebbian synapses in hippocampus. *Proceedings of the National Academy of Science, USA, 83*, 5326–5330.

Kilgard, M. P., & Merzenich, M. M. (1998). Cortical map reorganization enabled by nucleus basalis activity. *Science, 279*, 1714–1718.

Kim, B. K., & Zauberman, G. (2009). Perception of anticipatory time in temporal discounting. *Journal of Neuroscience, Psychology, and Economics, 2*, 91–101.

King, D. P., & Takahashi, J. S. (2000). Molecular genetics of circadian rhythms in mammals. *Annual Review of Neuroscience, 23*, 713–742.

Kingdom, F. A., Yoonessi, A., & Gheorghiu, E. (2007). The leaning tower illusion: A new illusion of perspective. *Perception, 36*, 475–477.

Klein, J. T., Deaner, R. O., & Platt, M. L. (2008). Neural correlates of social target value in macaque parietal cortex. *Current Biology, 18*, 419–424.

Knutson, B., Wimmer, G. E., Rick, S., Hollon, N. G., Prelec, D., & Loewenstein, G. (2008), Neural antecedents of the endowment effect. *Neuron, 58*, 814–822.

Koenigs, M., & Tranel, D. (2008). Prefrontal cortex damage abolishes brand-cued changes in cola preference. *Social Cognitive and Affective Neuroscience, 3*, 1–6.

Koester, H. J., & Johnston, D. (2005) Target cell-dependent normalization of transmitter release at neocortical synapses. *Science, 308*, 863–866.

Konopka, R. J., & Benzer, S. (1971). Clock mutants of Drosophila melanogaster. *Proceedings of the National Academy of Sciences, USA, 68*, 2112–2116.

Kristensen, H., & Garling, T. (1996). The effects of anchor points and reference points on negotiation process and outcome. *Organizational Behavior and Human Decision Processes, 71*, 85–94.

Cambridge University Press.［邦訳：『メンタルモデル――言語・推論・意識の認知科学』（AIUEO 訳、産業図書、1988 年）］

Juottonen, K., Gockel, M., Silen, T., Hurri, H., Hari, R., & Forss, N. (2002). Altered central sensorimotor processing in patients with complex regional pain syndrome. *Pain, 98*, 315–323.

Kaas, J. H., Nelson, R. J., Sur, M., Lin, C. S., & Merzenich, M.M, (1979). Multiple representations of the body within the primary somatosensory cortex of primates. *Science, 204*, 521–523.

Kable, J. W., & Glimcher, P. W. (2007). The neural correlates of subjective value during intertemporal choice. *Nature Neuroscience, 10*, 1625–1633.

Kahneman, D. (2002). Maps of bounded rationality: A perspective on intutive judgments and choice. Nobel Lecture. (http://nobelprize.org/nobel_prizes/economics/laureates/2002/kahneman-lecture.html.)

Kahneman, D., Knetsch, J. L., & Thaler, R. H. (1991). The endowment effect, loss aversion, and status quo bias. *Journal of Economic Perspectives, 5*, 193–206.

Kalichman, S. (2009). *Denying AIDS: Conspiracy theories, pseudoscience, and human tragedy.* New York: Springer.

Kandel, E. R. (2006). *In search of memory.* New York: W. W. Norton.

Kandel, E. R., Schartz, J., & Jessel, T. (2000). *Principles of neuroscience.* New York: McGraw-Hill Medical.

Kantha, S. S. (1992). Albert Einstein's dyslexia and the significance of Brodmann Area 39 of his left cerebral cortex. *Medical Hypotheses, 37*, 119–122.

Karmarkar, U. R., Najarian, M. T., & Buonomano, D. V. (2002). Mechanisms and significance of spike-timing dependent plasticity. *Biological Cybernetics, 87*, 373–382.

Katkin, E. S., Wiens, S., & Öhman, A. (2001). Nonconscious fear conditioning, visceral perception, and the development of gut feelings. *Psychological Science, 12*, 366–370.

Kavaliers, M., Colwell, D. D., & Choleris, E. (2005). Kinship, familiarity and social status modulate social learning about "micropredators" (biting flies) in deer mice. *Behavioral Ecology and*

Hutchison, K. A. (2003). Is semantic priming due to association strength or feature overlap? A microanalytic review. *Psychonomic Bulletin Review, 10*, 758–813.

Hwang, J., Kim, S., & Lee, D. (2009). Temporal discounting and inter-temporal choice in rhesus monkeys. *Frontiers in Behavioral Neuroscience, 4*, 12.

Iacoboni, M. (2008). *Mirroring people*. New York: Farrar, Straus, and Giroux.［邦訳：『ミラーニューロンの発見――「物まね細胞」が明かす驚きの脳科学』(塩原通緒訳、ハヤカワ文庫、2011年)］

Ivry, R. B., & Spencer, R. M. C. (2004). The neural representation of time. *Current Opinion in Neurobiology, 14*, 225–232.

James, L. E. (2004). Meeting Mr. Farmer versus meeting a farmer: Specific effects of aging on learning proper names. *Psychology and Aging, 19*, 515–522.

Jamieson, K. H. (1992). *Dirty politics: Deception, distraction and democracy*. New York: Oxford University Press.

Jenkins, W. M., Merzenich, M. M., Ochs, M. T., Allard, T., & Guic-Robles, E. (1990). Functional reorganization of primary somatosensory cortex in adult owl monkeys after behaviorally controlled tactile stimulation. *Journal of Neurophysiology, 63*, 82–104.

Jeon, D., Kim, S., Chetana, M., Jo, D., Ruley, H. E., Lin, S.-Y., Rabah, D., et al. (2010). Observational fear learning involves affective pain system and Cav1.2 Ca2+ channels in ACC. *Nature Neuroscience, 13*, 482–488.

Jin, D. Z., Fujii, N., & Graybiel, A. M. (2009). Neural representation of time in cortico-basal ganglia circuits. *Proceedings of the National Academy of Sciences, USA, 106*, 19156–19161.

Johnson, D. D., Stopka, P., Knights, S. (2003). Sociology: The puzzle of human cooperation. *Nature, 421*, 911 and 912; discussion, 912.

Johnson, E. J., Hershey, J., Meszaros, J., & Kunreuther, H. (1993). Framing, probability distortions, and insurance decisions. *Journal of Risk and Uncertainty, 7*, 35–51.

Johnson-Laird, P. N. (1983). *Mental models*. Cambridge, UK:

evolution. *Evolutionary Anthropology: Issues, News, and Reviews, 12*, 123–135.

Herculano-Houzel, S. (2009). The human brain in numbers: A linearly scaled-up primate brain. *Frontiers in Human Neuroscience, 3*, 1–11.

Herman, J. (1998). Phantom limb: From medical knowledge to folk wisdom and back. *Annals of Internal Medicine, 128*, 76–78.

Herry, C., Ciocchi, S., Senn, V., Demmou, L., Muller, C., & Luthi, A. (2008). Switching on and off fear by distinct neuronal circuits. *Nature, 454*, 600–606.

Hicks, R. E., Miller, G. W., & Kinsbourne, M. (1976). Prospective and retrospective judgments of time as a function of amount of information processed. *American Journal of Psychology, 89*, 719–730.

Hill, D. R., & Persinger, M. A. (2003). Application of transcerebral, weak (1 microT) complex magnetic fields and mystical experiences: Are they generated by field-induced dimethyltryptamine release from the pineal organ? *Perceptual & Motor Skills 97*, 1049 and 1050.

Hine, T. (1995). *The total package: The secret history and hidden meanings of boxes, bottles, cans, and other persuasive containers.* Boston: Back Bay Books.

Hirstein, W., & Ramachandran, V. S. (1997). Capgras syndrome: A novel probe for understanding the neural representation of the identity and familiarity of persons. *Proceedings of the Royal Society B: Biological Sciences, 264*, 437–444.

Hitchens, C. (2007). *God is not great: How religion poisons everything.* New York: Twelve.

Hitler, A. (1927/1999). *Mein Kampf.* Boston: Houghton Mifflin.

Holtmaat, A., & Svoboda, K. (2009). Experience-dependent structural synaptic plasticity in the mammalian brain. *Nature Reviews Neuroscience, 10*, 647–658.

Hood, B. (2008). *Supersense: Why we beleive in the unbelievable.* New York: Harper Collins. [邦訳：『スーパーセンス――ヒトは生まれつき超科学的な心を持っている』(小松淳子訳、インターシフト、2011 年)]

Gustafsson, B., & Wigstrom, H. (1986). Hippocampal long-lasting potentiation produced by pairing single volleys and conditioning tetani evoked in separate afferents. *Journal of Neuroscience, 6*, 1575–1582.

Hafalir, E. I., & Loewenstein, G. (2010). *The impact of credit cards on spending: A field experiment.* http://papers.ssrn.com/sol3/papers.cfm?abstract_id=1378502

Halligan, P. W., Marshall, J. C., & Wade, D. T. (1995). Unilateral somatoparaphrenia after right hemisphere stroke: A case description. *Cortex, 31*, 173–182.

Han, J.-H., Kushner, S. A., Yiu, A. P., Hsiang, H.-L., Buch, T., Waisman, A., Bontempi, B., et al. (2009). Selective erasure of a fear memory. *Science, 323*, 1492–1496.

Hardt, O., Einarsson, E. O., & Nader, K. (2010). A bridge over troubled water: Reconsolidation as a link between cognitive and neuroscientific memory research traditions. *Annual Review of Psychology, 61*, 141–167.

Harris, S. (2004). *The end of faith: Religion, terror, and the future of reason.* New York: W. W. Norton.

——— . (2006). *Letter to a Christian nation.* New York: Random House.

Harris, S., Kaplan, J. T., Curiel, A., Bookheimer, S. Y., Iacoboni, M., & Cohen, M. S. (2009). The neural correlates of religious and nonreligious belief. *PLoS ONE, 4*, e7272.

Hebb, D. O. (1949). *Organization of behavior.* New York: John Wiley & Sons.［邦訳：『行動の機構――脳メカニズムから心理学へ』(鹿取廣人・金城辰夫・鈴木光太郎・鳥居修晃・渡邊正孝訳、岩波文庫、2011 年)］

Hedgcock, W., Rao, A. R., & Chen, H. P. (2009). Could Ralph Nader's entrance and exit have helped Al Gore? The impact of decoy dynamics on consumer choice. *Journal of Marketing Research, 46*, 330–343.

Hellman, H. (2001). *Great feuds in medicine.* New York: John Wiley & Sons.

Henrich, J., & McElreath, R. (2003). The evolution of cultural

Gore, A. (2004). The politics of fear. *Social Research, 71*, 779–798.

———. (2007). *Assault on reason*. New York: Penguin. [邦訳:『理性の奪還——もうひとつの「不都合な真実」』(竹林卓訳、ランダムハウス講談社、2008 年)]

Gormezano, I., Kehoe, E. J., & Marshall, B. S. (1983). Twenty years of classical conditioning with the rabbit. In J. M. Sprague & A. N. Epstein (Eds.), *Progress in psychobiology and physiological psychology*. (pp. 197–275). New York: Academic Press.

Gorn, G. J. (1982). The effects of music in advertising on choice behavior: A classical conditioning approach. *Journal of Marketing, 46*, 94–101.

Gould, E. (2007). How widespread is adult neurogenesis in mammals? *Nature Reviews Neuroscience, 8*, 481–488.

Gould, S. J. (1999). *Rocks of ages*. New York: Ballentine. [邦訳:『神と科学は共存できるか?』(狩野秀之・古谷圭一・新妻昭夫訳、日経 BP 社、2007 年)]

Granqvist, P., Fredrikson, M., Unge, P., Hagenfeldt, A., Valind, S., Larhammar, D., & Larsson, M. (2005). Sensed presence and mystical experiences are predicted by suggestibility, not by the application of transcranial weak complex magnetic fields. *Neuroscience Letters, 379*, 1–6.

Greenwald, A. G., McGhee, D. E., & Schwartz, J. L. (1998). Measuring individual differences in implicit cognition: The implicit association test. *Journal of Personality and Social Psychology, 74*, 1464–1480.

Grill-Spector, K., Henson, R., & Martin, A. (2006). Repetition and the brain: Neural models of stimulus-specific effects. *Trends in Cognitive Sciences, 10*, 14–23.

Griskevicius, V., Cialdini, R. B., & Goldstein, N. J. (2008). Applying (and resisting) peer influence. *MIT Sloan Management Review, 49*, 84–89.

Groopman, J. (2009, February 9). That buzzing sound: The mystery of tinnitus. *The New Yorker*, 42–49.

Gross, C. G. (2000). Neurogenesis in the adult brain: Death of a dogma. *Nature Reviews Neuroscience, 1*, 67–73.

Gilovich, T., Griffin, D., & Kahneman, D.（2002）. Heuristics and biases: *The psychology of intuitive judgment.* Cambridge: Cambridge University Press.

Gilstrap, L. L., & Ceci, S. J.（2005）. Reconceptualizing children's suggestibility: Bidirectional and temporal properties. *Child Development, 76*, 40–53.

Gladwell, M.（2001, October 29）. The scourge you know. *The New Yorker.*

――― .（2005）. *Blink: The power of thinking without thinking.* New York: Little, Brown.［邦訳：『第１感――「最初の２秒」の「なんとなく」が正しい』（沢田博・阿部尚美訳、光文社、2006年）］

Glassner, B.（1999）. *The culture of fear.* New York: Basic Books.［邦訳：『アメリカは恐怖に踊る』（松本薫訳、草思社、2004年）］

――― .（2004）. Narrative techniques of fear mongering. *Social Research, 71*, 819–826.

Gleick, P. H.（2010）. *Bottled and sold.* Washington: Island Press.

Goelet, P., Castellucci, V. F., Schacher, S., & Kandel, E. R.（1986）. The long and the short of long-term memory ―― a molecular framework. *Nature, 322*, 419–422.

Gold, J. I., & Shadlen, M. N.（2007）. The neural basis of decision making. *Annual Review of Neuroscience, 30*, 535–574.

Golden, S. S., Johnson, C. H., & Kondo, T.（1998）. The cyanobacterial circadian system: A clock apart. *Current Opinion in Microbiology, 1*, 669–673.

Goldman, M. S.（2009）. Memory without feedback in a neural network. *Neuron, 61*, 621–634.

Gonzalez, L. E., Rojnik, B., Urrea, F., Urdaneta, H., Petrosino, P., Colasante, C., Pino, S., et al.（2007）. Toxoplasma gondii infection lower anxiety as measured in the plus-maze and social interaction tests in rats: A behavioral analysis. *Behavioural Brain Research, 177*, 70–79.

Goosens, K. A., & Maren, S.（2004）. NMDA receptors are essential for the acquisition, but not expression, of conditional fear and associative spike firing in the lateral amygdala. *European Journal of Neuroscience, 20*, 537–548.

LTP phenomena in the hippocampal CA1 region in vitro. *Brain Research, 452*, 57–65.

Fugh-Berman, A., & Ahari, S. (2007). Following the script: How drug reps make friends and influence doctors. *PLoS Medicine, 4*, e150.

Fujisaki, W., Shimojo, S., Kashino, M., & Nishida, S. (2004). Recalibration of audiovisual simultaneity. *Nature Neuroscience, 7*, 773–778.

Galaburda, A. M. (1999). Albert Einstein's brain. *Lancet, 354*, 1821; author reply, 1822.

Galdi, S., Arcuri, L., & Gawronski, B. (2008). Automatic mental associations predict future choices of undecided decision-makers. *Science, 321*, 1100–1102.

Galef, B. G., Jr., & Wigmore, S. W. (1983). Transfer of information concerning distant foods: A laboratory investigation of the "information-centre" hypothesis. *Animal Behavior, 31*, 748–758.

Gibbons, H. (2009). Evaluative priming from subliminal emotional words: Insights from event-related potentials and individual differences related to anxiety. *Consciousness and Cognition, 18*, 383–400.

Gigerenzer, G. (2000). *Adaptive thinking: Rationality in the real world.* Oxford: Oxford University Press.

——— . (2008). *Rationality for mortals: How people cope with uncertainty.* Oxford: Oxford University Press.

Gilbert, C. D., Sigman, M., Crist, R. E. (2001). The neural basis of perceptual learning. *Neuron, 31*, 681–697.

Gilbert, C. D., & Wiesel, T. N. (1990). The influence of contextual stimuli on the orientation selectivity of cells in primary visual cortex of the cat. *Vision Research, 30*, 1689–1701.

Gilbert, D. (2007). *Stumbling on happiness.* New York: Vintage Books. [邦訳:『幸せはいつもちょっと先にある——期待と妄想の心理学』(熊谷淳子訳、早川書房、2007年)]

Gilis, B., Helsen, W., Catteeuw, P., & Wagemans, J. (2008). Offside decisions by expert assistant referees in association football: Perception and recall of spatial positions in complex dynamic events. *Journal of Experimental Psychology: Applied, 14*, 21–35.

fear: Conditioned skin conductance responses to masked facial expressions. *Cognition & Emotion, 8*, 393–413.

Everett, D. (2008). *Don't sleep, there are snakes*. New York: Pantheon.

Fendt, M., & Fanselow, M. S. (1999). The neuroanatomical and neurochemical basis of conditioned fear. *Neuroscience & Biobehavioral Reviews, 23*, 743–760.

Ferrari, P. F., Visalberghi, E., Paukner, A., Fogassi, L., Ruggiero, A., & Suomi, S. J. (2006). Neonatal imitation in rhesus macaques. *PLoS Biology, 4*, e302.

Fiete, I. R., Senn, W., Wang, C. Z. H., & Hahnloser, R. H. R. (2010). Spike-time-dependent plasticity and heterosynaptic competition organize networks to produce long scale-free sequences of neural activity. *Neuron, 65*, 563–576.

Fisher, C. M. (2000). Alien hand phenomena: A review with the addition of six personal cases. *Canadian Journal of Neurological Science, 27*, 192–203.

Flor, H. (2002). Phantom-limb pain: Characteristics, causes, and treatment. *Lancet Neurology, 1*, 182–189.

Flor, H., Elbert, T., Knecht, S., Wienbruch, C., Pantev, C., Birbaumer, N., Larbig, W., et al. (1995). Phantom-limb pain as a perceptual correlate of cortical reorganization following arm amputation. *Nature, 375*, 482–484.

Flor, H., Nikolajsen, L., & Staehelin, Jensen, T. (2006). Phantom limb pain: A case of maladaptive CNS plasticity? *Nature Reviews Neuroscience, 7*, 873–881.

Foer, J. (2006, April). How to win the World Memory Championship. *Discover*, 62–66.

Frederick, S., Loewenstein, G., & O'Donoghue, T. (2002), Time discounting and time preference: A critical review. *Journal of Economic Literature, 45*, 351–401.

Frey, U., Huang, Y. Y., & Kandel, E. R. (1993). Effects of cAMP simulate a late stage of LTP in hippocampal CA1 neurons. *Science, 260*, 1661–1664.

Frey, U., Krug, M., Reymann, K. G., & Matthies, H. (1988). Anisomycin, an inhibitor of protein synthesis, blocks late phases of

Experimental Psychology, 45B, 241–258.

Droit-Volet, S., & Gil, S. (2009). The time-emotion paradox. *Philosophical Transactions of the Royal Society B: Biological Sciences, 364*, 1943–1953.

Drullman, R. (1995). Temporal envelope and fine structure cues for speech intelligibility. *Journal of the Acoustic Society of America, 97*, 585–592.

Dubi, K., Rapee, R., Emerton, J., & Schniering, C. (2008). Maternal modeling and the acquisition of fear and avoidance in toddlers: Influence of stimulus preparedness and child temperament. *Journal of Abnormal Child Psychology, 36*, 499–512.

Dudai, Y. (2006). Reconsolidation: The advantage of being refocused. *Current Opinion in Neurobiology, 16*, 174–178.

Eagleman D.M., & Sejnowski, T. J. (2000). Motion integration and postdiction in visual awareness. *Science, 287*, 2036–2038.

Edelstyn, N. M., & Oyebode, F. (1999). A review of the phenomenology and cognitive neuropsychological origins of the Capgras syndrome. *International Journal of Geriatric Psychiatry, 14*, 48–59.

Edwards, D. S., Allen, R., Papadopoulos, T., Rowan, D., Kim, S. Y., & Wilmot-Brown, L. (2009). Investigations of mammalian echolocation. *Conference Proceedings of the IEEE Engineering in Medicine and Biology Society*, 7184–7187.

Eggermont, J. J., & Roberts, L. E. (2004). The neuroscience of tinnitus. *Trends in Neuroscience, 27*, 676–682.

Eigsti, I. M., Zayas, V., Mischel, W., Shoda, Y., Ayduk, O., Dadlani, M. B., Davidson, M. C., et al. (2006). Predicting cognitive control from preschool to late adolescence and young adulthood. *Psychological Science, 17*, 478–484.

Elbert, T., Pantev, C., Wienbruch, C., Rockstroh, B., & Taub, E. (1995). Increased cortical representation of the fingers of the left hand in string players. *Science, 270*, 305–307.

Enserink, M. (2008). Anthrax investigation: Full-genome sequencing paved the way from spores to a suspect. *Science, 321*, 898 and 899.

Esteves, F., Dimberg, U., & Ohman, A. (1994). Automatically elicited

Deaner, R. O., Khera, A. V., & Platt, M. L. (2005). Monkeys pay per view: Adaptive valuation of social images by rhesus macaques. *Current Biology, 15*, 543–548.

Debiec, J., & Ledoux, J. E. (2004). Disruption of reconsolidation but not consolidation of auditory fear conditioning by noradrenergic blockade in the amygdala. *Neuroscience, 129*, 267–272.

Deer, B. (2011). How the case against the MMR vaccine was fixed. *British Medical Journal, 342*, 77–82.

Dehaene, S. (1997). *The number sense: How the mind creates mathematics*. Oxford: Oxford University Press.［邦訳：『数覚とは何か？――心が数を創り、操る仕組み』(長谷川眞理子・小林哲生訳、早川書房、2010 年)］

Dehaene, S., Izard, V., Spelke, E., & Pica, P. (2008). Log or linear? Distinct intuitions of the number scale in Western and Amazonian indigene cultures. *Science, 320*, 1217–1220.

De Martino, B., Kumaran, D., Seymour, B., & Dolan, R. J. (2006). Frames, biases, and rational decision-making in the human brain. *Science, 313*, 684–687.

Dennett, D. C. (2006). *Breaking the spell: religion as a natural phenomenon*. New York: Viking.［邦訳：『解明される宗教――進化論的アプローチ』(阿部文彦訳、青土社、2010 年)］

De Pauw, K. W., & Szulecka, T. K. (1988), Dangerous delusions. Violence and the misidentification syndromes. *British Journal of Psychiatry, 152*, 91–96.

De Waal, F. (2001). *The ape and the sushi master*. New York: Basic Book.［邦訳：『サルとすし職人――「文化」と動物の行動学』(西田利貞・藤井留美訳、原書房、2002 年)］

―――. (2005). *Our inner ape*. New York: Berkeley Publishing Group.［邦訳：『あなたのなかのサル――霊長類学者が明かす「人間らしさ」の起源』(藤井留美訳、早川書房、2005 年)］

Diamond, M. C., Scheibel, A. B., Murphy, G. M., Jr., & Harvey, T. (1985). On the brain of a scientist: Albert Einstein. *Experimental Neurology, 88*, 198–204.

Dickinson, A., Watt, A., & Giffiths, W. J. H. (1992). Free-operant acquisition with delayed reinforcement. *Quarterly Journal of* discriminative stimulus and the reinforcer in instrumental learning. *Journal of Experimental Psychology: Animal Behavior Processes, 14*, 155–164.

Cook, M., & Mineka, S. (1990). Selective associations in the observational conditioning of fear in rhesus monkeys. *Journal of Experimental Psychology: Animal Behavior Processes, 16*, 372–389.

Cosmides, L., & Tooby, J. (1996). Are humans good intuitive statisticians after all? Rethinking some conclusions from the literature on judgment under uncertainty. *Cognition, 58*, 1–73.

Coussi-Korbel, S., & Fragaszy, D. M. (1995). On the relation between social dynamics and social learning. *Animal Behaviour, 50*, 1441–1453.

Craske, M. G., & Waters, A. M. (2005). Panic disorder, phobias, and generalized anxiety disorder. *Annual Review of Clinical Psychology, 1*, 197–225.

Dagenbach, D., Horst. S., & Carr, T. H. (1990). Adding new information to semantic memory: How much learning is enough to produce automatic priming? *Journal of Experimental Psychology: Learning, Memory, and Cognition, 16*, 581–591.

Damasio, H., Grabowski, T., Frank, R., Galaburda, A. M., & Damasio, A. R. (1994). The return of Phineas Gage: Clues about the brain from the skull of a famous patient. *Science, 264*:1102–1105.

Darwin, C. (1839). *The voyage of the Beagle*. New York: Penguin Boods. [邦訳：『ビーグル号航海記　上・中・下』(島地威雄訳、岩波文庫、1982–83年)]

———. (1871). *The descent of man*. New York: Prometheus Books. [邦訳：『人間の進化と性淘汰（Ⅰ・Ⅱ)』(長谷川眞理子訳、文一総合出版、1999–2000年)]

Dawkins, R. (2003). *A devil's chaplain: Reflections on hope, lies, science and love*. Boston: Houghton Mifflin. [邦訳：『悪魔に仕える牧師——なぜ科学は「神」を必要としないのか』(垂水雄二訳、早川書房、2004年)]

———. (2006). *The God delusion*. New York: Bantam Press. [邦訳：『神は妄想である——宗教との決別』(垂水雄二訳、早川書房、2007年)]

the more you get: Anchoring in personal injury verdicts. *Applied Cognitive Psychology, 10*, 519–540.

Chapman, G. B., & Johnson, E. J. (2002). Incorporating the irrelevant: Anchors in judgements of the belief and value. In T. Gilovich et al. (Eds)., *Heuristics and biases: The psychology of intuitive judgment* (pp. 120–138). Cambridge, UK: Cambridge University Press.

Chartrand, T. L., & Bargh, J. A. (1999). The chameleon effect: The perception-behavior link and social interaction. *Journal of Personality and Social Psychology, 76*, 893–910.

Chun, M. M., & Turk-Browne, N. B. (2007). Interactions between attention and memory. *Current Opinion in Neurobiology, 17*, 177–184.

Cialdini, R. B. (2003). Crafting normative messages to protect the environment. *Current Directions in Psychological Science, 12*, 105–109.

Clark, R. E., & Squire, L. R. (1998). Classical conditioning and brain systems: The role of awareness. *Science, 280*, 77–81.

Clay, F., Bowers, J. S., Davis, C. J., & Hanley, D. A. (2007). Teaching adults new words: The role of practice and consolidation. *Journal of Experimental Psychology: Learning, Memory, and Cognition, 33*, 970–976.

Clipperton, A. E., Spinato, J. M., Chernets, C., Pfaff, D. W., & Choleris, E. (2008). Differential effects of estrogen receptor alpha and beta specific agonists on social learning of food preferences in female mice. *Neuropsychopharmacology, 9*, 760–773.

Cohen, G. (1990). Why is it difficult to put names to faces? *British Journal of Psychology, 81*, 287–297.

Cohen, G., & Burke, D. M. (1993). Memory for proper names: A review. *Memory, 1*, 249–263.

Collins, A. M., & Loftus, E. F. (1975). A spreading-activation theory of semantic processing. *Psychological Review, 82*, 407–428.

Colombo, J. A., Reisin, H. D., Miguel-Hidalgo, J. J., & Rajkowska, G. (2006). Cerebral cortex astroglia and the brain of a genius: A propos of A. Einstein's. *Brain Research Reviews, 52*, 257–263.

Colwill, R. M., & Rescorla, R. A. (1988). Associations between the

Buonomano, D. V., & Karmarkar, U. R. (2002). How do we tell time? *Neuroscientist, 8*, 42–51.

Buonomano, D. V., & Mauk, M. D. (1994). Neural network model of the cerebellum: Temporal discrimination and the timing of motor responses. *Neural Computation, 6*, 38–55.

Buonomano, D. V., & Merzenich, M. M. (1998). Cortical plasticity: From synapses to maps. *Annual Review of Neuroscience, 21*, 149–186.

Burke, D. M., MacKay, D. G., Worthley, J. S., & Wade, E. (1991). On the tip of the tongue: What causes word finding failures in young and older adults? *Journal of Memory Language, 350*, 542–579.

Cahill, L., & McGaugh, J. L. (1996). Modulation of memory storage. *Current Opinion in Neurobiology, 6*, 237–242.

Cajal, S. R. Y. (1894). The Croonian lecture: La Fine Structure des Centres Nerveux. *Proceedings of the Royal Society of London, 55*, 444–468.

Camerer, C., Issacharoff, S., Loewenstein, G., O'Donoghue, T., & Rabin, M. (2003). Regulation for conservatives: Behavioral economics and the case for "asymmetric paternalism." *University of Pennsylvania Law Review, 151*, 1211–1254.

Canty, N., & Gould, J. L. (1995). The hawk/goose experiment: Sources of variability. *Animal Behaviour, 50*, 1091–1095.

Carroll, S. R., Petrusic, W. M., & Leth-Steensen, C. (2009). Anchoring effects in the judgment of confidence: Semantic or numeric priming. *Attention, Perception, & Psychophysics, 71*, 297–307.

Casscells, W., Schoenberger, A., & Graboys, T. B. (1978). Interpretation by physicians of clinical laboratory results. *New England Journal of Medicine, 299*, 999–1001.

Castel, A. D., McCabe, D. P., Roediger, H. L., & Heitman, J. L. (2007). The dark side of expertise: Domain-specific memory errors. *Psychological Science, 18*, 3–5.

Ceci, S. J., Huffman, M. L. C., Smith, E., & Loftus, E. F. (1993). Repeatedly thinking about a non-event: Source misattributions among preschoolers. *Consciosness and Cognition, 3*, 388–407.

Chapman, G. B., & Bornstein, B. H. (1996). The more you ask for, long-term memory has a massive storage capacity for object details. *Proceedings of the National Academy of Sciences, USA, 105*, 14325–14329.

Brafman, O., & Brafman, R. (2008). *Sway: The irresistible pull of irrational behavior*. New York : Doubleday. [邦訳:『あなたはなぜ値札にダマされるのか?——不合理な意思決定にひそむスウェイの法則』(高橋則明訳、NHK 出版、2008 年)]

Brainerd, C. J., & Reyna, V. F. (2005). *The science of false memory*. Oxford: Oxford University Press.

Bray, S., Rangel, A., Shimojo, S., Balleine, B., & O'Doherty, J. P. (2008). The neural mechanisms underlying the influence of pavlovian cues on human decision making. *Journal of Neuroscience, 28*, 5861–5866.

Breier, A., Albus, M., Pickar, D., Zahn, T. P., Wolkowitz, O. M., & Paul, S. M. (1987). Controllable and uncontrollable stress in humans: alterations in mood and neuroendocrine and psychophysiological function. *American Journal of Psychiatry, 144*, 1419–1425.

Brown, J. S., & Burton, R. R. (1978). Diagnostic models for procedural bugs in basic mathematical skills. *Cognitive Science, 2*, 79–192.

Brownell, H. H., & Gardner, H. (1988). Neuropsychological insights into humour. In J. Durant & J. Miller (Eds.), *Laughing matters: A serious look at humour* (pp. 17–34). Essex: Longman Scientific & Technical.

Brunel, N., & Lavigne, F. (2009). Semantic priming in a cortical network model. *Journal of Cognitive Neuroscience, 21*, 2300–2319.

Buhusi, C. V., & Meck, W. H. (2005). What makes us tick? Functional and neural mechanisms of interval timing. *Nature Reviews Neuroscience, 6*, 755–765.

Buonomano, D. V. (2003). Timing of neural responses in cortical organotypic slices. *Proceedings of the National Academy of Science, USA, 100*, 4897–4902.

——— . (2007). The biology of time across different scales. *Nature Chemical Biology, 3*, 594–597.

binocular interaction in visual cortex. *Journal of Neuroscience, 2*: 32–48.

Blair, H. T., Schafe, G. E., Bauer, E. P., Rodrigues, S. M., & LeDoux, J. E. (2001). Synaptic plasticity in the lateral amygdala: a cellular hypothesis of fear conditioning. *Learning & Memory, 8*, 229–242.

Bliss, T. V., & Lomo, T. (1973). Long-lasting potentiation of synaptic transmission in the dentate area of the anaesthetized rabbit following stimulation of the perforant path. *Journal of Physiology, 232*, 331–356.

Bloom, P. (2007). Religion is natural. *Developmental Science, 10*, 147–151.

Boccalettii, S., Latora, V., Moreno, Y., Chavez, M., & Hwang, D. U. (2006). Complex networks: Structure and dynamics. *Physics Reports, 424*, 175–308.

Boesch, C., & Tomasello, M., (1998). Chimpanzee and human cultures. *Current Anthropology, 39*, 591–614.

Borg, J., Andree, B., Soderstrom, H., & Farde, L. (2003). The serotonin system and spiritual experiences. *American Journal of Psychiatry, 160*, 1965–1969.

Borges, J. L. (1964). *Labyrinths: Selected stories & other writings*. New York: New Directions. (訳注　この原書自体の邦訳はないが、著者が引用している作品の邦訳はある。[邦訳:『伝奇集』(鼓直訳、岩波文庫、1993年)]

Bornstein, R. F. (1989). Exporsure and affect: Overview and meta-analysis of research, 1968–1987. *Psychology Bulletin, 106*, 265–289.

Bowles, S. (2009). Did warfare among ancestral hunter-gatherers affect the evolution of human social behaviors? *Science, 324*, 1293–1298.

Boyd, R. (2006). Evolution: The puzzle of human sociality. *Science, 314*, 1555 and 1556.

Boyer, P. (2001). *Religion explained: The evolutionary origins of religious thought*. New York: Basic Books. [邦訳:『神はなぜいるのか?』(鈴木光太郎・中村潔訳、NTT出版、2008年)]

———. (2008). Being human: Religion: Bound to believe? *Nature, 455*, 1038 and 1039.

Brady, T. F., Konkle, T., Alvarez, G. A., & Oliva, A. (2008). Visual

Transfer of a response to naive rats by injection of ribonucleic acid extracted from trained rats. *Science, 149*, 656–657.

Bailey, C. H., & Chen, M., (1988). Long-term memory in Aplysia modulates the total number of varicosities of single identified sensory neurons. *Proceedings of the National Academy of Sciences, USA, 85*, 2373–2377.

Bargh, J. A., Chen, M., & Burrows, L., (1996). Automaticity of social behavior: Direct effects of trait construct and stereotype activation on action. *Journal of Personality and Social Psychology, 71*, 230–244.

Bear, M. F., Connor, B.W., & Paradiso, M. (2007). *Neuroscience: Exploring the brain*. Deventer: Lippincott, Williams & Wilkins.

Beaulieu, C., Kisvarday, Z., Somogyi, P., Cynader, M., & Cowey, A. (1992). Quantitative distribution of GABA-immunopositive and -immunonegative neurons and synapses in the monkey striate cortex (area 17). *Cerebral Cortex, 2*, 295–309.

Benartzi, S., & Thaler, R. H. (2007). Heuristics and biases in retirement savings behavior. *Journal of Economic Perspectives, 21*, 81–104.

Berdoy, M., Webster, J. P., & Macdonald, D. W. (2000). Fatal attraction in rats infected with *Toxoplasma gondii. Proceedings of the Royal Society —— Biological Sciences, 267*, 1591–1594.

Berger, J., Meredith, M., & Wheeler, S. C. (2008). Contextual priming: Where people vote affects how they vote. *Proceedings of the National Academy of Sciences, USA, 105*, 8846–8849.

Bering, J. M., & Bjorklund, D. F. (2004). The natural emergence of reasoning about the afterlife as a developmental regularity. *Developmental Psychology, 40*, 217–233.

Bering, J. M., Blasi, C. H., & Bjorklund, D. F. (2005). The development of "afterlife" beliefs in religiously and secularly schooled children. *British Journal of Developmental Psychology, 23*, 587–607.

Bernays, E. (1928). *Propaganda*. Brooklyn: Ig Publishing. [邦訳：『プロパガンダ』(中田安彦訳、成甲書房、2010 年)]

Bienenstock, E. L., Cooper, L. N., & Munro, P. W. (1982). Theory for the development of neuron selectivity: Orientation specificity and

参考文献

Aasland, W. A., & Baum, S. R. (2003). Temporal parameters, as cues to phrasal boundaries: A comparison of processing by left-and right-hemisphere brain-damaged individuals. *Brain and Language, 87*, 385–399.

Abbott, L. F., & Nelson, S. B. (2000). Synaptic plasticity: Taming the beast. *Nature Neuroscience, 3*, 1178–1183.

Ackerman, J. M., Nocera, C. C., & Bargh, J. A. (2010). Incidental haptic sensations influence social judgments and decisions. *Science, 328*, 1712–1715.

Adolphs, R. (2008). Fear, faces, and the human amygdala. *Current Opinion in Neurobiology 18*, 166–172.

Adolphs, R., Tranel, D., Damasio, H., & Damasio, A. (1994). Impaired recognition of emotion in facial expressions following bilateral damage to the human amygdala. *Nature, 372*, 669–672.

Agarwal, S., Skiba, P.M., & Tobacman, J. (2009). Payday loans and credit cards: New liquidity and credit scoring puzzles? *American Economic Review, 99*, 412–417.

Anderson, J. R. (1983). A spreading activation theory of memory. *Journal of Verbal Learning and Verbal Behavior, 22*, 261–296.

Ariely, D. (2008). *Predictably irrational: The hidden forces that shape our decisions.* New York: Harper. [邦訳：『予想どおりに不合理——行動経済学が明かす「あなたがそれを選ぶわけ」』(熊谷淳子訳、早川書房、2008 年)]

Askew, C., & Field, A.P. (2007). Vicarious learning and the development of fears in childhood. *Behaviour Research and Therapy, 45*, 2616–2627.

Assal, F., Schwartz, S., & Vuilleumier, P. (2007). Moving with or without will: Functional neural correlates of alien hand syndrome. *Annals of Neurology, 62*, 301–306.

Asser, S. M., & Swan, R. (1998). Child fatalities from religion-motivated medical neglect. *Pediatrics, 101*, 625–629.

Babich, F. R., Jacobson, A. L., Bubash, S., & Jacobson, A. (1965).

ンに関する研究について詳細な論評が掲載されている。*Immunization Safety Review: Vaccines and Autism*（http://books.nap.edu/catalog.php?record_id=10997）. Spector（2009）も参照のこと。後に、もともとの論文を調べた結果、データは捏造されたものだったことが明らかになった（Deer, 2011）。

［5］ Levy et al., 2009.

［6］ Wolfe and Sharp, 2002.

［7］ Churchill, Speech to the house of Commons, 11 November 1945, *The Official Report*, Commons, 5th Ser., vol. 444, cols. 206-07.

［8］ Kalichman, 2009.

［9］ このことを教えてくれたクリス・ウィリアムズに感謝したい。

［10］ Nils et al., 2009.

［11］ Miles et al., 2010. 関連研究として Ackerman et al.（2010）を参照のこと。

［12］ ボリビアの先住民であるアイマラ族の言語では、未来は後方にあるものとされていることが、言葉や身振りから見て取れる（Núñez and Sweetser, 2006）。

［13］ Camerer et al., 2003; Loewenstein et al., 2007; Thaler and Sunstein, 2008.

［14］ Madrian and Shea, 2001; Camerer et al., 2003. 別の研究によると、出資率を徐々に上げることがデフォルト・オプションになっているプランでは、退職後の蓄えがさらに増えるという（Thaler and Benartzi, 2004; Benartzi and Thaler, 2007）。自動車保険の研究で見られるデフォルト・バイアスの古典的な例は Johnson et al.（1993）を参照のこと。

［15］ これらをはじめとする提案は Camerer et al.（2003）; Loewenstein et al.（2007）; Thaler and Sunstein（2008）で論じられている。

［16］ Cialdini, 2003; Griskevicius et al., 2008.

［27］ Ogata and Miyakawa（1998）は、側頭葉癲癇の患者には「発作」のときに宗教的な経験をする人が少数ながらいると報告している。Landtblom（2006）も参照のこと。Persinger らは、経頭蓋磁気刺激法による右脳の刺激が「他者存在の感覚」を生み出すことを示唆する研究を数多く行なっている（Hill and Persinger, 2003; Pierre and Persinger, 2006）。とはいえ、この結果に異論を唱える研究者もいる（Granqvist et al., 2005）。
［28］ この研究を行なったのは Urgesi et al.（2010）。彼らは、一般に神経組織は取り除かない髄膜腫切除の手術を受けた患者の場合、自己超越の得点に変化はなかった事実を示すことにより、脳手術に対する普通の反応として霊性が高まる可能性を排除した。
［29］ Harris et al., 2009.
［30］ Julian Linhares による Archbishop Dom José Cardoso Sobrinho のインタビュー。Veja, March 18, 2009.
［31］ 私の意見は、9歳の少女がレイプの被害を受けたばかりか、その後世間の目にさらされてつらい思いをした事実を踏まえたものだ。一方、妊娠15週の胎児には、いずれ機能を持った皮質になる構造と体とをつなぐ配線が（脳内のほかの多くの重要な部分と同様に）まだないため、つらい経験はできないことが神経科学により明らかになっている（Lee et al., 2005）。
［32］ Gould, 1999.

第9章 脳をデバッグするということ

［1］ Pais, 2000.
［2］ 異常な特徴が二、三あったことを示す報告はいくつかある（Diamond et al., 1985; Witelson et al., 1999）が、人間の神経構造が当然多様であることからすれば、それらは正常範囲内だと考える人が多い（Kantha, 1992; Galaburda, 1999; Colombo et al., 2006）。脳は複雑でさまざまだ。人の顔がそれぞれ違うように、よく探せば、それぞれの脳に独特の特徴が見つかるだろう。だが、生物学的な多様性というのはそういうものであって、神経解剖学的に独特の特徴を指し示し、それが独特の人格特性の原因だと言うことはできない。
［3］ Planck, 1968.
［4］ 全米科学アカデミーの2004年の報告には、自閉症とワクチ

いると確信しているらしく、縄張りを守ろうと、乾燥機の前できまって放尿する。これも行為者感知システムが過剰に働いているからに違いない。

［11］ Boyer, 2001; Boyer, 2008.

［12］ Dawkins, 2006, p. 174.

［13］ Bering and Bjorklund, 2004; Bering et al., 2005.

［14］ Bloom, 2007.

［15］ Wilson, 1998.

［16］ Wilson, 2002. Johnson et al.（2003）も参照のこと。

［17］ 戦争が宗教の進化に果たした役割についての考察は Wade（2009）を参照のこと。

［18］ Sobel and Bettles, 2000.

［19］ Wilson, 2002, p. 134.

［20］ 協力はもっと月並みな選択の仕組みを通して出現したのだろうという主張もあることは、強調しておくべきだろう。社会的動物どうしが狩りをするという形であれ、食べ物を分かち合うという形であれ、協力は動物界のいたるところに見受けられる。そして、たとえば食べ物を分かち合う行為は、互恵主義の概念に基づいていると考えられている。つまり、個体は一生を通して、食べ物をもらう側になる場合も与える側に回る場合もあるということだ。だから、「利他主義」はじつは将来の苦境に備えた保険の一形態なのだ。難問は、互恵主義の可能性がほとんどない状況や、まったく期待できない状況で見られる協力を説明することだ（Johnson et al., 2003; Boyd, 2006）。

［21］ かつては集団選択が進化に及ぼした影響は大きくなさそうだと考えられていたが、集団選択仮説は現在、勢いを盛り返している（Wilson and Wilson, 2007）。

［22］ Dawkins, 2006.

［23］「神よ、自分に変えられないことを受け入れる平静を与えたまえ。変えられることを変える勇気を与えたまえ。そして、両者の違いを知る知恵を与えたまえ」

［24］ Hitchens, 2007.

［25］ Borg et al., 2003.

［26］ こうした研究のいくつかの概説は Previc（2006）を参照のこと。

いる可能性が高い。

[33] ヒトラーは著書『わが闘争』で、権力を手中にして維持するために後に使ったプロパガンダの方法の多くについて詳しく述べている（Hitler, 1927/1999)。アメリカ合衆国ホロコースト博物館のウェブサイトでは、ナチスのプロパガンダのポスターや新聞記事のサンプルが紹介されている（http://www.ushmm.org)。

第8章 超自然的なものを信じる

[1] ロビン・トウィッチェルの事例に関する情報は David Margolick "In child deaths, a test for Christian Science," *The New York Times*, August 6, 1990 と Justice Lawrence Shubow's *Report on Inquest Relating to the Death of Robyn Twitchell*, Suffolk County, Massachusetts, District Court, December 18, 1987:17, 26-28 を参照のこと。2010年現在、クリスチャン・サイエンスの指導者のなかにも、信者が信仰による癒しに加えて通常の医療を受けるのを許そうとする人がいるようだ（P. Vitello, "Christian Science Church seeks truce with modern medicine," *The New York Times*, March 23. 2010)。

[2] Asser and Swan, 1998.

[3] Hood, 2008.

[4] Dennett, 2006.

[5] N. D. Kristof, "The Pope and AIDS," *The New York Times*, May 8, 2005; L. Rohter, "As Pope heads to Brazil, abortion debate heats up," *The New York Times*, May 9, 2007. Rohter の記事の中で、性行為感染症を防ぐことにより命を救うコンドームの使用について、ブラジルのある枢機卿は「これは万人を軽々しい性行為に走らせている。命や真の愛を尊重していない。人間を動物に変えるようなものだ」と述べている。

[6] Dawkins, 2003; Harris, 2004; Dawkins, 2006; Harris, 2006; Hitchens, 2007.

[7] Asser and Swan, 1998. Sinal et al.（2008）と http://www.childrenshealthcare.org（最後にアクセスしたのは2010年11月18日）も参照のこと。

[8] Boyer, 2001; Dawkins, 2006; Dennett, 2006.

[9] Boyer, 2008.

[10] Darwin, 1871, p. 98. 私の犬は乾燥機が自分を襲おうとして

タとその統計分析を添えて発表された報告書を見つけていない。なかには大げさなものや怪しいものもあるとは思うが、これらの話の根本は完全に正しいと確信している。コークとペプシの飲み比べテストについても、生のデータはなかなか手に入らない。しばしば取り上げられる研究は、1980年代にペプシが行なった目隠しの飲み比べテストに由来するが、コークとペプシの目隠し飲み比べテストを使った最近の二つの論文にMcClure et al.（2004）とKoenigs and Tranel（2008）がある。こうした研究からは、目隠しの飲み比べテストではペプシのほうがほんのわずかに好まれ、目隠しではないテストではコークのほうがほんのわずかに優勢であることがわかった。ただし、どの研究も被験者は20人未満で、人間の主観的な味の好みを調べる研究としては、サンプルのサイズがとても小さい。

[25] ここで紹介した研究はPlassmann et al.（2008）が行なったものだ。値段と原産国の推定がワインの評価に与える影響に関する研究としてはVeale and Quester（2009）も参照のこと。

[26] Ariely, 2008.

[27] Simonson, 1989. Hedgcock et al.（2009）も参照のこと。

[28] この逸話はエイモス・トヴェルスキーが紹介したものとしてAriely（2008）とPoundstone（2010）に載っている。

[29] ニューロンの「振る舞い」を行動の判断と結びつけるモデルはいろいろある。だがその大半は、程度の差こそあっても、違うニューロンの発火の割合の比較か、どのニューロン群があらかじめ決まっている限界値に最初に達するかの判断に依存している（Gold and Shadlen, 2007; Ratcliff and McKoon, 2008）。

[30] その選択肢の総合的な「価値」あるいは「適応性」は、座標系の原点からのその選択肢までの距離に比例し、その距離はベクトルの大きさに呼応する。

[31] S. Keshaw. “How your menu is trying to read you,” *Las Vegas Sun*, December 26, 2009.

[32] Fugh-Berman and Ahari, 2007. S. Saul. “Gimme an Rx! Cheerleaders Pep Up Drug Sales,” The New York Times, November 28, 2005も参照のこと。私は一対一のマーケティングがなぜ効果的かは論じなかった。だが、標準的なマーケティングの技法とは対照的に、一対一のマーケティングは、互恵主義を示す（つまり、基本的に「恩恵に報いる」）という私たちの生まれつきの傾向を利用して

［11］ Coussi-Korbel and Fragaszy, 1995; Kavaliers et al., 2005; Clipperton et al., 2008.
［12］ De Waal, 2005.
［13］ Deaner et al., 2005; Klein et al., 2008.
［14］ Rizzolatti and Craighero, 2004; Iacoboni, 2008.
［15］ Henrich and McElreath, 2003; Losin et al., 2009.
［16］ Provine, 1986; Chartrand and Bargh, 1999.
［17］ Stuart et al., 1987; Till and Priluck, 2000; Till et al., 2008.
［18］ 古典的条件付け（非陳述記憶システムの一部）、意味記憶の中で形作られた結びつき（陳述記憶システム）、あるいはこれらのシステムの組み合わせを、マーケティングがどの程度利用しているのかは議論の余地がある。したがって、私は結びつき全般の重要性に的を絞ることにする。
［19］ The New York Times, April 1, 1929, p. 1.
［20］ 耳にした音楽によってペンの色の好みが決まるという研究は Gorn（1982）による。音楽によってブランドの好みが決まることを示す実験は Redker and Gibson（2009）も参照のこと。
［21］ O'Doherty et al., 2006.
［22］ Smeets and Barnes-Holmes, 2003. 子供たちは自分が選んだレモネードを飲んでから、「もう一方の」レモネードも飲んだ。両方のレモネードを飲んだ後、子供たちの9割が最初のほうがおいしかったと言っている。テディベアと泣いている赤ん坊の写真はポジティブな刺激とネガティブな刺激を表すためのものだったが、子供たちはどちらの写真のほうが好きかとも訊かれた。32人中9人が泣いている赤ん坊の写真のほうが好きだと答え、その9人全員が泣いている赤ん坊の写真と間接的に結びつけられたレモネードを選んだ。ほかの「転移」実験の例としては、ラットを対象としたものは Colwill and Rescorla（1988）を、人間を対象としたものは Bray et al.（2008）を参照のこと。
［23］ Richardson et al., 1994.
［24］ 製品の質の認識に対するパッケージの影響についての文章は、以下の三冊の本に基づいている。Hine, 1995; Gladwell, 2005; Lindstrom, 2008. とはいえ、これは指摘しておかなければならないのだが、ほとんどの場合、こうした話はマーケティング担当者からさまざまな著者へと口づてで伝わったようだ。私はまだ、生のデー

［34］ Gibbons, 2009. うれしい顔や悲しい顔を、意識されないように見せると絵の評価が変わる例は、Winkielman et al., 1997 を参照のこと。
［35］ アンカリング効果は数字のプライミングの結果かどうかの考察は、Wong and Kwong（2000）; Chapman and Johnson（2002）; Carroll et al.（2009）で見られる。
［36］ Nieder et al., 2002; Nieder and Merten, 2007.
［37］ Gilbert and Wiesel, 1990; Lewicki and Arthur, 1996; Gilbert et al.,2001; Sadagopan and Wang,2009.
［38］ Slovic et al., 2002.

第７章 広告にすっかりだまされる

［1］ E. J. Epstein, "Have you ever tried to sell a diamond?" *The Atlantic Monthly*, February 1982.
［2］ 同上。
［3］ Bernays, 1928.
［4］ BBC はエドワード・バーネイズについて、The Century of the Self（http://www.bbc.co.uk/bbcfour/documentaries/features/century_of_the_self.shtml）という素晴らしいドキュメンタリーを制作した。
［5］ Gleick, 2010. ボトル入り飲料水と水道水の飲み比べテストの映像は、Penn and Teller による非公式の研究（http://www.youtube.com/watch?v=XfPAjUvvnIc）を参照のこと。
［6］ Proctor, 2001.
［7］ Gilbert, 2007.
［8］ Lindstrom, 2008.
［9］ 現実には、たいていこうした実験では同じ餌に違う風味（多くはチョコレート味かシナモン味）を加えて好みを調べる（Galef and Wigmore, 1983）。この形態の学習は、ほかの個体の息に交じる食べ物の匂いを介して行なわれる。
［10］ ニホンザルと芋の報告については、Kawamura（1959）; Matsuzawa and McGrew（2008）を参照のこと。霊長類の模倣学習についてのほかの説明は Tomasello et al.（1993）; Whiten et al.（1996）; Ferrari et al.（2006）; Whiten et al.（2007）を参照のこと。幸島のサルをめぐる一部の論争の考察は、Boesch et al.（1998）; De Waal（2001）を参照のこと。

[11] ジョー・バイデンの年齢に関する対応のないt検定値はt24=2.71, p=0.009（これは、多重比較を補正した後でさえ、有意の数字だ）。ブラッド・ピットについてはt24=1.06, p=0.29。
[12] D. Wilson, "Ex-smoker wins against Philip Morris," *The New York Times*, November 20, 2009（http://www.law.com/jsp/article.jsp?id=1202435734408）.
[13] Chapman and Bornstein, 1996; Kristensen and Garling, 1996.
[14] Kahneman et al., 1991.
[15] Knutson et al., 2008.
[16] Brafman and Brafman, 2008.
[17] Tom et al., 2007.
[18] 人が認識する貨幣の価値やその効用も線形とは言えない。たとえば10ドルと20ドルの違いは、1010ドルと1020ドルの違いよりずっと大きいように思える。だが貨幣によって得られるサービスや商品という実際的な価値からすれば、貨幣は線形の資産だ。
[19] Tversky and Kahneman, 1983.
[20] Tversky and Kahneman, 1983.
[21] http://www.npr.org/templates/story/story.php?storyId=98016313.
[22] J.Tierney, "Behind Monty Hall's doors: Puzzle, debate, and answer?" *The New York Times*, July 21, 1991.
[23] Cosmides and Tooby, 1996; Pinker, 1997; Gigerenzer, 2000.
[24] Pinker, 1997.
[25] この種の問題に対する医師の回答はCasscells et al.（1978）が、この問題の提示方法の影響（確率か頻度かという点）はCosmides and Tooby（1996）が検討している。私が示した例はGigerenzer（2008）によるもの。
[26] Gilbert et al., 2001.
[27] Kahneman, 2002; Sloman, 2002; Morewedge and Kahneman, 2010.
[28] Gladwell, 2005.
[29] Kahneman, 2002.
[30] Gigerenzer, 2008.
[31] De Martino et al., 2006; Tom et al., 2007; Knutson et al., 2008.
[32] Sloman, 2002.
[33] Wilkowski et al., 2009.

コとカナダの軍事予算はアメリカに比べてごくわずかであるにもかかわらず、両国とも国際間の戦争やテロのために国内で犠牲となった人の数は、過去100年にわたってやはりきわめて少ないことを考えると、この主張は成り立たないように思える。

[48] Glassner, 2004.

第6章 無意識に不合理な判断をする

[1] Hellman, 2001, p. 37.

[2] 以下に挙げる参考図書には、産褥熱の歴史に関する優れた考察が綴られている。Weissmann, 1997; Hellman, 2001.

[3] Kingdom et al., 2007.

[4] Bornstein, 1989.

[5] 認知バイアスは、多くの一般向け科学書（Piattelli-Palmarini, 1994; Ariely, 2008; Brafman and Brafman, 2008; Thaler and Sunstein, 2008）や、より専門的な本（Johnson-Laird, 1983; Gilovich et al., 2002; Gigerenzer, 2008）でも概説されている。

[6] Tversky and Kahneman, 1981.

[7] De Martino et al., 2006. このフレーミングの例は損失回避の例でもあることに注意。

[8] Tversky and Kahneman, 1981.

[9] Kahneman et al., 1991. クレジットカード払いと現金払いのどちらのほうが出費が多くなるかを見極められるほど多くの実験は行なわれていない（Prelec and Simester, 2000; Hafalir and Loewenstein, 2010）が、クレジットカード払いのときに出費が増える傾向があるとすれば、それは損失回避につながるからかもしれない。現金払いのときは、所有していた価値あるものを物理的に失うが、カード払いのときはクレジットカード自体は手元に残る。

[10] Tversky and Kahneman, 1974. アンカーが同じ物理量を示すときにさえ、アンカリング・バイアスは見られる。たとえば別の実験では、一方のグループにはある空港の滑走路の長さが7.3キロメートルより長いと思うか短いと思うかと尋ね、もう一方のグループには同じ滑走路が7300メートルより長いと思うか短いと思うかと尋ねた。次に、両方のグループに空調付きのバスの価格はいくらだと思うかと尋ねたところ、最初のグループの予想は二番目のグループよりかなり安かった（Wong and Kwong, 2000）。

[30] 動物や、人間の赤ん坊が見せるよそ者への恐れに関する簡単な考察は、Menzies and Clark（1995）を参照のこと。
[31] Manson et al., 1991.
[32] De Waal, 2005.
[33] Darwin, 1871; Bowles, 2009.
[34] Olsson and Phelps, 2004; Olsson and Phelps, 2007. マウスでさえも、ほかのマウスがこのような状況で電気ショックを与えられるのを見ると、特定の場所に対する恐れを学習できる。なおさら驚かされるのは、ショックを与えられるマウスが見る側のマウスと血がつながっていたり、つがいだったりすると学習効果が増すことだ（Jeon et al., 2010）。
[35] Seligman, 1971; Mineka and Zinbarg, 2006.
[36] Machiavelli, 1532/1910.
[37] Gore, 2007.
[38] Gore, 2004.
[39] Wise, 2008.
[40] LeDoux, 1996, p. 303.
[41] Slovic, 1987; Glassner, 1999.
[42] Enserink, 2008. S. Shane, "F.B.I., laying out evidence, closes anthrax letters case," *The New York Times*, February 20, 2010 も参照のこと。最有力容疑者のブルース・イヴィンズはFBIに正式に告発される直前に自殺した。
[43] F. Zakaria, "America needs a war president," *Newsweek*, July 21, 2008.
[44] Preston, 1998; Gladwell, 2001.
[45] 会計検査院の報告によれば、2008年度の国防総省の総予算は7600億ドル、国土安全保障省の予算は600億ドルだったという（http://www.gao.gov/financial/fy2008/08stmt.pdf）。T. Shanker and C. Drew, "Pentagon faces intensifying pressures to trim budget," *The New York Times*, July 22, 2010 と http://www.independent.org/newsroom/article.asp?id=1941 も参照のこと。
[46] http://report.nih.gov/rcdc/categories.
[47] もちろん、アメリカの軍事支出が抑止力として機能しており、まさにこの軍事力のおかげでアメリカ本土はほとんど攻撃を受けていないという、もっともな反論がある。だが、隣接するメキシ

を参照のこと。「神経寄生」と行動操作の一般的な考察は Thomas et al.（2005）を参照のこと。

［12］ Katkin et al., 2001.

［13］ Craske and Waters, 2005; Mineka and Zinbarg, 2006.

［14］ 恐れの仲介に果たす扁桃体の役割についての概説は LeDoux（1996）; Fendt and Fanselow（1999）; Kandel et al.（2000）を参照のこと。

［15］ Adolphs et al., 1994; Adolphs, 2008; Kandel et al., 2000; Sabatinelli et al., 2005.

［16］ Fendt and Faneslow, 1999; Blair et al., 2001; Sah et al., 2008.

［17］ これらの実験は McKernan and Shinnick-Gallagher（1997）で説明されている。関連の実験については Tsvetkov et al.（2002）と Zhou et al.（2009）を参照のこと。

［18］ この場合、シナプス前の活動が音に相当し、シナプス後の活動が、恐怖条件付けの最中に電気ショックによって引き起こされる活動に相当する。もともと痛みを伴い、恐れを引き起こす経験である電気ショックが、学習なしでも扁桃体ニューロンを自然に活性化できることに注意。

［19］ NMDA 受容体をブロックすると、恐怖の表れ方も変わる場合がある。おそらく NMDA 受容体もニューロンの活性化に一役買っているからだと思われる。だが、NMDA のブロッカーはおもに学習に影響を及ぼし、以前に学習した恐怖条件付けの反応の表れ方には影響を及ぼさないことを、少なくとも二つの研究が示している（Rodrigues et al., 2001; Goosens and Maren, 2004）。

［20］ Han et al., 2009.

［21］ Quirk et al., 2006; Herry et al., 2008.

［22］ Milekic and Alberini, 2002; Dudai, 2006.

［23］ Monfils et al., 2009, Schiller et al., 2010.

［24］ Darwin, 1871, p. 73.

［25］ Cook and Mineka, 1990; Ohman and Mineka, 2001; Nelson et al., 2003.

［26］ Askew and Field, 2007; Dubi et al., 2008.

［27］ Esteves et al., 1994; Katkin et al., 2001.

［28］ Williams et al., 2004; Watts et al., 2006.

［29］ De Waal, 2005, p. 139.

第5章 必要以上に恐れる

[1] 2001年9月11日のテロ攻撃によって、ニューヨークとワシントンで3000人近くが亡くなった。1995年のオクラホマシティの爆破事件では168人が亡くなった。天災による死者の集計はhttp://www.weather.gov/os/hazstats.shtmlで見られる。

[2] 2002年から2006年までの自動車事故による死者数はhttp://www-nrd.nhtsa.dot.gov/Pubs/810820.pdfを参照のこと。2005年の死亡率と死因はhttp://www.cdc.gov/nchs/data/dvs/LCWK9_2005.pdfを、完全な報告はhttp://www.cdc.gov/nchs/data/hus/hus05.pdfをそれぞれ参照のこと。

[3] 2006年に行なわれたギャラップ世論調査では「数週間以内にアメリカでテロ行為がある可能性は？」と尋ねた。回答者の約半数が「とても高い」か「やや高い」と答え、2009年になっても39パーセントの人がそう答えた（http://www.gallup.com/poll/124547/Majority-Americans-Think-Near-Term-Terrorism-Unlikely.aspx）。

[4] Breier et al., 1987; Sapolsky, 1994.

[5] LeDoux, 1996.

[6] Pinker, 1997.

[7] Darwin（1839）, p. 288からの引用。ガラパゴス諸島にダーウィンが到着する100年以上も前から、すでに訪れていた人間がいた。そしてダーウィンは、それまでの報告によると鳥は昔のほうがなおさら人を恐れなかったようだと述べている。

[8] 初期のインテル・ペンティアムのチップに見つかったあるバグはあまり深刻ではなかったので、影響を受けたユーザーはほとんどいなかっただろう。だが、（4195835 × 3145727）÷ 3145727を計算しなければならないユーザーは、その答えが4195835だと思っていると厄介なことになったはずだ。

[9] Pongracz and Altbacker 2000; McGregor et al., 2004.

[10] Tinbergen 1948. ティンバーゲンとローレンツの元の報告を再現する試みの結果はまちまちだった。Canty and Gould（1995）はこの原因を検討し、ティンバーゲンとローレンツの主要な観察を再現している。

[11] ラットの恐怖に対するトキソプラズマ感染の影響についての論文はBerdoy et al.（2000）; Gonzalez et al.（2007）; Vyas et al.（2007）

耳に届く。だが、目と耳がこの情報を脳のそれぞれの該当領域に伝えるのにかかる時間という、複雑な要因がそこには絡んでくる。じつは耳は目よりもずっと速く伝える。明かりが点灯するのに反応してボタンを押すのには200ミリ秒以上かかるかもしれないが、音に反応するのには160ミリ秒あればいい。これは網膜の生理機能に負うところが大きい。光は網膜の比較的遅い生化学反応によって生体電気信号に変換されるが、音は特殊な繊毛のもっと速い物理的な動きによって電気信号に変えられる。したがって厳密に言えば、私たちが至近距離の出来事を経験していて光景と音がほぼ同時に届くときでさえ、同時だという知覚はやはりいくらか「ごまかされている」。聴覚信号のほうが脳に先に届くことになるからだ。同時だという判断は、二つの出来事の物理的なサインが脳に同時に届くかどうかよりは、脳が自らの配線と経験によって同時性の錯覚を提供することを選ぶかどうかにかかっているのだ。

［25］ McDonald et al., 2005.

［26］ Nijhawan, 1994; Eagleman and Sejnowski, 2000. この錯覚の例は、www.brainbugs.org で見ることができる。

［27］ Maruenda, 2004; Gilis et al., 2008.

［28］ Ivry and Spencer, 2004.

［29］ Mauk and Buonomano, 2004; Buhusi and Meck, 2005; Buonomano, 2007.

［30］ Konopka and Benzer, 1971; Golden et al., 1998; King and Takahashi, 2000; McClung, 2001.

［31］ King and Takahashi, 2000; Panda et al., 2002.

［32］ Buonomano and Mauk, 1994; Medina et al., 2000; Buonomano and Karmarkar, 2002.

［33］ Goldman, 2009; Liu and Buonomano, 2009; Fiete et al., 2010.

［34］ Lebedev et al., 2008; Pastalkova et al., 2008; Jin et al., 2009; Long et al., 2010. さらに、孤立した皮質神経回路の中でさえ、ニューロンの活動パターンが時間を知らせる集団時計となるかもしれないことが、明らかになっている（Buonomano, 2003）。

［35］ 現代の狩猟採集民集団の一部に、これが当てはまるかもしれない（Everett, 2008）。

［36］ Mischel et al., 1989; Eigsti et al., 2006.

［37］ Wittmann and Paulus, 2007; Seeyave et al., 2009.

［13］ 子供の研究は、Siegler and Booth,（2004）に記されている。アマゾン先住民の研究は、Dehaene et al.,（2008）に記されている。さらに、脳が数を非直線的に表すことは、サルの脳の「数に選択的に反応する」ニューロンを記録した神経生理学的研究（Nieder and Merten, 2007）によって裏づけられている。

［14］ Kim and Zauberman, 2009; Zauberman et al., 2009.

［15］ Loftus et al., 1987.

［16］ この例では被験者は、かかった時間を推定するように求められることを、課題を始める前に知らされていた（Hicks et al., 1976）。

［17］ Zauberman et al., 2010.

［18］ 記憶喪失症患者のH. M.は、20秒という時間間隔を再現するように求められたときには、ほぼ正常にできた。ところが150秒という時間幅を推定するように求められたときには、推定した時間はおよそ50秒だった（Richards, 1973）。

［19］ Tallal, 1994.

［20］ Drullman, 1995; Shannon et al., 1995. いわゆるフレーズ境界があると、文意を理解しやすくなる。たとえば、「Amy or Ana, and Bill will come to the party（エイミーあるいはアナ、そしてビルが、パーティに来るだろう）」と、「Amy, or Ana and Bill will come to the party（エイミー、あるいはアナとビルが、パーティに来るだろう）」だ。「Ana」と「Amy」の後に入る間が、それぞれ文の意味を決定するのに役立つ（Aasland and Baum, 2003）。

［21］ 時間の歪みは薬物によって生じることもある（Meck, 1996; Rammsayer, 1999）。また、「止まった時計の錯覚」によってわかるように、刺激の特徴や行動の種類にも左右される（Yarrow et al., 2001; Park et al., 2003）。

［22］ Harris, 2004; van Wassenhove et al., 2008; Droit-Volet and Gil, 2009.

［23］ この研究は、Sugita and Suzuki（2003）によって行なわれた。同時性知覚についての関連研究は、Fujisaki et al.（2004）とMiyazaki et al.（2006）を参照のこと。

［24］ 二つの出来事が同時かどうかを判断するとき、脳は相反する二者択一のジレンマに直面している。物理的には光は音より速く進むので、シンバルが打ち合わされる光景が目に届いた後に、音が

勝ちになる。たとえディーラーの合計が21になってもだ。つまり、この引き分けなら私が勝つ。ただ、21になる可能性はバストする可能性よりもはるかに低く、カジノ側に有利なのは確実だ。

[2] パヴロフによれば、条件刺激の前に無条件刺激を示すと、たいてい条件反応は起こらないという（Pavlov, 1927, p.27）。ところが、無条件刺激に続いて条件刺激が提示される場合、動物がそれらについて何も学習しないとはかぎらない。多くの場合、動物は、条件刺激が示されてもそれに無条件刺激が続くわけではないことを学習する。これは「条件抑制」という現象だ（Mackintosh, 1974）。

[3] Gormezano et al., 1983.

[4] Clark and Squire, 1998.

[5] 動物が遅延強化条件を学習する手助けとなる巧みな操作があることは知られている。それでも、遅延が長引けば長引くほど、学習はますます難しくなるし、何分、何時間、何日にも及ぶ遅延を伴う因果関係を大半の動物が学習するという証拠はほとんどない。遅延強化とオペラント条件付けについての考察は、Dickinson et al.（1992）と Lieberman et al.（2008）を参照のこと。

[6] この原則の例外としてよく知られているのは、条件付け味覚嫌悪だ。人間や動物は特定の味覚と具合が悪くなることの関連性を学習できる。たとえ、二つの出来事の間に何時間もの遅延があってもだ。

[7] Frederick et al., 2002.

[8] この研究は、Stevens et al.（2005）による。サルにおける時間割引についての別の研究は、Hwang et al.（2009）を参照のこと。

[9] Gilbert, 2007. 動物は考えるし、将来の計画も立てると主張する科学者もいる。たとえば、アメリカカケス（鳥の一種で、将来食べるために食べ物を隠す）は、空腹になる可能性が高いことを学習した場所に食べ物を蓄えておく。本能的に食べ物をしまい込んでいるというよりも、将来に備えているかのようにだ（Raby et al., 2007）。だが、こうした観察結果の解釈をめぐっては、なおも意見が分かれている。

[10] McClure et al., 2004; Kable and Glimcher, 2007.

[11] Joana Smith, “Payday loan crackdown,” *Toronto Star*, April 1, 2008.

[12] Lawrence and Elliehausen, 2008; Agarwal et al., 2009.

方で反響定位を経験できる。たとえばクローゼットの中や部屋の中、あるいは戸外で手を叩くと、違いを聞き取れるだろう。

［17］ Groopman, 2009.

［18］ Salvi et al., 2000.

［19］ Norena, 2002.

［20］ Eggermont and Roberts, 2004; Rauschecker et al., 2010.

［21］ Herculano-Houzel, 2009.

［22］ Shepherd, 1998.

［23］ Gross, 2000; Gould, 2007.

［24］ Pakkenberg and Gundersen, 1997; Sowell et al., 2003; Taki et al., 2010.

［25］ Markram et al., 1997; Koester and Johnston, 2005; Oswald and Reyes, 2008.

［26］ 他人の手症候群の概説については Fisher（2000）を参照のこと。引用した患者の言葉の一つは http://www.youtube.com/watch?v=H0uaNn_cl14 の映像より。

［27］ Hirstein and Ramachandran, 1997; Edelstyn and Oyebode, 1999.

［28］ De Pauw and Szulecka, 1988.

［29］ 1910 年に骨相学の擁護者によって書かれた本で、友人の本当の人格を判断するための手引書となっているのが、Olin（1910/2003）だ。

［30］ Damasio et al., 1994.

［31］ Assal et al., 2007.

［32］ Edelstyn and Oyebode, 1999; Linden, 2007.

［33］ ある種の慢性的な痛みも、脳の可塑性の不適応とかかわっているのかもしれない（Flor et al., 2006; Moseley et al., 2008）。複合性局所疼痛症候群では、損傷したがすでに完治している体の部位が依然として痛むことがある。数々の研究で、慢性痛を示す体の部位を表す一次体性感覚皮質の減少が認められている（Juottonen et al., 2002; Maihofner et al., 2003; Vartiainen et al., 2009）。

第 4 章 時間感覚が歪む

［1］ 公平を期すなら、客に有利に働くルールもあることに触れておくべきだろう。私の手札の合計が 21 になったら、ただちに私の

障害がない場合は発症することはないに等しいし、時間がたつにつれて治まる（Halligan et al., 1995; Vallar and Ronchi, 2009）。

［4］ Sacks, 1970.

［5］ Marshall et al., 1937; Penfield and Boldrey, 1937. 精緻な触覚の識別や表皮の奥深くにある受容器の活性化といった触覚のサブモダリティ（従属様相）にそれぞれ特化した四つの一次体性感覚皮質の地図がある（Kaas et al., 1979; Kandel et al., 2000）。

［6］ Romo et al., 1998; Romo and Salinas, 1999.

［7］ 幻肢の根底にある理論と仕組みの考察についてはMelzack, 1992; Flor et al., 1995; Flor, 2002を参照のこと。

［8］ Merzenich et al., 1983; Jenkins et al., 1990; Wang et al., 1995; Buonomano and Merzenich, 1998.

［9］ Elbert et al., 1995; Sterr et al., 1998.

［10］ 皮質領域の使用状態だけでなく、どれだけ注意が向けられ、生命にとってどれだけ重要かが皮質の再編成に不可欠と思われる（Kilgard and Merzenich, 1998; Kujala et al., 2000; Polley et al., 2006; Recanzone et al., 1993）。

［11］ Bienenstock et al., 1982; Buonomano and Merzenich, 1998; Abbott and Nelson, 2000.

［12］ Bienenstock et al., 1982; Turrigiano et al., 1998; Mrsic-Flogel et al., 2007; Turrigiano, 2007.

［13］ Van Essen et al., 1992.

［14］ Sadato et al., 1996; Kujala et al., 2000; Roder et al., 2002. ある研究では、経頭蓋磁気刺激法を使い、目の不自由な人の「視覚」皮質（健常者の視覚に不可欠な後頭葉皮質）での処理を変えた（Kupers et al., 2007）。

［15］ 目の不自由な人の感覚知覚の違いと、失明と感覚遮断に関連する皮質の可塑性の概説についてはMerabet and Pascual-Leone（2010）を参照のこと。

［16］ 人間の反響定位を論じた数少ない論文の一つに、Edwards et al.（2009）があるので参照のこと。とはいえ、目の不自由な人の反響定位について科学的な調査はほとんど行なわれていない。ベン・アンダーウッドという少年（2009年死去）に関する報道は、多くのウェブサイトで見られる（たとえばhttp://www.youtube.com/watch?v=YBv79LKfMt4）。私たちのほとんどはごく簡単なやり

［18］ Debiec and Ledoux, 2004; Monfils et al., 2009; Tollenaar et al., 2009. 長い期間を経ると、記憶はもう再固定できないことを示す実験がいくつかある（Milekic and Alberini, 2002）。
［19］ Standing, 1973.
［20］ 記憶容量の研究については、Standing（1973）、Vogt and Magnussen（2007）、Brady et al.（2008）を参照のこと。6600枚という推定は次のようにして求めた。83パーセントという精度は、でたらめに選んだ場合の50パーセントという精度を33ポイント上回っている。記憶された写真の数は、33ポイントの2倍ということになる。
［21］ この実験では、新しい写真の場合の誤答率は23.9パーセントで、すでに見た写真の場合の誤答率は45パーセントだったから、被験者は誤検出よりも検出漏れを犯しやすかったことになる（Laeng et al., 2007）。
［22］ Cohen, 1990.
［23］「たいていの人は、何百人あるいは何千人もの顔と、無数の視覚的光景を再認できる」と言われている（Rosenzweig et al., 2002, p. 549）。
［24］ ヒトのゲノムには約30億の塩基が含まれている。ヌクレオチドには4種類あるので、それぞれが2ビットに相当し、全体では60億ビットになり、これはほぼ1ギガバイトに匹敵する。
［25］ Foer, 2006.
［26］ Zelinski and Burnight, 1997; Schacter, 2001.
［27］ Cahill and McGaugh, 1996; Chun and Turk-Browne, 2007.
［28］ Schacter and Addis, 2007.
［29］ Borges, 1964.
［30］ Treffert and Christensen, 2005.
［31］ Parker et al., 2006.

第3章 場合によってはクラッシュする

［1］ Melzack, 1992; Flor, 2002.
［2］ ネルソン卿の主張を引用した文献は多い（Riddoch, 1941; Herman, 1998, Ramachandran and Blakeslee, 1999）が、私には原典はわからない。
［3］ 身体パラフレニアは「純粋な」症候群ではない。ほかの機能

を貯蔵してはいないものの長期記憶の形成に欠かせない脳の構造、すなわち海馬によって、最初は促進されるらしい（Hardt et al., 2010）。さらに、ニューロンはたえずシナプスを生み出したり解消したりすることで、いつも可能性を探っているらしいことが、最近の研究から明らかになった。新しいシナプスのうちには、役に立つことが判明して恒久化し、おそらく情報を貯蔵する場所となるものがあるのだろう（Yang et al., 2009; Roberts et al., 2010）。

[7]　Frey et al., 1988; Frey et al., 1993.

[8]　「固定」という言葉は、時間の経過とともに記憶が海馬から新皮質へ「移動」するとされる、別の過程を指しても使われる。この系レベルでの固定も、時間がたつうちに記憶が干渉されたり消去されたりしづらくなる理由だ（Hardt et al., 2010）。

[9]　Goelet et al., 1986.

[10]　軟体動物の単純な形の記憶が新しいシナプスの形成を伴うことを記録した初期の研究の一つは、Bailey and Chen, 1988 によって行なわれた。今では、学習や経験がニューロンとシナプスの構造と形態を変えることを裏づける、関連の研究結果は多くある。それらの研究は、Holtmaat and Svoboda, 2009 に概説されている。

[11]　Misanin et al., 1968; Nader et al., 2000.

[12]　Sara, 2000; Dudai, 2006.

[13]　Brainerd and Reyna, 2005.

[14]　"Family settles 'recovered memory' case. Therapist faulted on false rape charge," *Boston Globe*, November 16, 1996. Brainerd and Reyna, (2005), p. 366 での引用。

[15]　この研究は Ceci et al.（1993）によって行なわれた（Gilstrap and Ceci, 2005; Pezdek and Lam, 2007; Wade et al., 2007）。

[16]　ニュース番組の「フロントライン」はリトル・ラスカル幼稚園事件について、「失われた純真さ」という特別枠を制作した。文字に起こした内容は http://www.pbs.org/wgbh/pages/frontline/shows/innocence/etc/script.html で閲覧可能。そのほかの情報源には、Associated Press, "Couple gives $430,000 to former Little Rascals defendants," *The* [Durham, NC] *Herald-Sun*, June 26, 1997; Joseph Neff, "10-year Little Rascals sexual-abuse scandal expires quietly," *The New and Observer*, October 3, 1999 がある。

[17]　Schacter, 1996, p. 254.

[21] Castel et al., 2007.

[22] http://www.ismp.org/Tools/confuseddrugnames.pdf, retrieved November 10, 2010.

[23] Cohen and Burke, 1993; James, 2004.

[24] http://implicit.harvard.edu/implicit でさまざまな潜在連合テストが受けられる。結果を見れば、潜在連合のバイアスがあるかどうかがわかるが、反応時間は示されない。

[25] Greenwald et al., 1998.

[26] Nosek et al., 2009.

[27] Galdi et al., 2008.

[28] Bargh et al., 1996.

[29] Williams and Bargh, 2008. 別の実験では、女性は男性より数学が苦手で、アジア人は非アジア人よりも優れた数量的能力を持っているというステレオタイプの見方が検証された。二組のアジア系アメリカ人女性が数学のテストを受けた。テストの前に、一方のグループはおもに女性という性別に焦点を絞ったアンケートに答え、もう一方のグループはアジア系の血筋に焦点を絞ったアンケートに答えた。性別を意識するようにプライミングされたグループは、人種を意識するようにプライミングされたグループよりも成績が悪かった（Shih et al., 1999）。

[30] Jamieson, 1992.

第２章 記憶のアップデートについていけない

[1] Thompson-Cannino et al., 2009.

[2] 前だった。O.J. シンプソンの刑事裁判は 1995 年に終わり、アトランタ・オリンピックは 1996 年に開かれた。

[3] A. Lipta, “New trial for a mother who drowned 5 children,” *The New York Times*, January 7, 2005; “Woman not guilty in retrial in the deaths of her 5 children,” *The New York Times*, July 27, 2005.

[4] Loftus et al., 1978; Loftus, 1996.

[5] Ross et al., 1994.

[6] 組み合わさって特定のノードを表しうるニューロン群がすべて、弱いシナプスで最初から結びついているとは考えづらいので、考えうるどの概念の組み合わせの間であれ、どうやって結びつきを形成できるかはわかっていない。だがこの過程は、実際に長期記憶

形成される仕組みは、それよりもはるかに複雑に違いなく、十分に理解されていない。たとえば、学習には、一部のニューロンがおおむね偶然、すでに結びついていることが不可欠である可能性が高い。もしそれらのニューロンが同時に活性化するなら、シナプスは生き延びて強化されるが、同時に活性化しないなら、失われたり取り除かれたりしてしまう。

［18］ Vikis-Freibergs and Freibergs, 1976; Dagenbach et al., 1990; Clay et al., 2007.

［19］ Wiggs and Martin（1998）と Grill-Spector et al.（2006）と Schacter et al.（2007）は、プライミングのモデルをいくつか論じている。プライミングは、シナプス強度の短期的な変化の結果である可能性がある。シナプスは、長期記憶の基礎となる強度の長期的な変化を起こすのに加えて、使われるたびに強くなったり弱くなったりしうる。関与するシナプス次第で、この短期的な変化は最長で数秒続く（Zucker and Regehr, 2002）。この仮説によると、「パン」という単語を示されたときにあるシナプス群が活性化し、そのなかには続いて「バター」という単語を示されたときにも活性化するものがあるが、短期的なシナプス可塑性のせいで、二度目の活性化のほうが盛んになり、その結果「バター」を表しているニューロン群の活性化を促進（プライミング）するという。プライミングは、「ペアパルス抑制」として知られる、抑制性シナプスによく見られる短期的シナプス可塑性が特定の形で表れた結果である可能性もある。この筋書きでは、プライムの単語によって活性化したニューロン群は、ターゲットとなる単語を表すニューロン群の近くの抑制性ニューロンとシナプスを形成する。これらの抑制性ニューロンは、プライムに反応して発火する。ターゲットが示されると、同じ抑制性ニューロンが再び活性化するが、ペアパルス抑制の結果、そのシナプスは弱まっている。けっきょく、神経回路に見られる興奮と抑制のバランスが、興奮の方向に移り、ターゲットのニューロンの活性化が促進される。

［20］ Brunel and Lavigne, 2009. これをはじめとするモデルは、一つのノードから関連したノードへと活動が拡がるという考え方ではなく、関連した表象が共通のノードを持っているという考え方に依存している。つまり、関連した概念を表すニューロン群は一部が重複しているというのだ。

生物学的基盤があるかもしれない。(1) それぞれのノードに加わっているニューロンの間の、シナプスの強さと、(2) それぞれのノードに加わっているニューロンの重複だ。つまり、「脳」と「心」のような関連した概念のノードは、多くのニューロンを「共有」しているかもしれない。こうした「共有」ニューロンが多いほど、概念、つまり「ノード」の間の「リンク」は強くなる (Hutchison, 2003)。

[9] Goelet et al., 1986; Buonomano and Merzenich, 1998; Martin et al., 2000; Malenka and Bear, 2004.

[10] Babich et al., 1965; Rosenblatt et al., 1966.

[11] Cajal, 1894. カンデルが、学習と記憶のさまざまな説について見事な歴史的説明を提供している (Kandel, 2006)。

[12] Bliss and Lomo, 1973.

[13] Hebb, 1949.

[14] ペアになったシナプス前ニューロンとシナプス後ニューロンの活動が長期増強を促しうることの立証は、科学における同時発見の一例だ。この現象は、少なくとも以下の四つの異なる研究所でほぼ同時になされた。Gustafsson and Wigstrom, 1986; Kelso et al., 1986; Larson and Lynch, 1986; Sastry et al., 1986.

[15] Kandel et al., 2000; Malenka and Bear, 2004.

[16] 現実には、ヘッブの法則という単一の法則があるわけではなく、関連した雑多な規則が集まっているだけだ。たとえば、シナプス前ニューロンとシナプス後ニューロンの厳密な時間的関係が重要な場合が多い。具体的には、シナプス前ニューロンがシナプス後ニューロンの前に発火するとシナプスが強くなる傾向があるが、順序が逆転すると、シナプスは弱まる (Abbott and Nelson, 2000; Karmarkar et al., 2002)。

[17] 心理学者のジェイムズ・マクレランドが述べているとおり、「幼い子供が異なるビーグルを目にしたとき、どうなるか考えてほしい。子供がどれを目にするときにも、大人が『ビーグル』と言う。……ビーグルを見ると、ユニットが一組、あるパターンの活性化を起こし、その単語の音声を聞くと、別のユニットが一組、あるパターンの活性化を起こす。ビーグルを目にし、同時にその名称を耳にするという学習経験が起こるたびに、視覚的ノードと聴覚的ノードのつながりが強まる」(McClelland, 1985)。だが、結びつきが

［15］ 学習と認知が、同時あるいは連続（隣接）して起こる事象や浮かんでくる概念の間のつながりに依存しているという考え方は、哲学や心理学では昔からある。アリストテレスからジョン・ロックやジェイムズ・ミルズ、ジョン・ワトソンを経て、後にはドナルド・ヘッブや現代の「コネクショニスト」モデル信奉者に至るまで、古典的条件付けやオペラント条件付け、言語習得、認知全般にとって結びつきの形成は要（かなめ）だ。だが、スティーヴン・ピンカーが強調しているように、人間の認知の生成と組織化に貢献している原理がほかにもあることは間違いない（Pinker, 1997, 2002）。とはいえ、心的なプロセスにとって結びつきが重要であることには異論はない。神経科学では、結びつきの重要性は、ドナルド・ヘッブらが予想したとおり、二つのニューロンが時間的に近接して確実に活性化するときには、その二つのニューロンの間のシナプスは強化されうるという実験結果にも裏づけられている（第1章を参照のこと）。
［16］ Plassmann et al., 2008.
［17］ Linden, 2007.
［18］ リチャード・ドーキンスはこれを「暴発」と呼んでいる（Dawkins, 2006）。
［19］ Routtenberg and Kuznesof, 1967; Morrow et al., 1997.

第1章 ニューロンがもつれる

［1］ Brownell and Gardner, 1988.
［2］ ある心理学の講座をとっている学生の答えは以下のとおり。シマウマ（20）、ゾウ（12）、犬（9）、キリン（6）、ライオン（6）、チーター（3）、馬（3）、トラ（3）、猫（2）、イルカ（2）、クマ（1）、牛（1）、ウナギ（1）、カンガルー（1）、コモドオオトカゲ（1）、パンダ（1）、ウサギ（1）、「スウィミー（訳注 カリフォルニア大学ロサンジェルス校の、動物を模したコンピューター・プログラム）」（1）、クジラ（1）。
［3］ Purves et al., 2008.
［4］ Collins and Loftus, 1975; Anderson, 1983.
［5］ Watts and Strogatz, 1998; Mitchell, 2009.
［6］ Nelson et al., 1998.
［7］ Quiroga et al., 2005.
［8］ ノードの間のリンクの強さには、互いに関連した二つの神経

という問題が起こる。この問題は、映っているものをあらかじめ把握しておいた写真と、新しい写真の両方を解釈してもらい、新しい写真を解釈する人が大勢いれば、テストの間に解決できるかもしれない。複数の人の回答を比べれば、正しい答えを自動的に定められる。テストを徐々に複雑にしていけば、少なくとも当分は、人間だけが合格できる判定試験を作り続けられる可能性が高い。

［9］　Turing, 1950.

［10］　スタニスラス・ドゥアンヌの著書 *The number sense* (1997)［邦訳：『数覚とは何か？——心が数を創り、操る仕組み』（長谷川眞理子・小林哲生訳、早川書房、2010 年）］は、人間と動物の数的技能について素晴らしい考察を提示してくれるだけでなく、人間の数学的能力の極限も垣間見させてくれる。

［11］　才能ある数学者には、特定の数に親近感を覚えるようになったと言う人が多く、そうした数は個性を備えていることがある。たとえば、97 は二桁の数のうちで最大の素数だし、8633 は二桁の数のうちで最大の素数と二番目に大きい素数の積だ。だが彼らも、1 と 2 の明確な量的違いに対して私たちが覚えるのと同じような特別な直感的感覚を、8633 と 8634 については覚えないようだ。

［12］　4 本ある。

［13］　これらの数字は明らかに推定にすぎない。900 億のニューロンという数字は、細胞分画法に基づく最近の研究（Herculano-Houzel, 2009）から得た。100 兆のシナプスという推定は、大脳皮質のニューロンは平均すると 1000 を超えるシナプスとつながっていることを示す研究（Beaulieu et al., 1992; Shepherd, 1998）の値に、ニューロンの数を掛けたもの（ただし、脳の中で最も一般的なタイプのニューロンである小脳の顆粒細胞とつながっているシナプスは非常に少なく、10 ほどだ）。200 億のウェブページという推定は http://www.worldwidewebsize.com/（グーグル・インジケーター）の 2010 年の値に基づく。1 兆というリンクの推定は過大だと思う。この数は、ページ当たりの平均リンク数にページの総数を掛けて求めた。ページ当たりの平均リンク数（出次数）は 10 未満（Boccalettii et al., 2006）だが、過小評価するより過大評価することを確実にするために、私は 50 という数を使った。

［14］　McGurk and MacDonald, 1976. www.brainbugs.org をはじめ、ウェブ上にはこの効果の実例が多く見られる。

原註

はじめに 脳は今日もバグってる

［1］　Proctor, 2001.
［2］　Tversky and Kahneman, 1981; De Martino et al., 2006; Berger et al., 2008.
［3］　かなり勝手ながら、私は「脳のバグ」という言葉を使って、認知的なバイアス（第７章）だけでなく、記憶の欠点や、恐れを煽り立てる行為と広告の影響を受けやすい性質、超自然的なものを信じる性向も意味する。つまり、不合理で有害な行動や判断につながりかねない人間の行動のありとあらゆる側面を指す。もちろん、この後、詳しく論じるように、同じ認知の側面は、状況次第で有益にも有害にもなりうる（コンピューターのバグはたいていの状況では無害だが、問題を起こす場合もある）。ピアッテリ＝パルマリーニは、私たちに影響を与える認知的なバイアスを指して「メンタル・トンネル」という言葉を使っている（Piattelli-Palmarini, 1994）。Brown and Burton（1978）は、子供が犯す足し算と引き算の間違いを指して「バグ」という言葉を使っている。ロバート・サポルスキーも「脳の中のバグ」について論文を書いているが、バグという言葉は文字どおり、脳の中に棲み、行動に影響を与える寄生虫のことを指して使われている（Sapolsky, 2003）（訳注　英語の「バグ」にはもともと「虫」という意味がある）。
［4］　McWeeny et al., 1987; Burke et al., 1991.
［5］　記憶の誤りを研究するためのこの手法は「DRM」と呼ばれる（Roediger and McDermott, 1995）。
［6］　Michael Luo, “Romney’s slip of tongue blurs Osama and Obama,” *The New York Times*, October 24, 2007.
［7］　CAPTCHA は本当はチューリング・テストではなく、コンピューターが人間を明確に識別できるようにする「逆チューリング・テスト」と考えられる。CAPTCHA は、迅速で客観的で簡単に行なえるのが長所だ。
［8］　写真の分析に基づく CAPTCHA を設計しようとすると、答えの正誤を判定するために、写真に映っているものを正確に把握する

本書は二〇一二年一二月、小社より刊行された、『バグる脳――脳はけっこう頭が悪い』を改題の上、文庫化したものです。

BRAIN BUGS :
How the Brain's Flaws Shape Our Lives
by Dean Buonomano

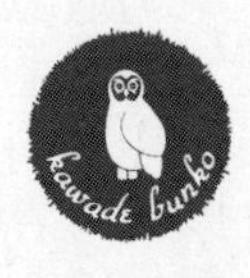

脳にはバグがひそんでる
進化した脳の残念な盲点

二〇二一年四月一〇日　初版印刷
二〇二一年四月二〇日　初版発行

著　者　D・ブオノマーノ
訳　者　柴田裕之
発行者　小野寺優
発行所　株式会社河出書房新社
〒一五一－〇〇五一
東京都渋谷区千駄ヶ谷二－三二－二
電話〇三－三四〇四－八六一一（編集）
〇三－三四〇四－一二〇一（営業）
https://www.kawade.co.jp/

ロゴ・表紙デザイン　粟津潔
本文フォーマット　佐々木暁
本文組版　KAWADE DTP WORKS
印刷・製本　中央精版印刷株式会社

Printed in Japan　ISBN978-4-309-46732-0

孤独の科学

ジョン・T・カシオポ／ウィリアム・パトリック　柴田裕之〔訳〕　46465-7

その孤独感には理由がある！　脳と心のしくみ、遺伝と環境、進化のプロセス、病との関係、社会・経済的背景……「つながり」を求める動物としての人間——第一人者が様々な角度からその本性に迫る。

服従の心理

スタンレー・ミルグラム　山形浩生〔訳〕　46369-8

権威が命令すれば、人は殺人さえ行うのか？　人間の隠された本性を科学的に実証し、世界を震撼させた通称〈アイヒマン実験〉——その衝撃の実験報告。心理学史上に輝く名著の新訳決定版。

快感回路

デイヴィッド・J・リンデン　岩坂彰〔訳〕　46398-8

セックス、薬物、アルコール、高カロリー食、ギャンブル、慈善活動……数々の実験とエピソードを交えつつ、快感と依存のしくみを解明。最新科学でここまでわかった、なぜ私たちはあれにハマるのか？

触れることの科学

デイヴィッド・J・リンデン　岩坂彰〔訳〕　46489-3

人間や動物における触れ合い、温かい／冷たい、痛みやかゆみ、性的な快感まで、目からウロコの実験シーンと驚きのエピソードの数々。科学界随一のエンターテイナーが誘う触覚＝皮膚感覚のワンダーランド。

脳はいいかげんにできている

デイヴィッド・J・リンデン　夏目大〔訳〕　46443-5

脳はその場しのぎの、場当たり的な進化によってもたらされた！　性格や知能は氏か育ちか、男女の脳の違いとは何か、などの身近な疑問を説明し、脳にまつわる常識を覆す！　東京大学教授池谷裕二さん推薦！

直感力を高める　数学脳のつくりかた

バーバラ・オークリー　沼尻由起子〔訳〕　46719-1

脳はすごい能力を秘めている！「長時間学習は逆効果」「視覚化して覚える」「運動と睡眠を活用する」等々、苦手な数学を克服した工学教授が科学的に明らかにする、最も簡単で効果的かつ楽しい学習法！

脳を最高に活かせる人の朝時間

茂木健一郎　41468-3

脳の潜在能力を最大限に引き出すには、朝をいかに過ごすかが重要だ。起床後３時間の脳のゴールデンタイムの活用法から夜の快眠管理術まで、頭も心もポジティブになる、脳科学者による朝型脳のつくり方。

脳が最高に冴える快眠法

茂木健一郎　41575-8

仕事や勉強の効率をアップするには、快眠が鍵だ！　睡眠の自己コントロール法や“記憶力”“発想力”を高める眠り方、眠れない時の対処法や脳を覚醒させる戦略的仮眠など、脳に効く茂木式睡眠法のすべて。

結果を出せる人になる!「すぐやる脳」のつくり方

茂木健一郎　41708-0

一瞬で最良の決断をし、トップスピードで行動に移すには“すぐやる脳”が必要だ。「課題変換」「脳内ダイエット」など31のポイントで、“ぐずぐず脳”が劇的に変わる！　ベストセラーがついに文庫化！

偉人たちのあんまりな死に方

ジョージア・ブラッグ　梶山あゆみ〔訳〕　46460-2

あまりにも悲惨、あまりにもみじめ……。医学が未発達な時代に、あの世界の偉人たちはどんな最期を遂げたのか？　思わず同情したくなる、知られざる事実や驚きいっぱいの異色偉人伝！

人間はどこまで耐えられるのか

フランセス・アッシュクロフト　矢羽野薫〔訳〕　46303-2

死ぬか生きるかの極限状況を科学する！　どのくらい高く登れるか、どのくらい深く潜れるか、暑さと寒さ、速さなど、肉体的な「人間の限界」を著者自身も体を張って果敢に調べ抜いた驚異の生理学。

解剖学個人授業

養老孟司／南伸坊　41314-3

「目玉にも筋肉がある？」「大腸と小腸、実は同じ!!」「脳にとって冗談とは？」「人はなぜ解剖するの？」……人体の不思議に始まり解剖学の基礎、最先端までをオモシロわかりやすく学べる名・講義録！